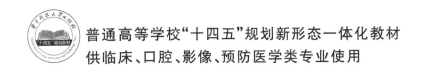

普通高等学校"十四五"规划新形态一体化教材

供临床、口腔、影像、预防医学类专业使用

临床诊断学实验教程

主　编　郝彩玲　张　莉　冯晓云　陈　梅　刘永胜

副主编　王桂芬　王　静　任红叶　李若男　焉兆玥　李　慧

编　者　（按姓氏笔画排序）

王　彦　甘肃省第三人民医院

王　静　齐鲁医药学院临床医学院

王桂芬　齐鲁医药学院临床医学院

冯晓云　齐鲁医药学院临床医学院

任红叶　齐鲁医药学院临床医学院

刘永胜　齐鲁医药学院临床医学院

刘新洁　北大医疗淄博医院

苏　丽　齐鲁医药学院临床医学院

李　慧　齐鲁医药学院公共卫生与检验学院

李若男　齐鲁医药学院临床医学院

张　莉　齐鲁医药学院临床医学院

张文奇　齐鲁医药学院临床医学院

张文涛　齐鲁医药学院临床医学院

陈　梅　齐鲁医药学院临床医学院

周　毅　烟台市莱阳中心医院

罗永涛　齐鲁医药学院基础医学教学部

赵亚男　齐鲁医药学院临床医学院

郝彩玲　齐鲁医药学院临床医学院

郭彦新　北大医疗淄博医院

焉兆玥　淄博市第一医院

崔晓杰　北大医疗淄博医院

韩燕珍　北大医疗淄博医院

华中科技大学出版社
http://www.hustp.com
中国·武汉

内 容 简 介

本书共十四章,包括问诊,体格检查基本方法与一般检查,头颈部检查,胸部、肺部与胸膜检查,心脏、血管检查,腹部检查,肛门、直肠及脊柱、四肢检查,神经系统检查,全身体格检查,实验诊断,心电图检查与分析,临床常用诊断技术和基本急救技能,病历书写,临床思维训练。

本书对重点和难点教学内容进行了梳理和概括总结,整理成思维导图并以二维码的形式在文中呈现,以帮助学生建立宏观知识体系,强化知识记忆和理解。

本书可供临床、口腔、影像、预防医学类专业使用。

图书在版编目(CIP)数据

临床诊断学实验教程/郝彩玲等主编.—武汉:华中科技大学出版社,2022.8
ISBN 978-7-5680-8535-9

Ⅰ.①临… Ⅱ.①郝… Ⅲ.①诊断学-医学院校-教材 Ⅳ.①R44

中国版本图书馆 CIP 数据核字(2022)第 137158 号

临床诊断学实验教程   郝彩玲 张 莉 冯晓云 陈 梅 刘永胜 主编
Linchuang Zhenduanxue Shiyan Jiaocheng

策划编辑:居 颖
责任编辑:马梦雪 方寒玉
封面设计:廖亚萍
责任校对:王亚钦
责任监印:周治超
出版发行:华中科技大学出版社(中国·武汉)   电话:(027)81321913
       武汉市东湖新技术开发区华工科技园   邮编:430223
录 排:华中科技大学惠友文印中心
印 刷:武汉市洪林印务有限公司
开 本:889mm×1194mm 1/16
印 张:15.25
字 数:501 千字
版 次:2022 年 8 月第 1 版第 1 次印刷
定 价:39.80 元

网络增值服务使用说明

欢迎使用华中科技大学出版社医学资源网yixue.hustp.com

1.教师使用流程

（1）登录网址：http://yixue.hustp.com（注册时请选择教师用户）

注册 ▸ 登录 ▸ 完善个人信息 ▸ 等待审核

（2）审核通过后，您可以在网站使用以下功能：

管理学生

建立课程　　　　　　布置作业

下载教学资源　　　　教师　　　　查询学生学习记录等

2.学员使用流程

建议学员在PC端完成注册、登录、完善个人信息的操作。

（1）PC端学员操作步骤

①登录网址：http://yixue.hustp.com（注册时请选择普通用户）

注册 ▸ 登录 ▸ 完善个人信息

②查看课程资源

如有学习码，请在个人中心-学习码验证中先验证，再进行操作。

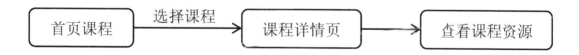

首页课程 --选择课程--> 课程详情页 --> 查看课程资源

（2）手机端扫码操作步骤

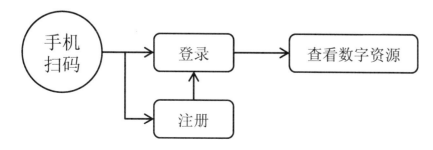

手机扫码 → 登录 → 查看数字资源
手机扫码 → 注册 → 登录

　　诊断学是运用医学基本理论、基本知识和基本技能对疾病进行诊断的一门学科,是基础医学和临床医学之间的桥梁课程,是诊断临床各科疾病的基础。诊断学实践技能与日后的临床工作密切相关,是医学生必须掌握的临床基本功。

　　本书以习近平新时代中国特色社会主义思想为指导,落实立德树人的根本任务,以国家卫生健康委员会"十三五"规划教材、人民卫生出版社出版的第 9 版《诊断学》及教育部临床能力认证系列丛书《中国医学生临床技能操作指南》为蓝本,按照临床疾病诊断过程,先后介绍了病史采集(内容和方法)、体格检查(内容、规范和评分标准)、实验室检查(原理和结果判读)、心电图检查(心电图机的使用、心电图测量与分析)、临床常用诊断技术、病历书写、临床思维等一系列内容,同时融入课程思政和医学人文,旨在强化医学生基本理论和基本知识,规范基本技能操作,增强"爱伤扶伤"意识,培养有思想、有能力、有温度的医务工作者。

　　本书对重点和难点教学内容进行了梳理和概括总结,整理成思维导图并以二维码的形式在书中呈现,以帮助学生建立宏观知识体系,强化知识记忆和理解。

　　由于编者学识和经验有限,书中难免有疏漏和不足之处,敬请读者批评指正。

编　者

目 录

MULU

第一章 问 诊

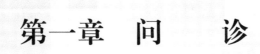

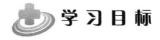

目的要求

1. 掌握问诊的内容,现病史的问诊及主诉的归纳。

2. 熟悉问诊的方法和技巧。

3. 了解问诊的重要性。

4. 具有人文关怀意识,能够进行有效的医患沟通;重视医学伦理问题,尊重和保护病人隐私;具备自主学习能力,树立终身学习、不断追求卓越的观念。

实验内容

临床见习:学习临床常见症状的病史采集(发热、咯血、心悸、呕血与黑便等)。

问诊(inquiry)又称病史采集,是医生通过对病人或相关人员进行全面、系统询问而获得临床资料的一种诊断方法。问诊是病史采集的主要手段。病史的完整性和准确性对疾病的诊断和处理有很大的影响,因此,问诊是每个临床医生必须掌握的基本技能。通过问诊常可初步提示疾病的拟诊范围,为进一步检查提供线索,从而简化诊断过程。

第一节 问诊的内容

问诊的内容即住院病历所要求的内容,应按一定顺序询问病史才能取得完整的资料。问诊的内容如下。

一、一般项目

一般项目(general data)包括姓名、性别、年龄、籍贯、出生地、民族、婚姻状况、职业、地址、工作单位、电话号码、入院日期、记录日期、病史陈述者及可靠程度等。若病史陈述者不是病人本人,则应注明病史陈述者与病人的关系。记录年龄时应填写具体年龄,不能用"儿童"或"成人"代替,因年龄本身也具有诊断参考意义。为避免初始问诊过于生硬,可将某些一般项目的内容如婚姻状况、职业等放在个人史中穿插询问。

二、主诉

主诉(chief complaint)是病人感受最主要的痛苦或最明显的症状或(和)体征,也就是本次就诊最主要的原因。确切的主诉可初步反映病情的轻重与缓急,并提供对某系统疾患的诊断线索。主诉应简明扼要,突出疾病的主要问题,并同时注明其自发生到就诊的时间,如:"发热、咽痛伴咳嗽 3 天"。若主诉包括前后不同时间出现的几个症状,则按其发生的先后顺序排列,如:"反复上腹部疼痛 4 年,加重伴黑便 10 天"。对病程长、病情复杂,主要症状不突出的病例,医生需结合整个病史,综合分析并归纳出更能反映其患病特征的主诉。有时对病情没有连续性的情况,可以灵活掌握,如:"15 年前发现心脏杂音,半个月来心悸、气短"。对当前无症状,但诊断资料和入院目的十分明确的病人,也可以用以下方式记录主诉,如:"患白血病 2 年,经检验复发 3 天""3 天前超声检查发现胆囊结石"。

三、现病史

现病史(history of present illness)是病史中的主体部分,它记述病人患病后的全过程,即发生、发展、演变和诊治经过。可按以下的内容和程序询问。

(一)起病情况与患病时间

每种疾病的起病或发作都有各自的特点,详细询问起病的情况对诊断疾病具有重要的鉴别作用。有的疾病起病急骤,如动脉瘤破裂、心绞痛和急性胃肠穿孔等;有的疾病则起病缓慢,如慢性阻塞性肺疾病、肿瘤等。疾病的起病常与某些因素有关,如脑血栓形成常发生于睡眠时;高血压危象、脑出血常发生于激动或紧张状态时。患病时间是指从起病到就诊或入院的时间。如先后出现几个症状则需追溯到首发症状的时间,并按时间顺序询问整个病史后分别记录,如反复咳嗽、咳痰 20 年,活动后心悸、气促 5 个月,加重 3 天。从以上症状及其发生的时间顺序可以看出是呼吸系统疾病导致心脏病变并逐渐加重的发展过程。时间长短可按数年、数月、数日计算,发病急骤者可按小时、分钟为计时单位。

(二)主要症状的特点

主要症状的特点包括主要症状出现的部位、性质、持续时间和程度,缓解或加剧的因素等,了解这些特点对判断疾病所在的系统或器官以及病变的部位、范围和性质有很大帮助。如上腹部疼痛多为胃、十二指肠或胰腺的疾病;右下腹急性腹痛则多考虑为阑尾炎症,若为妇女还应考虑到输卵管或卵巢疾病;全腹痛则提示病变广泛或腹膜受累。对症状的性质也应做有鉴别意义的询问,如疼痛为灼痛、胀痛、绞痛或隐痛,症状为持续性或阵发性,发作及缓解的时间等。以消化性溃疡为例,其主要症状的特点为上腹部疼痛,可持续数日或数周,在数年之中可以时而发作、时而缓解呈周期性发作或季节性发病等特点。

(三)病因与诱因

尽可能了解与本次发病有关的病因(如外伤、中毒、感染等)和诱因(如环境改变、气候变化、情绪、饮食失调等),有助于明确诊断、拟定治疗措施。病人容易告知直接或近期的病因,但当病因比较复杂或病程较长时,病人往往记不清或说不清,告知一些似是而非的信息,这时医生应进行科学的归纳和分析,不可不加以思考就记入病历。

(四)发展与演变

发展与演变包括患病过程中主要症状的变化或新症状的出现。如肺结核合并肺气肿的病人,在咳嗽、乏力、轻度呼吸困难的基础上,突然感到剧烈的胸痛和严重的呼吸困难,应考虑自发性气胸的可能;如有心绞痛史的病人,本次发作疼痛加重而且持续时间较长时,则应考虑急性心肌梗死的可能;如肝硬化病人出现表情、情绪和行为异常等症状,可考虑是早期肝性脑病的表现。

(五)伴随症状

在主要症状的基础上出现的其他症状,常常是鉴别诊断的依据,或提示出现了并发症。如腹泻可能为多种病因的共同症状,但单凭这一症状还不能诊断某种疾病,若问明伴随症状,则诊断的方向会比较清晰。如腹泻伴呕吐,可能为饮食不洁或误食毒物引起的急性胃肠炎;腹泻伴里急后重,可结合季节和进餐情况更容易考虑到痢疾。反之,按一般规律在某一疾病应该出现伴随症状而实际上没有出现时,也应将其记述于现病史中以备进一步观察,或作为诊断和鉴别诊断的重要参考资料,这种阴性表现也称为阴性症状。好的病史不应放过任何一个主要症状之外的伴随症状或阴性症状,它们在明确诊断方面有时会起到非常重要的作用。

(六)诊治经过

病人于本次就诊前已经接受过其他医疗单位诊治时,则应询问已经接受过什么检查及结果,若已进行治疗则应详细问明使用过的药物名称、剂量、用药时间和疗效,为本次诊治疾病提供参考,但不可以用既往的诊断代替自己的诊断。

（七）病程中的一般情况

在现病史的最后应记述病人患病后的精神、体力状态，食欲及食量的改变，睡眠与大小便的情况等。这部分内容对全面评估病人病情的轻重、预后及采取何种辅助治疗措施十分重要，有时也可作为鉴别诊断的重要参考资料。

四、既往史

既往史（past history）包括病人既往的健康状况和曾经患过的疾病（包括各种传染病）、外伤手术史、预防接种史、过敏史等，特别是与目前所患疾病有密切关系的情况。如对风湿性心瓣膜病病人应询问过去是否反复发生过咽痛、游走性关节痛等；对慢性冠状动脉粥样硬化性心脏病和脑血管意外的病人应询问过去是否有过高血压。在记述既往史时应注意不要和现病史混淆，如目前所患肺炎则不应把数年前也患过肺炎的情况写入现病史。而对消化性溃疡病人，则可把历年发作情况写入现病史中。此外，对居住地或生活地区的主要传染病和地方病，外伤手术史、预防接种史，以及对药物、食物和其他接触物的过敏史等，也应记录于既往史中。记录顺序一般按年月的先后顺序排列。

五、系统回顾

系统回顾（systematic review）是为了避免遗漏，按照机体各系统疾病的主要症状进行有序的询问，它可以帮助医生在短时间内简明扼要地了解病人除现在所患疾病以外的其他各系统是否发生目前尚存在或已痊愈的疾病或症状，以及这些疾病或症状与本次疾病之间是否存在着因果关系。

1. 头颅及五官 有无视力障碍、耳聋、耳鸣、眩晕、鼻出血、牙龈出血、牙痛、咽喉痛、声音嘶哑等。

2. 呼吸系统 有无反复咳嗽、咳痰、咯血、呼吸困难、胸痛等。

3. 循环系统 有无心悸、胸闷、呼吸困难、心前区疼痛、晕厥等。

4. 消化系统 有无吞咽困难、恶心、呕血、腹痛、腹泻、便秘、黄疸、便血等。

5. 泌尿生殖系统 有无尿频、尿急、尿痛和排尿困难、血尿、脓尿、夜尿及尿量异常等；外生殖器有无溃烂、生疮；女性病人应询问其白带的量、颜色、异味等情况。

6. 造血系统 有无头昏、乏力、眼花、耳鸣等；皮肤黏膜有无苍白、黄染、淤斑、出血点、血肿；有无淋巴结、肝、脾大，骨痛等。

7. 内分泌系统及代谢 有无颈粗、多汗、怕热、多饮、多食、多尿等。

8. 神经精神系统 有无头痛、失眠、嗜睡、眩晕、记忆力减退等；如疑有精神状态改变，应了解情绪状态、思维过程、智能等。

9. 肌肉骨骼系统 有无肢体肌肉麻木、疼痛、痉挛、萎缩、运动受限、外伤、先天畸形等。

六、个人史

个人史（personal history）是指与疾病有关的个人状况，具体包括以下内容。

1. 社会经历 出生地、居住地和居留时间（尤其是疫源地或地方病流行地区）、受教育程度、经济状况和业余爱好。不同传染病有不同潜伏期，应根据考虑的疾病，询问过去某段时间是否去过疫源地。

2. 职业及工作条件 工种、劳动环境，与工业毒物、化学药品的接触情况及时间等。

3. 习惯与嗜好 起居与卫生习惯，烟酒嗜好时间与摄入量，其他麻醉药品或毒品的嗜好等。

4. 其他 有无冶游史，有无不洁性交史，是否患过淋菌性尿道炎、尖锐湿疣、下疳等。

七、婚姻史

婚姻史（marital history）记录病人的婚姻状况，包括未婚或已婚、结婚年龄、配偶健康状况、性生活情况、夫妻关系等。

八、月经史与生育史

针对女性病人的月经史（menstrual history）应询问月经初潮时间、月经周期和月经期、经血的量和颜色、经期症状、有无痛经与白带、末次月经(last menstrual period，LMP)时间、闭经日期、绝经年龄等。记录格式如下：

$$初潮年龄\frac{行经期(天)}{月经周期(天)}末次月经时间(或绝经年龄)$$

例如：

$$15\frac{3\sim5天}{28\sim30天}2021年2月15日(或50岁)$$

针对女性病人的生育史(birth history)应询问妊娠及生育次数，人工或自然流产的次数，有无手术产、死产、围生期感染，计划生育的情况(包括避孕或绝育的方法)等。对男性病人应询问是否患过影响生育的疾病。

九、家族史

家族史(family history)包括询问双亲、兄弟姐妹、子女及有密切接触的其他亲属的健康与疾病情况，特别应询问是否有与病人同样的疾病，有无与遗传有关的疾病。如血友病、白化病、遗传性出血性毛细血管扩张症、家族性甲状腺功能减退症、糖尿病、精神病等。如有已死亡的直系亲属应问明死因及年龄。某些遗传性疾病还涉及父母双方亲属，也应了解。若在几个成员或几代人中皆有同样疾病发生，可绘制家系图记录详细情况。

第二节　问诊的方法和技巧

问诊的方法和技巧与获取病史资料的数量和质量有密切的关系，涉及一般交流技巧、收集资料、医患关系、医学知识，以及提供咨询和教育病人等多个方面。在不同的临床情景，也要根据情况采用相应的方法与技巧。

一、问诊的基本方法和技巧

1. 问诊前要沟通　问诊前先进行礼节性交谈，建立良好的医患关系，医生应主动创造一种宽松和谐的环境以解除病人的不安心情。注意保护病人隐私，最好不要当着陌生人开始问诊。如果病人要求家属在场，医生可以同意。

2. 切入主题，逐层深入　由主诉开始，逐步深入，进行有顺序、有层次、有目的的询问。病史采集一般要以主诉为中心，由简单问题开始逐步深入，先由病人感受明显、容易回答的问题问起，之后围绕主诉逐步深入询问病史的全部内容。尽可能让病人充分的陈述和强调他认为重要的情况和感受，医生应一边听病人陈述，一边不断地进行思考、分析、判断、综合，分清主次，去伪存真，发现问题。

3. 以时间顺序为主线　追溯首发症状开始的确切时间，直至目前的演变过程。如有几个症状同时出现，必须确定先后顺序。

4. 善用过渡性语言　在问诊的两个项目之间使用过渡语，即向病人说明将要讨论的新话题及其理由，使病人不会困惑为什么要改变话题以及为什么要咨询这些情况。如过渡到系统回顾，说明除已经谈到的内容外，还需了解全身各系统的情况。

5. 恰当使用不同类型的提问　根据具体情况采用不同类型的提问。一般性提问(开放式提问)常用于问诊开始时。直接提问用于收集一些特定的有关细节。不正确的提问可能得到错误的信息或遗漏有关的资料。应避免诱导性、暗示性提问或责难性提问。

6. 提问时要注意系统性和目的性　要杜绝杂乱无章的重复提问，如果问重复的问题一定要说明原因，争取病人配合。例如："你已经告诉我，你大便有血，这是很重要的资料，请再给我详细讲一下你大便的情况"。有时运用反问及解释等技巧，可以避免不必要的重复提问。

7. 归纳小结　询问病史的每一部分结束时进行归纳小结，这样既可以加强询问者的记忆，又能让病人知道询问者是否已经理解自己的陈述，双方加以印证病史资料。

8. 避免使用医学术语　作为与病人交谈的一种技巧,必须用通俗易懂的语言代替难懂的医学术语,病人使用医学术语时,要把具体意思问清,以便评估其使用是否正确。

9. 引证核实　为了收集到尽可能准确的病史,有时医生要引证核实病人提供的信息。例如:既往的诊断、用药情况和疗效、药物过敏史等。

10. 友善的举止　规范的仪表、礼仪和友善的举止有助于建立和谐的发展关系,使病人感到温暖亲切,从而获得病人的信任,甚至能使病人讲出原想隐瞒的敏感事情。

11. 赞扬与鼓励　恰当地运用一些评价、赞扬与鼓励的语言,可进一步促进病人与医生的合作,使病人受到鼓舞而积极提供信息,例如:"你能每月做一次乳房的自检,这很不错"。但对有精神障碍的病人,不可随便用赞扬或鼓励的语言。

12. 关心支持和帮助的来源　询问病人的经济状况,关心病人有无来自家庭和工作单位经济和精神上的支持。医生针对不同情况做恰当的解释可增加病人对医生的信任。

13. 关心病人的期望　医生应明白病人的期望,了解病人就诊的确切目的和要求。医生应判断病人最感兴趣的、想要知道的及每次可理解的信息量,从而为他提供适当的信息或指导。

14. 判断病人的理解程度　许多情况下,病人答非所问或依从性差,其实是因为病人没有理解医生的意思。医生可用各种巧妙而仔细的方法评估病人的理解程度。

15. 鼓励病人提问　如病人提到一些问题,医生不清楚或不懂时,不能随便应付、不懂装懂或乱解释,也不要简单回答三个字"不知道"。

16. 结束语　问诊结束时,要感谢病人的合作,说明怀疑的疾病,下一步对病人的要求,接下来要做什么,下一次就诊时间或随访计划等。

二、特殊情况问诊的技巧

1. 多话与唠叨　对这类病人,提问应限定在主要问题上;根据初步判断,在病人提供不相关的内容时,巧妙地打断;同时注意观察病人有无思维奔逸或混乱的情况,必要时按精神科要求采集病史和做精神检查。

2. 缄默与忧伤　问诊时,医生应注意观察病人的表情、目光和躯体姿势,为可能的诊断提供线索;医生要有耐心,采取同情、安抚、等待、减慢询问速度等办法,使病人镇定后继续询问病史。同时,医生也要以尊重的态度,鼓励病人客观地叙述其病史。

3. 焦虑与抑郁　应鼓励病人讲出其感受,注意其语言的和非语言的各种异常的线索,确定问题性质。抑郁是常见的临床问题之一,且易于忽略,应予特别重视,如考虑有抑郁症可能,应按精神科要求采集病史和做精神检查。

4. 愤怒与敌意　医生应采取坦然、理解、不卑不亢的态度,尽量发现病人发怒的原因并予以说明,注意切勿使其迁怒他人或医院其他部门。提问应缓慢而清晰,内容以限于现病史为好,对家族史及个人史或其他比较敏感的问题,询问时要谨慎,或分次进行,以免触怒病人。

5. 多种症状并存　有的病人多种症状并存,应注意在其描述的大量症状中抓住关键、把握实质;另外,在注意排除器质性疾病的同时,也须考虑其可能由精神因素引起,一经核实,不必深究,必要时可建议其做精神检查。但初学者在判断功能性问题时应特别谨慎。

6. 危重和晚期病人　危重病人需要进行高度浓缩的病史询问及体格检查,并可将二者同时进行。经初步处理,病情稳定后,可赢得时间,详细询问病史。

7. 儿童　儿童的病史多不能自述,须由家长或保育人员代述。应注意病史材料的可靠程度并在病历记录中注明。询问病史时应注意态度和蔼,体谅家长因子女患病而引起的焦急心情,认真对待家长所提供的每个症状(家长最了解情况,最能发现儿童病情的早期变化)。5 岁以上的儿童,可让他补充叙述一些有关病情的细节,但应注意其记忆及表达的准确性。有些患儿由于惧怕住院、打针等而不肯实说病情,交谈时需仔细观察、全面分析,以判断其可靠性。

8. 老年人　老年人出于听力、记忆力减退,或者反应迟钝,在病史采集中应注意,说话适当大声,先提简单清楚、容易回答的问题,并减慢提问速度,让病人有足够的时间进行思考、回忆,必要时重复提问或向其家属及朋友收集补充资料。

9.精神疾病病人 对有自知力的精神疾病病人,问诊对象是病人本人。对自知力缺乏者,病史是从其家属或相关人员处获得。

10.残疾病人 对残疾病人需要更多的同情心、关心和耐心来采集病史。

第三节　问诊的重要性

通过问诊可以了解疾病的发生、发展、诊治经过、既往健康状况和曾患疾病的情况,对诊断具有极其重要的意义,也为随后对病人进行的体格检查和各种诊断性检查的安排提供了重要的基本资料。有经验的临床医生常常通过问诊就能对某些病人做出初步的准确的诊断,例如通过问诊得知病人起病前曾受凉淋雨,数日后出现高热、寒战、胸痛、咳嗽、咳铁锈色痰,可初步得出细菌性肺炎的诊断依据。相反,忽视问诊必然使病史资料残缺不全,病情了解不够详细准确,造成漏诊或误诊。对病情复杂而又缺乏典型症状和体征的病例,需要更加深入、细致地问诊。

问诊可了解病情的演变过程,疾病的发生、发展、诊治经过、既往健康状况以及曾患疾病,对现病的诊断和治疗有很大帮助。通过问诊尚可了解病人心理变化,了解病人思想情绪对疾病的影响,了解病人就诊的确切目的和要求,有利于提供辅助心理治疗。

问诊的过程是健康教育的最好时机,通过问诊能发现健康问题的原因所在,可适时进行健康教育。

通过问诊常可初步提示疾病的拟诊范围,为进一步检查提供线索,从而简化诊断过程。

第四节　常见症状的病史采集

1.发热 见表1-1。

表1-1　发热

简要病史:男孩,11个月,发热3天,皮疹1天,来门诊就诊		
答题要求:请你作为接诊医生,对该病人进行病史采集		
考试时间:10 min		
评分项目	内容和评分细则	分值
自我介绍	医生的姓名、职务、本次医疗活动的目的,争取家长的配合	5分
一般项目	病人的姓名、性别、年龄、民族、籍贯、出生地、家长电话、家长工作单位等	5分
主诉	主要症状、体征及持续时间(发热3天,皮疹1天)	5分
现病史	根据主诉及相关鉴别询问　发病诱因:有无受凉、上呼吸道感染病史,有无服用药物	5分
	发热:程度,时间,体温变化情况,有无畏寒或寒战	10分
	皮疹:部位、形状、颜色、发疹顺序,有无瘙痒,与体温的关系	10分
	发展与演变:加重及缓解因素	5分
	伴随症状:有无咳嗽、流涕、眼泪汪汪,有无呕吐、腹泻等	5分
	诊疗经过　是否曾到医院就诊,做过哪些检查(如血常规等)	5分
	治疗情况:是否用过抗菌药物或退热药物治疗,疗效如何	5分
	一般情况　发病以来精神、饮食、睡眠、大小便、体重变化情况	5分

续表

其他相关病史	有无药物/食物过敏史	5分
	与该病有关的其他病史:以前有无出疹性疾病	10分
问诊技巧	条理性强,能抓住重点,注意倾听,不轻易打断家长讲话	5分
	无诱导性提问、责难性提问及连续提问,不用医学术语提问,能围绕主要症状和病情发展情况询问	5分
人文关怀及沟通能力	尊重患儿及家长,问诊中能关注患儿的疾苦,能采用适合的语言与患儿及家长交流,沟通无障碍	5分
	问诊结束时,感谢家长的配合	5分
总分		100分

2. 咯血 见表1-2。

表1-2 咯血

简要病史:男性,57岁,咳嗽1月余,间断咯血1周,来门诊就诊

答题要求:请你作为接诊医生,对该病人进行病史采集

考试时间:10 min

评分项目	内容和评分细则		分值
自我介绍	医生的姓名、职务、本次医疗活动的目的,争取病人的配合		5分
一般项目	病人的姓名、性别、年龄、职业、民族、婚姻状况、籍贯、出生地、联系电话、工作单位等		5分
主诉	主要症状、体征及持续时间(咳嗽1月余,间断咯血1周)		5分
现病史	根据主诉及相关鉴别询问	发病诱因:有无受凉、劳累、上呼吸道感染等	5分
		咳嗽:性质、音色、程度,发生的时间和规律;加重及缓解因素;有无咳痰,痰的性状和量	10分
		咯血:性状和量,血液的颜色与性状等	10分
		发展与演变:加重及缓解因素	5分
		伴随症状:有无声音嘶哑,有无发热、盗汗、胸痛、呼吸困难,有无头晕、头痛、晕厥,有无双下肢水肿,有无其他部位出血	5分
	诊疗经过	是否曾到医院就诊,做过哪些检查(如胸部X线、血常规、支气管镜等)	5分
		治疗情况:是否用过抗菌药物或止咳、祛痰及止血药治疗,疗效如何	5分
	一般情况	发病以来精神、饮食、睡眠、大小便、体重变化情况	5分
其他相关病史	有无药物/食物过敏史		5分
	与该病有关的其他病史:有无肺结核及其他慢性肺部疾病病史,有无心脏病、糖尿病、肝病、肾病、血液病病史;职业与工作环境,有无烟酒嗜好;家族有无类似疾病病人,有无遗传病史		10分
问诊技巧	条理性强,能抓住重点,注意倾听,不轻易打断病人讲话		5分
	无诱导性提问、责难性提问及连续提问,不用医学术语提问,能围绕主要症状和病情发展情况询问		5分
人文关怀及沟通能力	尊重病人,问诊中能关注病人的疾苦,能采用适合的语言与病人交流,沟通无障碍		5分
	问诊结束时,感谢病人的配合		5分
总分			100分

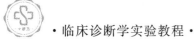

3. 心悸　见表 1-3。

表 1-3　心悸

简要病史：女性,28 岁,发作性心悸 2 个月,来门诊就诊			
答题要求：请你作为接诊医生,对该病人进行病史采集			
考试时间：10 min			

评分项目		内容和评分细则	分值
自我介绍		医生的姓名、职务、本次医疗活动的目的,争取病人配合	5 分
一般项目		病人的姓名、性别、年龄、职业、民族、婚姻状况、籍贯、出生地、联系电话、工作单位等	5 分
主诉		主要症状、体征及持续时间(发作性心悸 2 个月)	5 分
现病史	根据主诉及相关鉴别询问	发病诱因：有无劳累、剧烈运动、感染、情绪激动,有无饮用浓茶、浓咖啡或服用药物等	10 分
		心悸：呈持续性或阵发性,是否突发突止,发作持续时间,影响因素(与活动、情绪波动、饮酒等的关系)	15 分
		发展与演变：加重及缓解因素	5 分
		伴随症状：有无头晕、晕厥,有无胸痛、胸闷,有无发热、咳嗽、咯血,有无双下肢水肿,有无易饥、消瘦、多汗	5 分
	诊疗经过	是否曾到医院就诊,做过哪些检查(如心电图、动态心电图、胸部 X 线、超声心动图等)	5 分
		治疗情况：用过哪些药物治疗(如抗心律失常药物等),疗效如何	5 分
	一般情况	发病以来精神、饮食、睡眠、大小便、体重变化情况	5 分
其他相关病史		有无药物/食物过敏史	5 分
		与该病有关的其他病史：有无高血压、心脏病、甲状腺功能亢进症、血脂异常、慢性肺部疾病病史；有无烟酒嗜好；家族有无类似疾病病人,有无遗传病史	10 分
问诊技巧		条理性强,能抓住重点,注意倾听,不轻易打断病人讲话	5 分
		无诱导性提问、责难性提问及连续提问,不用医学术语提问,能围绕主要症状和病情发展情况询问	5 分
人文关怀及沟通能力		尊重病人,问诊中能关注病人的疾苦,能采用适合的语言与病人交流,沟通无障碍	5 分
		问诊结束时,感谢病人的合作	5 分
总分			100 分

4. 呕血与黑便　见表 1-4。

表 1-4　呕血与黑便

简要病史：男性,42 岁,反复上腹痛 3 年,加重伴呕血、黑便 1 h 急诊就诊			
答题要求：请你作为接诊医生,对该病人进行病史采集			
考试时间：10 min			

评分项目	内容和评分细则	分值
自我介绍	医生的姓名、职务、本次医疗活动的目的,争取病人配合	5 分
一般项目	病人的姓名、性别、年龄、职业、民族、婚姻状况、籍贯、出生地、联系电话、工作单位等	5 分
主诉	主要症状、体征及持续时间(反复上腹痛 3 年,加重伴呕血、黑便 1 h)	5 分

续表

现病史	根据主诉及相关鉴别询问	发病诱因:有无饮酒、饮食不当(不洁饮食、进食刺激性食物)、精神因素、劳累、季节因素及服用药物	5分
		呕血:次数和量、持续时间、颜色、气味、混有物	7分
		黑便:次数和量、性状	7分
		腹痛:具体部位、性质、程度,有无周期性及规律性,有无放射痛,加重或缓解因素,发作频率及持续时间	6分
		发展与演变:加重及缓解因素	5分
		伴随症状:有无恶心、呕吐,有无反酸、烧心、腹泻,有无头晕、心悸、多汗	5分
	诊疗经过	是否曾到医院就诊,做过哪些检查(如血常规、粪常规及隐血试验、胃镜等)	5分
		治疗情况:用药情况(抑酸剂、抗酸剂、黏膜保护剂治疗),疗效如何	5分
	一般情况	发病以来精神、饮食、睡眠、大小便、体重变化情况	5分
其他相关病史	有无药物/食物过敏史		5分
	与该病有关的其他病史:有无消化性溃疡、慢性肝病、肿瘤、血液系统疾病病史;有无手术史、输血史;有无烟酒嗜好,家族有无类似疾病病人,有无遗传病史		10分
问诊技巧	条理性强,能抓住重点,注意倾听,不轻易打断病人讲话		5分
	无诱导性提问、责难性提问及连续提问,不用医学术语提问,能围绕主要症状和病情发展情况询问		5分
人文关怀及沟通能力	尊重病人,问诊中能关注病人的疾苦,能采用适合的语言与病人交流,沟通无障碍		5分
	问诊结束时,感谢病人的配合		5分
总分			100分

(冯晓云)

第二章　体格检查基本方法与一般检查

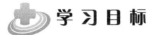

学习目标

目的要求

1. 掌握体格检查基本方法的种类和适用范围。

2. 掌握一般检查的内容、方法和一般检查的正常状态。

3. 熟悉一般状态检查结果改变的临床意义。

4. 了解体格检查的常用器具和基本检查方法的注意事项。

5. 具有人文关怀意识，能够进行有效的医患沟通；重视医学伦理问题，尊重和保护病人隐私。

实验内容

1. 基本检查法：视诊、触诊、叩诊、听诊、嗅诊。

2. 全身状态检查：生命体征（体温、脉搏、呼吸、血压）、发育（身高、体重、头围）、体型、营养状态、意识状态、面容、体位、姿势、步态等。

3. 皮肤检查：颜色、湿度、弹性、有无皮疹、有无皮下出血、有无蜘蛛痣与肝掌、有无水肿等。

4. 浅表淋巴结的检查。

重点内容

1. 叩诊的手法（尤其是间接叩诊法）及叩诊音的辨别。

2. 血压的测量和结果判读。

3. 浅表淋巴结的检查方法和操作时的注意事项。

实验用品

听诊器、血压计、体温计、秒表等。

第一节　体格检查基本方法

一、体格检查时的注意事项

（1）应以病人为中心，关心理解病人，要具有高度责任感和良好的医德修养，处处为病人着想，才能取得病人的合作与信任，这是取得正确检查结果的先决条件。

（2）检查室环境应安静，温度要适宜，光线要充足。

（3）医生应仪表端庄，着装整洁，态度和蔼可亲，检查前向病人进行自我介绍，并说明检查的目的、原因，检查时必须严肃认真、耐心细致，检查操作规范，手法轻巧敏捷，尽量避免因检查而造成病人痛苦，检查结束时应对病人的配合表示感谢。

（4）医生一般站在病人的右侧进行检查，检查力求系统、全面、准确和重点突出，要按一定的顺序有步骤地进行。通常先进行生命体征和一般检查，然后按头、颈、胸、腹、脊柱、四肢和神经系统的顺序进行检查，必要时进行生殖器、肛门和直肠检查，注意左右及相邻部位等的对照检查，尽量减少病人体位的改变，减少不必要的重复检查，防止遗漏。根据病情轻重，可调整检查顺序，以利于及时抢救和处理病人。

（5）注意保护好病人的隐私，男医生检查女病人时，最好有女医生或第三者在场，进行肛门或阴道的检查时，应有女医生或家属陪同，以免发生不必要的误会。

（6）应根据病情变化及时进行复查，有助于了解病情、补充和修正诊断。

二、体格检查的基本方法

（一）视诊

视诊（inspection）是医生用眼睛观察病人全身或局部表现的诊断方法，可分为全身视诊和局部视诊两类（表 2-1）。全身视诊可用于对全身一般状态和许多体征的检查，如发育状况、营养状况、意识状态、面容、表情、体位、姿势、步态等。局部视诊可了解病人身体各部分的改变，如皮肤、黏膜、眼、耳、鼻、口、舌、头颈、胸廓、腹形、肌肉、骨骼、关节外形等。特殊部位的视诊需借助于某些仪器进行检查。视诊适用范围广，常能提供重要的诊断资料和线索，有时仅用视诊就可明确一些疾病的诊断，但视诊又是一种常被忽略的诊断和检查方法，只有在拥有丰富医学知识和临床经验的基础上才能减少和避免诊断资料被忽略的现象，只有反复进行临床实践，才能深入、细致、敏锐地观察，只有将视诊与其他检查方法紧密结合起来，将局部征象与全身表现结合起来，才能发现并确定具有重要诊断意义的临床征象。

表 2-1 视诊内容

分类	检查内容
全身视诊 （全身一般状态）	性别、年龄、发育状况、体型、营养状况、意识状态、面容、体位、步态等
局部视诊 （体表各部分的状态）	皮肤、眼、耳、鼻、口、舌、头颈、胸廓、腹形、脊柱、四肢等

（二）触诊

1. 触诊的定义 触诊（palpation）是医生通过以手接触被检查部位时的感觉来进行判断的一种方法。它可以进一步检查视诊发现的异常征象，也可以明确视诊所不能明确的体征，如体温、湿度、震颤、波动、压痛、摩擦感以及包块的位置、大小、轮廓、表面性质、硬度、移动度等。触诊的适用范围很广，尤以腹部检查更为重要，由于手指指腹对触觉较为敏感，掌指关节部掌面皮肤对振动较为敏感，手背皮肤对温度较为敏感，因此触诊时多用这些部位。由于触诊的目的不同，施加的压力就会轻重不一，因此，临床上可将触诊方法分为浅部触诊法与深部触诊法，具体分类及适用范围如表 2-2。

表 2-2 触诊方法分类

分类		适用范围
浅部触诊法		体表浅在病变（关节、软组织和浅部的动脉、静脉、神经以及阴囊和精索等）的检查和评估
深部触诊法	深部滑行触诊法	常用于腹腔深部包块和胃肠病变的检查
	双手触诊法	多用于肝、脾、肾和腹腔肿物的检查
	深压触诊法	用以探测腹腔深处病变部位或确定腹腔压痛点，如阑尾压痛点、胆囊压痛点等
	冲击触诊法（浮沉触诊法）	只用于大量腹水时肝、脾及腹腔包块难以触及者

（1）浅部触诊法：浅部触诊可触及的深度约为 1 cm，触诊时，将一手放在被检查部位，用掌指关节和腕关节的协同动作以旋转或滑动方式轻压触摸（图 2-1）。浅部触诊法一般不会引起病人痛苦或痛苦较

轻,也多不会引起肌肉紧张,因此有利于检查腹部有无压痛、抵抗感、搏动、包块和某些肿大脏器等。浅部触诊也常在深部触诊前进行,有利于病人做好接受深部触诊检查的心理准备。

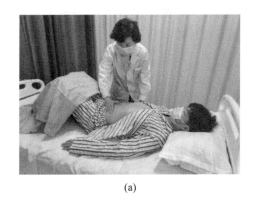
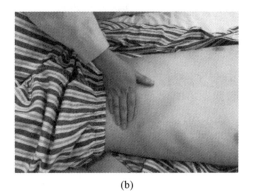

(a)　　　　　　　　　　　　　　　　　　　　(b)

图 2-1　浅部触诊法

(2)深部触诊法:深部触诊法触及的深度常常在 2 cm 以上,有时可达 5 cm,检查时可用单手或两手重叠由浅入深,逐渐加压以达到深部触诊的目的(图 2-2),主要用于检查和评估腹腔病变和脏器情况。根据检查目的和手法不同可分为以下几种。

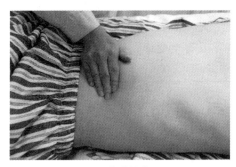
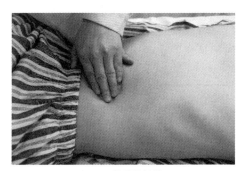

(a) 单手触诊　　　　　　　　　　　　　　(b) 双手重叠触诊

图 2-2　深部触诊法

①深部滑行触诊法:检查时嘱病人张口平静呼吸,或与病人谈话以转移其注意力,尽量使病人腹肌松弛。医生用右手并拢的示、中、环 3 个手指平放在腹壁上,以手指末端逐渐触向腹腔的脏器或包块,在被触及的包块上做上、下、左、右滑动触摸,如为肠管或索条状包块,应向与包块长轴相垂直的方向进行滑动触诊。这种触诊方法常用于腹腔深部包块和胃肠病变的检查。

②双手触诊法:将左手掌置于被检查脏器或包块的背后部,右手中间三指并拢平置于腹壁被检查部位,左手掌向右手方向托起,使被检查的脏器或包块位于双手之间,并更接近体表,有利于右手触诊检查(图 2-3)。双手触诊法常用于肝、脾、肾和腹腔肿物的检查。

③深压触诊法:用 1 个或 2 个并拢的手指逐渐深压腹壁被检查部位,用于探测腹腔深部病变的位置或确定腹腔压痛点,如阑尾压痛点、胆囊压痛点、输尿管压痛点等。检查反跳痛时,在手指深压的基础上迅速将手抬起,并询问病人是否感觉疼痛加重或查看病人面部是否出现痛苦表情。

④冲击触诊法:又称为浮沉触诊法。检查时,右手并拢的示、中、环 3 个手指取 $70°\sim90°$ 角,放置于腹壁拟检查的相应部位,做数次急速而较有力的冲击动作,在冲击腹壁时指端会有腹腔脏器或包块浮沉的感觉(图 2-4)。这种方法一般只用于大量腹水时肝、脾及腹腔包块难以触及者。手指急速冲击时,腹水在脏器或包块表面暂时移去,故指端易于触及肿大的肝、脾或腹腔包块。需要注意的是冲击触诊法会使病人感到不适,操作时应避免用力过猛。

2.触诊注意事项

(1)检查前医生要向病人讲清触诊的目的,消除病人的紧张情绪,取得病人的密切配合。

(2)医生手应温暖,手法应轻柔,以免引起病人肌肉紧张,影响检查效果。在检查过程中,应随时观察病人表情。

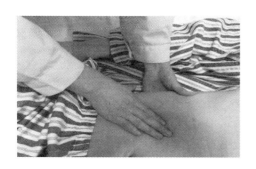

图 2-3 双手触诊法

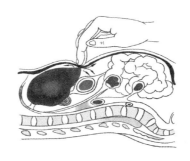

图 2-4 冲击触诊法

（3）病人应采取适当体位,才能获得满意的检查效果。通常取仰卧位,双手置于体侧,双腿稍曲,腹肌尽可能放松。检查肝、脾、肾时也可嘱病人取侧卧位。

（4）腹部检查前,应嘱病人排尿,以免将充盈的膀胱误认为腹腔包块,有时也须排便后检查。

（5）触诊时医生应手脑并用,边检查边思索。应注意病变的部位、特点、毗邻关系,以明确病变的性质和来源。

（三）叩诊

1. 叩诊的定义 叩诊(percussion)是用手指叩击身体表面某一部位,使之振动而产生声响,根据振动和声响的特点来判断被检查部位的脏器状态有无异常的一种方法。叩诊多用于确定肺尖宽度、肺下缘位置、胸膜病变、胸膜腔中液体多少或气体有无、肺部病变大小与性质、纵隔宽度、心界大小与形状、肝脾的边界、腹水有无与多少,以及子宫、卵巢、膀胱有无胀大等情况。另外,用手或叩诊锤直接叩击被检查部位,诊察反射情况和有无疼痛反应也属叩诊。

2. 叩诊方法 根据叩诊的目的和手法不同分为直接叩诊法和间接叩诊法两种。

（1）直接叩诊法·医生右手中间三手指并拢,用其掌面直接拍击被检查部位,借助于拍击的反响和指下的振动感来判断病变情况的方法称为直接叩诊法(图 2-5)。适用于胸部和腹部范围较广泛的病变,如胸膜粘连或增厚、大量胸腔积液或腹水及气胸等。

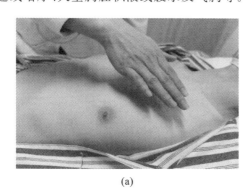
（a）

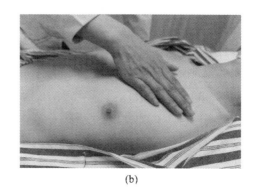
（b）

图 2-5 直接叩诊法

（2）间接叩诊法:应用最多的叩诊方法。医生将左手中指第二指节紧贴于叩诊部位,其他手指稍微抬起,勿与体表接触;右手指自然弯曲,用中指指端叩击左手中指末端指关节处或第二节指骨的远端,因为该处易与被检查部位紧密接触,而且对于被检查部位的振动较敏感(图 2-6)。叩击方向应与叩诊部位的体表垂直。叩诊时应以腕关节与掌指关节的活动为主,避免肘关节和肩关节参与运动。叩击动作要灵活、短促、富有弹性。叩击后右手中指应立即抬起,以免影响对叩诊音的判断。在同一部位叩诊可连续叩击2~3下,若未获得明确声音,可再连续叩击2~3下。应避免不间

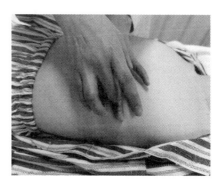

图 2-6 间接叩诊法

Note

13

断地连续快速叩击,影响对叩诊音的分辨与振动的感知。

为了检查病人肝区或肾区有无叩击痛,医生可将左手手掌平置于被检查部位,右手握成拳状,并用其尺侧叩击左手手背,询问或观察病人有无疼痛感。

3.叩诊注意事项

(1)环境应安静,以免影响叩诊音的判断。

(2)根据叩诊部位不同,病人应采取适当体位,如叩诊胸部时,可取坐位或卧位;叩诊腹部时常取仰卧位;确定有无腹水时,可嘱病人取肘膝位。

(3)叩诊时应注意对称部位的比较与鉴别。

(4)叩诊时不仅要注意叩诊声响的变化,还要注意不同病灶的振动感差异,两者应相互配合。

(5)叩诊操作应规范,用力要均匀适当,一般叩诊可达到的深度为 7 cm。叩诊力量应视不同的检查部位、病变组织性质、范围大小或位置深浅等情况而定。病灶或检查部位范围小或位置浅时,宜采取轻(弱)叩诊,如确定心、肝相对浊音界及叩诊脾界时;当被检查部位范围比较大或位置比较深时,则需要用中度力量叩诊,如确定心、肝绝对浊音界;若病灶位置距体表达 7 cm 时则需用重(强)叩诊。

4.叩诊音　叩诊时被叩击部位产生的反响称为叩诊音。叩诊音的不同取决于被叩击部位组织或器官的致密度、弹性、含气量及与体表的间距。叩诊音根据声响的频率(高音者调高,低音者调低)、振幅(大者声响强,小者声响弱)和是否乐音(音律和谐)的不同,在临床上分为清音、浊音、鼓音、实音、过清音5 种。

(1)清音(resonance):是正常肺部的叩诊音。它是一种频率为 100～128 次/秒,振动持续时间较长,音响不甚一致的非乐性音。提示肺组织的弹性、含气量、致密度正常。

(2)浊音(dullness):是一种音调较高,音响较弱,振动持续时间较短的非乐性音。除音响外,板指所感到的振动也较弱。当叩击被少量含气组织覆盖的实质脏器时产生,如叩击心或肝被肺段边缘所覆盖的部分,或在病理状态下如肺炎(肺组织含气量减少)叩诊时产生。

(3)鼓音(tympany):如同击鼓声,是一种和谐的乐音,音响比清音更强,振动持续时间也较长,在叩击含有大量气体的空腔脏器时可出现。正常情况下可见于胃泡区和腹部,病理情况下可见于肺内空洞、气胸、气腹等。

(4)实音(flatness):是一种音调较浊音更高,音响更弱,振动持续时间更短的一种非乐性音,如叩击心和肝等实质脏器所产生的音响。在病理状态下可见于大量胸腔积液或肺实变等。

(5)过清音(hyperresonance):介于鼓音与清音之间,是属于鼓音范畴的一种变音,音调较清音低,音响较清音强,为一种类乐性音,为正常成人不会出现的一种病态叩击音。临床上常见于肺组织含气量增多、弹性减弱时,如肺气肿。正常儿童可叩出相对过清音。几种叩诊音类型及特点见表 2-3。

表 2-3　叩诊音类型及特点

叩诊音	相对强度	相对音调	相对时限	出现部位	病理情况
鼓音	响亮	高	较长	胃泡区和腹部	大量气胸、气腹
过清音	更响亮	更低	更长	正常成人不出现	肺气肿
清音	响亮	低	长	正常肺	支气管炎
浊音	中等	中等	中等	心或肝被肺边缘覆盖的部分	大叶性肺炎
实音	弱	高	短	实质脏器部分	肺实变

(四)听诊

1.听诊的定义　听诊(auscultation)是医生根据病人身体各部分活动时发出的声音判断正常与否的一种诊断方法。广义的听诊包括听身体各部分所发出的任何声音,如语声、呼吸声、咳嗽声和呃逆、嗳气、呻吟、啼哭、呼叫发出的声音以及肠鸣音、关节活动音和骨擦音等,这些声音有时可对临床诊断提供有用的线索。

2.听诊方法 听诊可分为直接听诊法和间接听诊法两种。

(1)直接听诊法:医生将耳直接贴附于被检查者的体壁上进行听诊,这种方法所能听到的体内声音很弱。这是听诊器出现之前所采用的听诊方法,目前只有在某些特殊和紧急情况下才会采用。

(2)间接听诊法:这是用听诊器进行听诊的一种检查方法(图2-7)。此法方便,可以在任何体位听诊时应用,听诊效果好,因听诊器对器官活动的声音有一定的放大作用,且能阻断环境中的噪音。应用范围广,除用于心、肺、腹的听诊外,还可以用于听身体其他部位发出的声音,如血管音、皮下气肿音、肌束颤动音、关节活动音、骨擦音等。

3.听诊注意事项

(1)听诊环境要安静,避免干扰;要温暖、避风,以免病人由于肌束颤动而出现附加音。

(2)切忌隔着衣服听诊,听诊器体件应直接接触皮肤以获取确切的听诊结果。

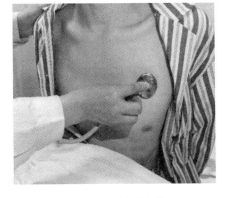

图2-7 间接听诊法

(3)应根据病情和听诊的需要,嘱病人采取适当的体位。

(4)要正确使用听诊器:听诊器通常由耳件、体件和软管三部分组成,其长度应与医生手臂长度相适应。听诊前应注意检查耳件方向是否正确,硬管和软管管腔是否通畅。体件有钟型和膜型两种类型,钟型体件适用于听取低调声音,如二尖瓣狭窄的隆隆样舒张期杂音,使用时应轻触体表被检查部位,但应注意避免体件与皮肤摩擦而产生的附加音;膜型体件适用于听取高调声音,如主动脉瓣关闭不全的杂音及呼吸音、肠鸣音等,使用时应紧触体表被检查部位。

(5)听诊时注意力要集中,听肺部时要摒除心音的干扰,听心音时要摒除呼吸音的干扰,必要时嘱病人控制呼吸配合听诊。听诊是体格检查基本方法中的重点和难点,尤其是对肺部和心脏的听诊,必须要勤学苦练、仔细体会、反复实践、善于比较,才能达到切实掌握和熟练应用的目的。

(五)嗅诊

1.嗅诊的定义 嗅诊(olfactory examination)是通过嗅觉来判断发自病人的异常气味与疾病之间关系的一种方法。来自病人皮肤、黏膜、呼吸道、胃肠道、呕吐物、排泄物、分泌物、脓液和血液等的气味,根据疾病的不同,其特点和性质也不一样。

2.常见的异常气味及其临床意义

(1)汗液:正常汗液无强烈刺激性气味。酸性汗味见于风湿热或长期服用水杨酸、阿司匹林等解热镇痛药物的病人。特殊的狐臭味见于腋臭等病人。

(2)痰液:正常痰液无特殊气味,血腥味见于大量咯血的病人,恶臭味提示厌氧菌感染,见于支气管扩张症或肺脓肿,恶臭的脓液可见于气性坏疽。

(3)呼吸:呈刺激性蒜味见于有机磷农药中毒者;烂苹果味见于糖尿病酮症酸中毒者;氨味见于尿毒症者;肝腥味见于肝性脑病者。

(4)呕吐物:出现粪便味可见于长期剧烈呕吐或肠梗阻病人;呕吐物杂有脓液并有令人恶心的烂苹果味,可见于胃坏疽,呕吐物呈酸味常提示幽门梗阻或贲门失弛缓症。

(5)粪便:带有腐败性臭味多由消化不良或胰腺功能不足引起。腥臭味见于细菌性痢疾病人,肝腥味见于阿米巴痢疾病人。

(6)尿液:出现浓烈的氨味见于膀胱炎病人,是尿液在膀胱内被细菌发酵所致。

临床工作中,嗅诊可迅速提供具有重要意义的诊断线索,但必须结合其他检查才能做出正确的诊断。

第二节 一般检查

一般检查的内容包括全身状态检查、皮肤检查和淋巴结检查等,是体格检查的第一步。通常以视诊为主,观察病人的全身状态,亦可配合触诊、叩诊和听诊进行综合检查。

一、全身状态检查

全身状态检查的内容包括性别、年龄、生命体征(体温、脉搏、呼吸和血压)、发育与体型、营养状态、意识状态、语调与语态、面容与表情、体位、姿势和步态等。全身状态的检查有助于医生提前了解病人的身体情况,方便医生对病人的疾病类型做出初步判断。

(一)性别

受性激素的影响,大部分人的性征很明显,但也有性征不明显者,医生在判断病人性别时,不应带有任何的歧视或偏见。准确判断的同时要注意疾病的发生与性别的联系,认识到某些疾病可引起性征的改变(例如:肝硬化男性病人出现乳房过度发育,多囊卵巢综合征女性病人出现男性化表现)。

(二)年龄

年龄与部分疾病的发生、发展和预后有着密切的关系,不同年龄存在不同的疾病谱,医生需明确病人的医学年龄,以帮助明确诊断。询问年龄时,为准确计算,应询问病人的出生年月,某些特殊情况下可通过对病人皮肤、肌肉、毛发、牙齿等情况的判断来辅助确定年龄。

(三)生命体征

1.体温 人体的体温在一天当中并非保持不变,会有一定的波动,其中清晨时体温略低,午后和半夜的体温略高,一天中体温波动不超过1℃。运动后较平静时体温略高,妊娠妇女体温略高,育龄期妇女排卵期体温略高,但均在正常范围内。

(1)体温计:分为水银体温计、电子体温计和红外线体温计。由于水银体温计易打碎,存在安全隐患,而红外线体温计易受外界环境影响,往往测量结果不够准确,故现在临床中普遍应用电子体温计(图2-8),其结构包括感温头、显示屏与开关,方便快捷。三种体温计的对比见表2-4。

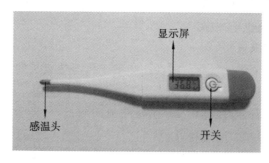

图 2-8 电子体温计

表 2-4 三种体温计的对比

体温计	优点	缺点	适用人群
水银体温计	测量准确,保质期长,费用低廉,易于消毒	容易破碎,存在安全隐患,读数较困难,测量时间较长,不易保存	广大人群,但不适用于婴幼儿
电子体温计	测量准确,费用低廉,操作简单,耗时较短,携带方便	测量稳定性较水银体温计稍差	广大人群
红外线体温计	操作简单,用时极短	测量结果易受环境温度影响,费用昂贵	危重病人、老人和婴幼儿等

（2）测量方法：其中水银体温计与电子体温计的测量方法有口测法、腋测法和肛测法。红外线体温计使用时，仅需握住体温计的握柄部位，然后在距离额头正中 3～5 cm 处，按下开关即可，通过观看显示屏即可读数。临床以口温为标准对发热进行分度：低热为 37.3～38 ℃；中度发热为 38.1～39 ℃；高热为 39.1～41 ℃；超高热为 41 ℃以上。

三种体温测量方法的对比见表 2-5。

表 2-5 体温测量方法的对比

测量方法	测量步骤	适用人群	正常范围
口测法	测量前 10 min 禁饮热水和冰水，将体温计消毒后置于病人舌下，并嘱病人紧闭口唇，避免用口腔呼吸，水银体温计于 5 min 后取出，平视温度计刻度并读数。电子体温计于听到嗡鸣声后取出读数	广大人群，但不适用于婴幼儿	36.3～37.2 ℃
腋测法	将体温计消毒后置于病人腋下，并嘱病人夹紧手臂，防止体温计掉出。水银体温计于 10 min 后取出并读数，电子体温计于听到嗡鸣声后取出读数	广大人群	36～37 ℃
肛测法	嘱病人取侧卧位，将体温计消毒后，头端涂抹润滑剂，缓慢送入病人肛门，插入深度约为体温计长度的一半，水银体温计于 5 min 后取出并读数，电子体温计于听到嗡鸣声后取出读数	危重病人、老人和婴幼儿等	36.5～37.7 ℃

（3）注意事项：①使用水银体温计之前，须保证水银刻度低于 35 ℃，使用过程中须避免磕碰，防止体温计断裂，水银流出。②病人测量体温之前须保证半小时内处于静息状态。③进行腋测法之前须保证病人腋下干燥，必要时使用干净毛巾进行擦拭。④水银体温计读数时，须保证视线与水银刻度保持水平，以准确读数（图 2-9）。

思考题

1. 导致体温测量误差的常见原因有哪些？
2. 如果不慎打碎水银体温计该怎么办？

扫码看
答案

2. 脉搏 通常选择桡动脉进行触诊脉搏，医生应用示指、中指及环指的指端，均匀平放于桡动脉搏动处（图 2-10），触诊时间为 30 s。正常成人的脉率为 60～100 次/分。

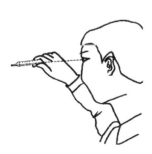

图 2-9 读数

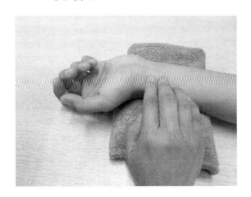

图 2-10 摸脉搏

3. 呼吸 检查呼吸频率和呼吸深度，一般采用视诊或听诊的方式，一呼一吸为一次呼吸。视诊是通过观察病人的胸廓或腹部的起伏运动，听诊则需要佩戴听诊器进行肺部的检查。正常成人在静息状态下呼吸频率为 12～20 次/分，新生儿的呼吸频率约为 44 次/分。

4. 血压 血压的测量方法有直接测量法和间接测量法。其中直接测量法适用于危重病人，采用动脉穿刺直接测量动脉血管内血压。临床中一般采用间接测量法进行血压的测量。

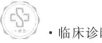
(1)间接测量法操作步骤如表 2-6 所示。

表 2-6 间接测量操作步骤(间接测量法)

医生准备	操作者洗手,戴口罩,消毒双手,着装整齐
物品准备	(1)准备听诊器、汞柱式血压计(图 2-11) (2)使用前需打开血压计的水银开关并检查水银柱是否位于"0"刻度(图 2-12),检查物品的功能是否完好
病人准备	半小时内禁止吸烟、禁止喝咖啡,排空膀胱,安静休息至少 5 min。嘱病人取舒适的体位,如坐位或仰卧位。保证环境温暖舒适,嘱病人充分裸露上臂,伸直并轻度外展,掌心向上,肘部置于心脏同一水平,摆放于桌面或床面,禁止衣服勒紧手臂现象
摆放血压计的位置	保证血压计的"0"刻度、病人的肱动脉(肘部)及病人心脏右心房(坐位平第 4 肋间隙,卧位平腋中线)的位置位于同一水平面 (1)当病人取坐位时,其手臂放于桌面,调整病人凳子的高度,使病人肘部与胸部位于同一水平高度,并将血压计放于桌面 (2)当病人取卧位时,两手臂平放于身旁,将血压计平稳摆放于病人床上即可
绑袖带	(1)将袖带的下缘置于病人肘横纹上 2~3 cm 处,袖带中央位于肱动脉表面,切勿盖住肱动脉搏动位置(图 2-13) (2)注意袖带捆绑松紧度需适宜,以能塞入一个示指为宜,轻轻拉拽不掉,保证袖带均匀紧贴病人皮肤
放听诊器	(1)医生一手的示指、中指并拢触诊确定病人的肱动脉搏动位置(图 2-14) (2)医生双手焐热听诊器的体件,佩戴好听诊器,再次确定肱动脉搏动位置,将体件膜面朝下放于肱动脉搏动处并用左手固定(图 2-15),切勿将听诊器插入袖带内
充气	医生用右手将气阀帽以顺时针方向拧紧(图 2-16),快速捏压乳胶球向袖带内充气,并注意监听肱动脉搏动音,边充气边听诊,加压至肱动脉搏动音消失后继续加压使水银柱再升高 20~30 mmHg
放气	(1)稍拧松气阀帽,使水银柱缓慢匀速下降(2~6 mmHg/s) (2)充气及放气过程中,医生的视线需全程平视水银柱的刻度线,以确保读数准确
读数	(1)当医生再次听到响亮的肱动脉搏动音时,此时水银柱所显示刻度即为收缩压 (2)当听到肱动脉搏动音消失时,此时水银柱所显示刻度即为舒张压,根据听诊结果记录数值 (3)记录方法:收缩压/舒张压(如 120/80 mmHg)。血压至少测量 2 次,间隔 1~2 min,若收缩压或舒张压 2 次读数相差 5 mmHg 以上,应再次测量,以 3 次读数平均值作为测量结果
关闭血压计	(1)听到动脉搏动音消失后,完全打开气阀帽,快速放气,使水银柱回到"0"刻度 (2)解开袖带,挤出袖带中多余气体 (3)将血压计向右侧倾斜约 45°(图 2-17),观察到水银全部进入水银槽内,保持倾斜状态,关闭血压计的内开关 (4)整理袖带及气囊,关闭血压计(图 2-18)
告知病人	(1)告知病人准确的收缩压及舒张压 (2)帮病人整理衣服,协助病人采取舒适体位

(2)注意事项:①测定血压时,一般以右臂为准。若测定下肢血压时应嘱病人取俯卧位,将袖带下缘捆绑于腘窝上方 3~4 cm 处,听诊器体件放在腘动脉上,测定腘动脉的压力。②测量血压时需测量 2次,取平均值。

(3)知识拓展:正常人血压随年龄增长而升高,健康成人上肢收缩压为 90~139 mmHg,舒张压为 60~89 mmHg,脉压差为 30~40 mmHg。健康人两上肢血压可相差 5~10 mmHg,下肢较上肢高 20~40 mmHg。

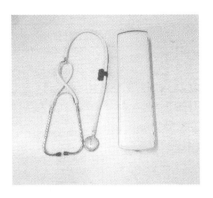

图 2-11 物品准备

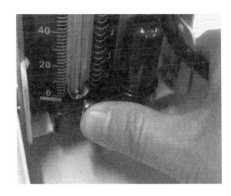

图 2-12 水银"0"刻度检查

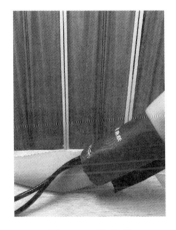

图 2-13 绑袖带

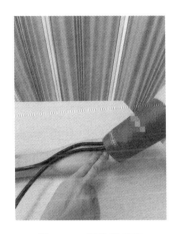

图 2-14 触诊肱动脉

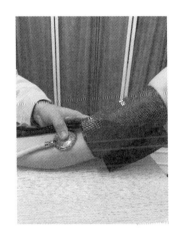

图 2-15 放听诊器

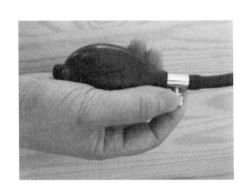

图 2-16 拧紧气阀帽

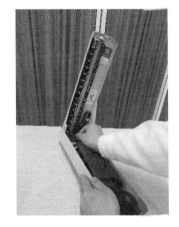

图 2-17 关闭水银开关

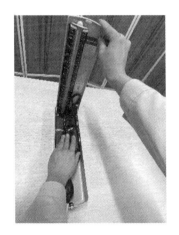

图 2-18 关闭血压计

血压标准:根据《中国高血压防治指南》(2018 年修订版)的标准,18 岁及以上成人血压标准及高血压分类见表 2-7。

表 2-7 血压水平的定义和分类

类别	收缩压/mmHg		舒张压/mmHg
正常血压	<120	和	<80
正常高值	120～139	和(或)	80～89
高血压			
1 级高血压(轻度)	140～159	和(或)	90～99
2 级高血压(中度)	160～179	和(或)	100～109

操作考核

Note

续表

类别	收缩压/mmHg		舒张压/mmHg
3级高血压(重度)	≥180	和(或)	≥110
单纯收缩期高血压	≥140	和	<90

注:若病人的收缩压与舒张压分属不同级别时,则以较高的分级为准;单纯收缩期高血压也可参照收缩压水平分为1、2、3级。

扫码看
答案

思考题

1.血压测量时听诊器体件为何不能塞到袖带下?

2.测量血压时肘窝的正确位置在哪里?

3.双侧上肢血压差大于10 mmHg时,见于何种疾病?

4.如下肢血压低于上肢时,考虑为何种疾病?

5.简述肱动脉解剖位置。

6.脉压差减小见于哪些疾病?

(四)发育与体型

1.发育 通过病人的年龄、智力及体格成长状态(身高、体重及第二性征)进行综合判断。成人正常发育的指标为:头部长度为身高的1/8～1/7;胸围约为身高的1/2;两上肢平展时,左右指端之间的距离约等于身高;坐高与下肢长度相近。

2.体型 成年人体型可分为无力型(瘦长型)、正力型(匀称型)、超力型(矮胖型)。

(五)营养状态

营养状态大致分为良好、中等、不良三个等级,其与食物的摄入、消化功能、吸收代谢等因素有关,正常人多为营养良好。一般检查的方法为观察皮下脂肪充实程度,选取前臂屈侧或上臂背侧下1/3处的脂肪分布部位为观察对象,可以在一定程度上减少误差。营养状态的异常通常包括营养不良或营养过度。

(六)意识状态

正常人意识清晰,反应灵敏,思维合理,语言清晰。意识状态是大脑高级神经中枢功能活动的综合表现。但凡大脑功能活动受到影响,均可导致不同程度的意识障碍,临床上大致分为嗜睡、意识模糊、昏睡、谵妄及昏迷。判断病人有无意识障碍通常采用问诊的形式,严重者需进行神经检查来判断其意识障碍的程度。

(七)语调与语态

1.语调 指言语过程中的音调。语调改变可见于喉部炎症、脑血管疾病、喉返神经麻痹、口腔、鼻腔病变等。

2.语态 指言语过程中的节奏。语态异常可见于帕金森病、舞蹈症、手足徐动症及口腔、鼻腔病变等。

(八)面容与表情

面容是指面部呈现的状态,表情是指面部或姿态因思想感情的改变做出的表现。正常人表情自然,神态安逸,病人则多表情痛苦,面容忧愁。临床中常见的典型面容改变有急性病容、慢性病容、贫血面容、肝病面容、肾病面容、甲状腺功能亢进面容、黏液性水肿面容、二尖瓣面容、伤寒面容、苦笑面容、满月面容、面具样面容及肢端肥大症面容等。

(九)体位

体位是指病人身体所处的状态,常见的有自主体位、被动体位及强迫体位三种。其中被动体位为病人无法自己调整体位,见于极度衰竭及意识丧失者;强迫体位为病人为减轻痛苦而被迫采取的某些体

Note

位,如强迫仰卧位、强迫俯卧位、强迫侧卧位、强迫坐位(端坐呼吸)、强迫蹲位、强迫站立位、辗转体位、角弓反张位等。

(十)姿势

姿势是指举止的状态。正常人躯干端正,肢体活动自如。常见的姿势异常多因疾病导致,如颈椎疾病、心脏衰竭、腹部疾病等;姿势异常亦可见于机体健康状态差或精神状态不佳。

(十一)步态

步态指的是走动时所表现的姿态。小儿急快、壮年矫健、老年稳慢皆为正常。常见的典型异常步态见表2-8。

表 2-8 典型异常步态特点及临床意义

类型	特点	临床意义
蹒跚步态	走路时身体左右摇摆似鸭行	佝偻病、大骨节病、进行性肌营养不良、先天性双侧髋关节脱位等
醉酒步态	行走时躯干重心不稳,步态紊乱如醉酒状	小脑疾患、酒精中毒、巴比妥中毒
共济失调步态	起步时一脚高抬,骤然垂落,且双目向下注视,两脚间距很宽,闭目时无法平衡	脊髓病变
慌张步态	身体前倾,起步后小步急速趋行,双脚擦地,有难以止步之势	帕金森病
跨阈步态	行走时需抬高下肢才能起步	腓总神经麻痹
剪刀步态	移步时下肢内收过度,双腿交叉似剪刀	脑性瘫痪、截瘫病人
间歇性跛行	步行中,被迫停止,需稍休息后方可继续前行	高血压、动脉硬化病人

二、皮肤检查

皮肤的病变及反应可见于局部,亦可见于全身。其检查方法多采取视诊,有时须加以触诊。

(一)颜色

皮肤的颜色与种族和遗传因素有关,但也有个体差异,均属正常。某些疾病可引起皮肤颜色的改变,常见的异常皮肤颜色有苍白、发红、发绀、黄染、色素沉着和色素脱失等。

(二)湿度

皮肤的湿度取决于汗腺与皮脂腺的排泌功能。正常人在高温、高湿环境下可出汗增多为正常现象。病理情况下,在一般正常环境中机体亦可出现出汗增多或无汗,出汗增多可见于风湿病、结核病、布鲁氏菌病、甲状腺功能亢进症、佝偻病、脑炎后遗症等;皮肤少汗或无汗见于维生素 A 缺乏症、甲状腺功能减退症、尿毒症、脱水等;休克与虚脱病人可见手足冰凉而大汗淋漓。

(三)弹性

皮肤弹性与年龄、营养状态、皮下脂肪及组织间隙所含液体量有关。检查时常选择手背或上臂内侧部位,以拇指和示指将皮肤捏起,松开后可观察到皮肤皱褶迅速恢复正常,表示弹性良好,若皱褶恢复缓慢可见于老年人、长期消耗性疾病或严重脱水病人。

(四)皮疹

皮疹是诊断某些疾病的重要依据,常由传染病、皮肤病、药物及其他物质的过敏导致。临床中常见的皮疹有斑疹、玫瑰疹(伤寒、副伤寒的特征性皮疹)、丘疹、斑丘疹、荨麻疹、疱疹等。检查时应注意皮疹出现与消失的时间、发展顺序、分布部位、形态及大小、颜色、压之是否褪色、平坦或隆起、有无瘙痒或脱屑等。

(五)脱屑

米糠样脱屑见于麻疹,片状样脱屑见于猩红热,银白色鳞状脱屑见于银屑病。

Note

（六）皮下出血

皮下出血常见于造血系统疾病、重症感染、某些血管损害性疾病及药物或毒物的中毒。根据其直径大小可分为淤点（直径<2 mm）、紫癜（直径3～5 mm）、淤斑（直径>5 mm）。若为片状出血且伴有皮肤明显隆起为血肿。

（七）蜘蛛痣与肝掌

1. 蜘蛛痣 蜘蛛痣是指皮肤小动脉末梢分支性扩张所形成的、形似蜘蛛的血管痣（图2-19）。当用棉签等细物压迫蜘蛛痣的中心时，其辐射状小血管网立即消失，解除压迫后又复出现。多发生于上腔静脉回流的区域内，如面部、颈部、手背、上臂、前胸及肩部等，大小不等。一般认为蜘蛛痣的形成与肝脏对雌激素的灭活作用减弱有关，可见于急慢性肝炎或肝硬化等，亦可见于肝功能明显减退者及妊娠妇女。

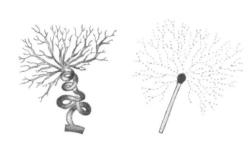

图 2-19　蜘蛛痣

2. 肝掌 见于慢性肝病病人的手掌，其大、小鱼际处皮肤常发红，压迫后可褪色，其发生机制与蜘蛛痣相同。

（八）水肿

水肿是由皮下组织的细胞内及组织间隙内液体积聚过多所致。以手指施加中度压力后，受压组织发生凹陷，称为凹陷性水肿；黏液性水肿及象皮（丝虫病）尽管组织肿胀明显，但受压后并无组织凹陷，称为非凹陷性水肿。根据水肿的程度，可分为轻、中、重度，其分布范围及特点见表2-9。

表 2-9　水肿程度分级

水肿程度	分布范围	水肿特点
轻度	眼睑、眶下软组织、胫骨前、踝部皮下组织等	指压后见组织轻度凹陷，平复较快
中度	全身组织	明显水肿，指压后可见明显或较深的凹陷，平复缓慢
重度	全身组织	严重水肿，身体低位皮肤绷紧发亮，甚至有液体渗出，可伴有浆膜腔积液及外阴水肿

（九）皮下结节

常见的皮下结节有风湿结节、囊蚴结节、痛风结节、结节性红斑等。触诊皮下结节时，应注意其大小、硬度、部位、活动度及有无压痛等。

（十）瘢痕

瘢痕是皮外伤或病变愈合后结缔组织增生形成的斑块，分为萎缩性瘢痕和增生性瘢痕。患过疮疖、天花，以及颈淋巴结结核破溃后愈合者均可留有瘢痕。

（十一）毛发

毛发的多少及分布变化对临床诊断有辅助价值。其中某些内分泌疾病（如库欣综合征）、长期使用肾上腺皮质激素及性激素的病人可导致毛发增多，其中女性尚可生长胡须；而脂溢性皮炎、精神营养障碍、伤寒、甲状腺功能减退症、垂体功能减退症、性腺功能减退症及过量的放射线影响等可导致毛发的脱落。

三、淋巴结检查

一般的体格检查仅能检查到身体浅表部位的淋巴结。

头颈部淋巴结检查顺序：耳前淋巴结→耳后淋巴结→枕淋巴结→颌下淋巴结→颏下淋巴结→颈前淋巴结→颈后淋巴结→锁骨上淋巴结。

上肢淋巴结检查顺序:腋窝淋巴结(腋尖群→中央群→胸肌群→肩胛下群→外侧群)→滑车上淋巴结。

下肢淋巴结检查顺序:腹股沟淋巴结(先查上群,后查下群)→腘窝淋巴结。

(一)检查内容

1.视诊 观察局部皮肤有无隆起,有无皮疹、瘢痕、瘘管等,观察皮肤有无颜色改变。观察病人全身状态有无改变。

2.触诊 示、中、环三指并拢,指腹放于被检查部位的皮肤上进行滑动触诊,检查淋巴结有无肿大,如有肿大,应检查其大小、数量、硬度、移动度、有无压痛和粘连,并记录其部位。

(二)正常淋巴结的特点

正常淋巴结直径小于 0.5 cm,质地柔软,表面光滑,无压痛,无粘连,活动度高。

(三)浅表淋巴结分布

1.头颈部 头部包括耳前淋巴结、耳后淋巴结及枕淋巴结。颈部包括颌下淋巴结、颏下淋巴结、颈前淋巴结、颈后淋巴结和锁骨上淋巴结。头颈部淋巴结分布如图 2-20 所示。

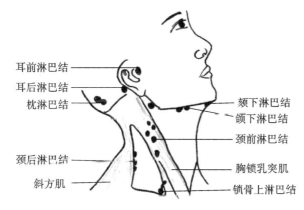

图 2-20 头颈部淋巴结

2.上肢 包括腋窝淋巴结和滑车上淋巴结。

(1)腋窝淋巴结:包括五个群(图 2-21),分别为外侧群、胸肌群、肩胛下群、中央群和腋尖群。其检查顺序为:"尖"(腋尖群)、"中"(中央群)、"胸"(胸肌群)、"胛"(肩胛下群)、"外"(外侧群)。其中腋尖群位于腋窝的顶部;中央群位于腋窝的内侧壁近肋骨及前锯肌处;胸肌群位于胸大肌下缘深部;肩胛下群位于腋窝后皱襞深部;外侧群位于腋窝外侧壁。

(2)滑车上淋巴结:位于上臂内侧,肱二头肌肌腱与肱三头肌肌腱的间沟内。

3.下肢 包括腹股沟淋巴结和腘窝淋巴结。

(1)腹股沟淋巴结:包括 2 个群(图 2-22),分别为上群和下群,其中上群位于腹股沟韧带下,与韧带平行分布;下群位于大隐静脉的上端,沿静脉走向排列。

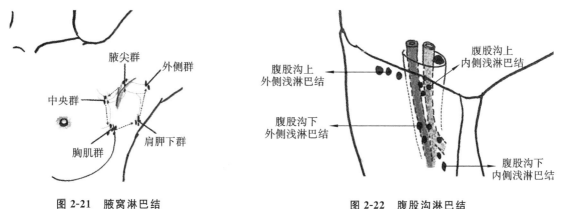

图 2-21 腋窝淋巴结

图 2-22 腹股沟淋巴结

（2）腘窝淋巴结：位于小隐静脉与腘静脉的汇合处，膝关节后侧横纹处。

（四）全身浅表淋巴结检查的操作步骤

全身浅表淋巴结检查操作步骤如表 2-10 所示。

表 2-10　全身浅表淋巴结检查操作步骤

医生准备	戴帽子、口罩，洗手，消毒双手	
与病人沟通	（1）告知病人检查的大体步骤和检查的目的及意义，取得病人的配合 （2）充分暴露受检部位，注意保护病人隐私	
病人体位	检查头颈部及上肢淋巴结时嘱病人取坐位或站立位或仰卧位，检查下肢淋巴结时嘱病人取仰卧位	
头部淋巴结	医生可站于病人前面或背后，将双手的示指、中指及环指三指并拢，稍弯曲，进行滑动触诊，由浅入深依次触诊双侧的耳前淋巴结、耳后淋巴结及枕淋巴结	
颈部淋巴结	（1）病人取坐位或站立位时，医生站于病人前面或背后进行检查 （2）病人取仰卧位时，医生站于病人右侧，面对面进行检查	
	颌下淋巴结	嘱病人稍低头，医生双手的示指、中指及环指三指并拢并弯曲，用手指的指腹紧贴病人颌下皮肤，由浅入深滑动触诊病人的双侧颌下淋巴结
	颏下淋巴结	（1）检查完颌下淋巴结后，嘱病人继续保持低头，皮肤放松 （2）一只手从后往前顺势滑至颏下皮肤，用三指的指腹紧贴病人颏下皮肤，由浅入深滑动触诊病人的颏下淋巴结
	颈前淋巴结	（1）医生一手扶住病人头部，使病人稍低头并偏向检查侧，使皮肤放松 （2）另一只手的示指、中指及环指三指并拢，稍弯曲，用手指的指腹紧贴病人颈前三角处皮肤，由浅入深，由上及下滑动触诊病人弯曲一侧的胸锁乳突肌的表面及下颌角处 （3）同样方法检查另一侧颈前淋巴结
	颈后淋巴结	（1）医生一手扶住病人头部，使病人稍低头并偏向检查侧，使皮肤放松 （2）另一只手的示指、中指及环指三指并拢，稍弯曲，用手指的指腹紧贴病人颈后三角处皮肤，由浅入深，由上及下滑动触诊病人放松一侧的斜方肌前缘 （3）同样方法检查另一侧颈后淋巴结
	锁骨上淋巴结	（1）医生嘱病人肩部前倾并稍低头，使锁骨上窝处皮肤放松 （2）双手的示指、中指及环指三指并拢并弯曲，用手指的指腹紧贴病人锁骨上窝处皮肤，由浅入深，由内向后侧深部滑动触诊病人双侧的锁骨上淋巴结
上肢淋巴结	（1）病人取坐位或站立位时，医生站于病人前面进行检查 （2）病人取仰卧位时，医生站于病人右侧，面对面进行检查	
	腋窝淋巴结	（1）医生的左手托住病人的左手臂，并上抬手臂使其前臂稍外展 （2）右手的示指、中指及环指三指并拢，稍弯曲，应用手指的指腹紧贴病人腋窝处皮肤，由浅入深滑动触诊病人左侧的腋尖群、中央群、胸肌群、肩胛下群及外侧群 （3）同样方法检查另一侧腋窝淋巴结
	滑车上淋巴结	（1）检查完腋窝淋巴结的外侧群后，医生的一手继续托住病人的手臂，并上抬手臂使病人曲肘成 90°角 （2）检查的手顺势从上往下滑至病人前臂内侧皮肤，应用三指的指腹紧贴病人皮肤，由浅入深滑动触诊病人的一侧滑车上淋巴结 （3）同样方法检查另一侧滑车上淋巴结

续表

下肢淋巴结	腹股沟 淋巴结	病人取仰卧位,下肢伸直放松,医生站于病人右侧,面对面进行检查 (1)医生一手的示指、中指及环指三指并拢,稍弯曲,应用手指的指腹紧贴病人腹股沟处皮肤,由浅入深,由上及下滑动触诊病人的一侧上群及下群淋巴结(先查上群后查下群) (2)同样方法检查另一侧腹股沟淋巴结
	腘窝淋巴结	(1)医生一手的示指、中指及环指三指并拢,稍弯曲,应用手指指腹紧贴病人腘窝处皮肤,由浅入深滑动触诊病人的一侧腘窝淋巴结 (2)同样方法检查另一侧腘窝淋巴结
记录结果	发现淋巴结肿大时,应注意记录: (1)部位、大小、数目、硬度、移动度、有无压痛及粘连 (2)观察其局部皮肤有无红肿、瘢痕、萎缩等 (3)注意寻找引起淋巴结肿大的原发病灶	
操作后与 病人沟通	(1)告知病人检查的结果 (2)协助病人穿好衣物,取舒适体位	

(五)操作注意事项

(1)若触及明显肿大的淋巴结,应引起重视,仔细查体,视诊、触诊综合应用,同时寻找原发病灶。

(2)检查淋巴结时,应尽量使局部的皮肤、肌肉呈松弛状态,手指紧贴检查部位,用指端轻轻加压并做柔和、缓慢的来回滑动及旋转动作,由浅入深进行滑动触诊,为避免遗漏,触诊需按照一定顺序进行。

(3)临床体检时并不单独做淋巴结的系统检查,而是每检查到相应部位时随之检查,但应集中记录。

(4)检查颈部淋巴结时,需注意手法轻柔,避免压迫力过大造成病人不适。

(5)充分暴露检查部位时,需保护好病人隐私。

思考题

1. 引起淋巴结肿大的常见病因及特点是什么?

2. 肺癌、胃癌及乳腺癌最易发生何处浅表淋巴结转移?

3. 在左锁骨上窝发现肿大的无痛性淋巴结,有何临床意义?

扫码看
答案

操作考核

(张文奇)

第三章　头颈部检查

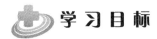
学习目标

目的要求

1.掌握头颈部的检查内容、检查方法和检查的正常特点。

2.熟悉头颈部检查异常改变的临床意义。

3.具有人文关怀意识,能够进行有效的医患沟通;重视医学伦理问题,尊重和保护病人隐私。

实验内容

1.头部检查:头发和头皮、头颅;颜面及其器官检查,包括眼、耳、鼻、口等。

2.颈部检查:颈部的外形与分区、颈部的姿势与运动、颈部的皮肤与包块、颈部血管、甲状腺、气管等。

重点检查项目

1.眼部检查:眼球运动、眼球震颤、瞳孔对光反射、集合反射。

2.鼻窦区压痛检查。

3.颈部血管检查:颈动脉、颈静脉。

4.甲状腺检查:视诊、触诊、听诊。

5.气管位置检查。

实验用品

软尺、视力表、手电筒、音叉、压舌板、弯盘、听诊器等。

第一节　头部检查

一、头发和头皮

头发(hair)的检查需注意头发的颜色、疏密度,若有脱发还要检查其类型与特点。

头皮(scalp)的检查需分开头发观察头皮颜色、头皮屑状况,有无头癣、外伤、疖痈、血肿及瘢痕等。

二、头颅

头颅(skull)的检查主要包括视诊和触诊。视诊时应注意其大小、外形及运动是否正常。触诊时用双手仔细触摸头颅的每一个部位,了解其外形状况,有无压痛和异常隆起。

(一)大小

头颅的大小用头围表示,测量时以软尺自眉间通过枕骨粗隆绕头一周(图3-1)。

头围在各发育阶段的变化为:新生儿平均为 34 cm,出生后 0~6 个月增加 8 cm,6 个月至 1 岁增加 3 cm,1~2 岁增加 2 cm,2~4 岁约增加 1.5 cm,4~10 岁共增加约 1.5 cm。2 岁时头围约 48 cm,5 岁时约 50 cm,到 18 岁可达 53 cm 或以上,以后几乎不再变化。头围反映脑和颅骨的发育程度,头围过小见于小颅畸形、大脑发育不全,头围过大见于脑积水。

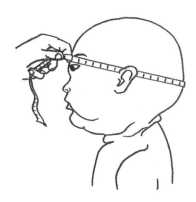

图 3-1 头围的测量方法

(二)外形

头颅的外形可受到前囟、后囟及颅缝闭合时间的影响。头颅的外形、大小可作为一些疾病的典型特征,常见的畸形颅特点及临床意义见表 3-1。

表 3-1 常见的畸形颅特点及临床意义

类型	特点	临床意义
小颅	小头畸形	小儿囟门闭合过早
尖颅	头顶部尖突高起,与颜面比例异常(图 3-2)	矢状缝和冠状缝闭合过早,见于阿佩尔综合征(Apert 综合征)
方颅	前额左右突出,头顶平坦呈方形	小儿佝偻病或先天性梅毒
巨颅	额、顶、颞及枕部突出膨大呈圆形,颈部静脉充盈,对比之下颜面很小,且双目下视,巩膜外露,呈落日现象(图 3-3)	脑积水
长颅	颅顶至下颌部的长度明显增大	马方综合征(Marfan 综合征)及肢端肥大症
变形颅	颅骨增大变形,伴有长骨的骨质增厚与弯曲	变形性骨炎(Paget 病)

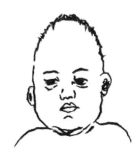

图 3-2 尖颅

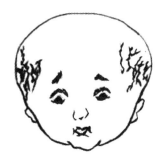

图 3-3 巨颅

> **思考题**
> 小儿囟门和颅缝的正常闭合时间是什么?

扫码看答案

(三)运动异常

活动受限见于颈椎病病人;不自主的随意颤动见于帕金森病;与颈动脉搏动一致的点头运动见于严重的主动脉瓣关闭不全。

三、颜面及其器官

头部器官主要有眼、耳、鼻、口等。

(一)眼

1.眼的功能检查 眼的功能检查包括视力、视野、色觉及立体视觉等检查,该项检查在必要时进行。

Note

2. 外眼检查

(1)眼睑:观察眼睑有无红肿、水肿、淤血、瘢痕、硬结,睑缘有无内、外翻,睫毛生长方向如何,根部有无溃疡、脓痂,双侧睑裂是否对称,闭合功能是否正常等。常见病变有睑内翻、上睑下垂、眼睑闭合障碍、眼睑水肿等。

(2)泪囊:嘱病人向上看,检查者用双手拇指轻压其双眼内眦下方,即骨性眶缘下内侧,挤压泪囊,同时观察有无分泌物或泪液自上、下泪点溢出,如有黏液脓性分泌物流出,则应考虑慢性泪囊炎。急性泪囊炎症期避免做此项检查。

(3)结膜:结膜分为睑结膜、穹隆部结膜与球结膜三部分。检查者用右手检查病人左眼上睑结膜,用左手检查右眼上睑结膜。翻转要领为:用示指和拇指捏住上睑中外 1/3 交界处的边缘,嘱病人向下看,两指轻轻向前下方牵拉,然后示指向下按睑板上缘,并与拇指配合将睑缘向上捻转,即可将眼睑翻开,最后用拇指将上眼睑压在眼眶上缘。翻转眼睑时动作要轻巧、柔和,以免引起病人的痛苦和流泪。检查后,轻轻向前下方牵拉上睑,同时嘱病人向上看,即可使眼睑恢复正常位置。检查时注意观察结膜有无充血、水肿、出血点、苍白、滤泡、颗粒、瘢痕等。

(4)眼球:注意眼球的外形与运动,有无突出或凹陷,可站于病人后切线观察,超出眉弓者为眼球突出。

眼球运动和眼球震颤的检查方法见表 3-2。

表 3-2 眼球运动和眼球震颤的检查方法

检查项目	检查方法		注意事项
眼球运动	嘱病人头部固定,眼球随目标物方向移动	检查者将目标物(通常是检查者的示指尖)置于病人眼前 30~40 cm 处,按左→左上→左下,右→右上→右下 6 个方向的顺序进行检查(图 3-4)	观察眼球运动的幅度、灵活性、持久性或有无斜视及复视
眼球震颤		病人眼球随检查者手指所示方向(水平和垂直)运动数次	观察双侧眼球是否出现震颤,即双侧眼球是否出现一系列有规律的快速往返运动

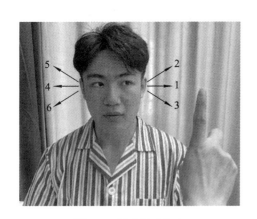

图 3-4 眼球运动检查

(5)眼压:眼压可采用触诊法或眼压计来检查。前者是检查者凭手指的感觉判断病人眼球的硬度,可简便测量眼压,有临床应用的价值。检查方法为:让病人向下方看(不能闭眼),检查者的双手示指置于上睑的眉弓和睑板上缘之间,其余手指置于额部及颊部,此时两手示指交替的轻压眼球的赤道部,便可凭借指尖感觉眼球波动的抗力,来判断其软硬度。眼压增高见于眼压增高性疾病,如青光眼;眼压明显降低时双眼球凹陷,见于眼球萎缩或严重脱水。

3. 眼前节检查

(1)角膜:检查时用斜照光更易观察其透明度,注意有无白斑、云翳、溃疡、软化、新生血管等。

(2)巩膜:观察有无黄染及黄染的程度,检查时可让病人向内下视,暴露其巩膜的外上部分。注意与结膜下脂肪沉着和血液中其他黄色色素成分增加时所致的黄染相区别。蓝色巩膜是缺铁的征象。

(3)虹膜:虹膜中央有圆形孔洞即瞳孔。虹膜内有瞳孔括约肌与扩大肌,能调节瞳孔的大小。正常虹膜纹理近瞳孔部分呈放射状排列,周边呈环形排列。注意观察其形态及纹理。

(4)瞳孔:瞳孔检查内容如下。

①瞳孔的大小与形状,并双侧对比。正常瞳孔双侧等大等圆,直径 3~4 mm。

②瞳孔反射的检查方法见表 3-3。

表3-3 瞳孔反射的检查方法

反射类型		检查方法	正常表现
瞳孔对光反射	直接对光反射	用手电筒直接照射病人一侧瞳孔并观察其动态反应(图3-5)	当眼受到光线直接刺激后,瞳孔立即缩小,移开光源后瞳孔迅速复原
	间接对光反射	用手隔挡于病人两眼之间,用手电筒照射一侧瞳孔时观察对侧瞳孔动态变化(图3-6)	光线照射一侧瞳孔时,另一侧瞳孔也立即缩小,移开光线后瞳孔复原
集合反射		嘱病人注视1 m以外的目标物(通常是检查者的示指尖),然后将目标物逐渐移近眼球(距眼球5~10 cm),观察瞳孔大小变化及眼球运动情况(图3-7)	双眼内聚,瞳孔缩小

注:检查过程中注意根据手电筒光照强度调节手电筒离眼睛的距离及手电筒光线照射眼睛的角度等,观察病人是否因光线照射而出现迅速眨眼或流泪现象。

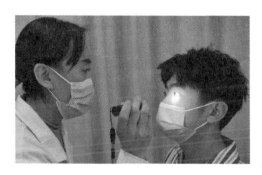

图3-5 直接对光反射

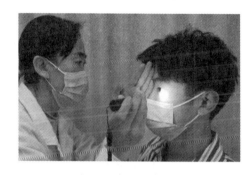

图3-6 间接对光反射

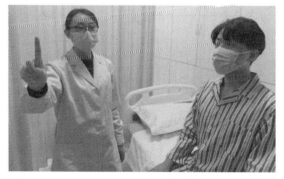

(a)目标物置于远处

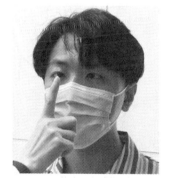

(b)目标物移近眼球

图3-7 集合反射

4.眼底检查 需借助检眼镜才能检查眼底,一般要求在不扩瞳的情况下检查,病人不戴眼镜。

思考题

1.病理情况下瞳孔大小改变有何临床意义?

2.何为眼球震颤? 眼球震颤的临床意义是什么?

(二)耳

1.外耳

(1)耳郭:注意耳郭的外形、位置、大小和对称性,观察有无发育畸形、结节、红肿、瘘口、外伤瘢痕、低垂耳、牵拉和触诊痛等。

(2)外耳道:注意外耳道有无疖肿、脓液、血液或脑脊液,对耳鸣病人应注意是否存在外耳道狭窄、异物或耵聍栓塞。

操作考核

扫码看答案

2.中耳和乳突 观察鼓膜有无穿孔、内陷或外凸,注意乳突有无压痛。

3.听力 体格检查时可先用粗略的方法了解病人的听力,检测方法为:在静室内嘱病人闭目坐于椅子上,并用手指堵塞一侧耳道,检查者将机械手表或以拇指与示指互相摩擦,自1 m以外逐渐靠近病人耳部,直到病人听到声音为止,测量距离;同样方法检查另一侧耳。然后比较两侧听力是否相同,并与检查者(正常人)的听力进行对照。正常结果为在1 m处可听到机械表声或捻指声。精测方法是使用规定频率的音叉或电测听设备所进行的一系列较精确的测试,该方法更利于做出明确诊断。听力减退见于耳道有耵聍或异物、局部或全身血管硬化、听神经损害、耳硬化、中耳炎等。粗测若发现病人有听力减退情况,则应进行精确听力测试和其他相应的专科检查。

(三)鼻

主要观察鼻的外形有无改变,有无鼻翼扇动,鼻中隔是否偏曲,鼻腔有无阻塞及分泌物或出血;鼻黏膜的色泽,表面是否光滑、湿润,鼻甲有无肥大及鼻息肉等;各鼻窦区(如上颌窦、额窦、筛窦等)有无压痛,嗅觉有无减退或丧失等。

鼻窦(nasal sinus)是鼻腔周围含气的骨质空腔,共有四对,即上颌窦、筛窦、额窦和蝶窦。窦内黏膜与鼻黏膜连接,分别有窦口与鼻腔相通,上颌窦、前组筛窦和额窦窦口位于上鼻道,后组筛窦、蝶窦窦口位于上鼻甲后上方的蝶前隐窝。窦口引流不畅时,易发生鼻窦炎症,鼻窦区可出现压痛。鼻窦位置示意图见图3-8。

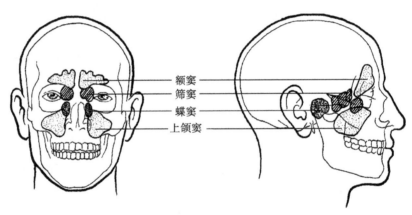

图 3-8 鼻窦位置示意图

鼻窦区压痛检查方法见表3-4。

表 3-4 鼻窦区压痛检查方法

鼻窦区	压痛检查方法	
额窦		双侧拇指分别置于眼眶上缘内侧用力向后、向上按压(图3-9)	询问有无压痛,两侧有无差异
筛窦	检查者双手固定病人头部	双侧拇指分别置于鼻根部与眼内眦之间向后方按压(图3-10)(按压时注意避免双侧拇指压迫眼球)	
上颌窦		双侧拇指分别置于左右颧部向后方按压(图3-11)	
蝶窦	解剖位置较深,不能在体表进行检查		

(四)口

口的检查包括口唇、口腔内器官和组织以及口腔气味等。

1.口唇 注意色泽,有无口角糜烂、干燥、皲裂或溃疡,有无口唇疱疹、肥厚增大、唇裂等。

2.口腔黏膜 检查时应在充分的自然光线下或使用手电筒照明进行,正常口腔黏膜光洁呈粉红色。用压舌板拨开两颊观察黏膜,注意观察黏膜色泽,有无充血、色素沉着、淤斑、出血点、白斑和麻疹斑,有无溃疡、肿瘤等。检查口底黏膜和舌底部时,让病人舌头上翘触及硬腭。由于口底组织较松软,若要触及口底新生物有时需要用触诊法,下颌下腺检查最好也用触诊法。

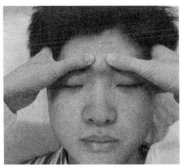
图 3-9 额窦检查

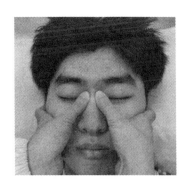
图 3-10 筛窦检查

图 3-11 上颌窦检查

3.牙 检查时应注意牙齿数目,有无龋齿、残根、缺齿和义齿等。如发现牙齿疾患,则按下列格式标明所在部位(图 3-12)。

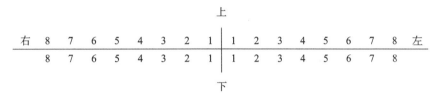

图 3-12 牙位记录示意图

1.中切牙;2.侧切牙;3.尖牙;4.第一前磨牙;5.第二前磨牙;6.第一磨牙;7.第二磨牙;8.第三磨牙

如:$\underline{2}$示右上侧切牙;$\overline{5}$示右下第二前磨牙;$\frac{4}{7}$示右上第一前磨牙及左下第二磨牙。

4.牙龈 注意牙龈色泽,有无血肿、出血、溃烂、溢脓及铅线。

5.舌 注意舌体的大小及形态,有无溃疡或肿块,舌乳头是否增生或萎缩,舌质的颜色、光泽、湿润度,舌苔的色泽、厚薄、黏腻性。舌的运动状况,有无震颤及偏斜等。

6.咽部及扁桃体 咽部的检查方法.嘱病人取坐位,头略后仰,张大口同时发"啊"音,检查者用压舌板在舌的前 2/3 与后 1/3 交界处迅速下压,此时软腭上抬,在照明的配合下即可见软腭、软腭弓、腭垂、扁桃体、咽后壁等。检查时注意观察咽部黏膜有无充血、红肿、淋巴滤泡增殖、分泌物和溃疡,扁桃体是否肿大,颜色是否正常,有无充血、脓点及假膜等。扁桃体肿大一般分为三度(图 3-13):不超过咽腭弓者为Ⅰ度,超过咽腭弓者为Ⅱ度,达到或超过咽后壁中线者为Ⅲ度。

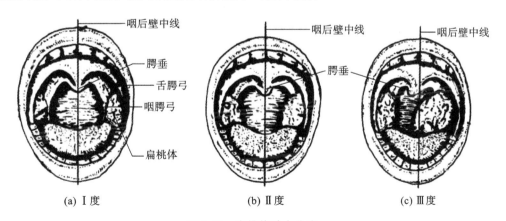

(a) Ⅰ度 (b) Ⅱ度 (c) Ⅲ度

图 3-13 扁桃体肿大分度

7.喉 喉位于喉咽之下,向下连接气管。急性声音嘶哑或失声常见于急性炎症,慢性失声要考虑喉癌。喉的神经支配有喉上神经与喉返神经。若上述神经受到损害,如喉或纵隔肿瘤时,可引起声带麻痹甚至失声。

8.口腔的气味 健康人口腔无特殊气味。吸烟、饮酒的人可有烟酒味,如有特殊难闻的气味称为口

Note

臭,可由口腔局部、胃肠道或其他全身性疾病引起。检查时注意有无口臭、肝臭味、酮味、氨臭味或其他特殊气味。

9.腮腺　腮腺位于耳屏、颧弓、下颌角所围成的三角区内,正常腮腺体质软而薄,触诊时腺体轮廓边界不清。腮腺肿大时表现为以耳垂为中心的隆起,同时可触及边缘不明显的包块。腮腺管位于颧骨下1.5 cm处,穿过咀嚼肌,开口于上颌第二磨牙对面的颊黏膜上(图 3-14)。检查时应注意双侧对比,除形态外还应注意导管口有无分泌物。一般以示指、中指和环指三指平触为宜,检查导管分泌情况时,一方面以手轻轻推压腺体,另一方面密切注意导管口分泌物的量和性质。腮腺肿大常见于急性流行性腮腺炎、急性化脓性腮腺炎、腮腺肿瘤等。

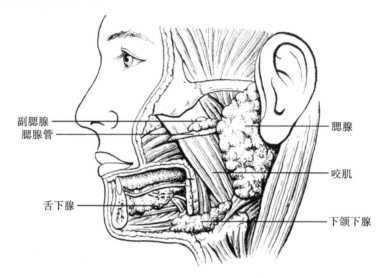

图 3-14　腮腺及腮腺管示意图

(张文涛)

第二节　颈部检查

颈部是呼吸道、消化道、颈部大血管、颅神经、脊髓神经分布的重要部位,头部和身体多处的淋巴在此汇集,淋巴结数目最多,还有甲状腺和副甲状腺等。

检查颈部时病人最理想的体位是坐位,可充分暴露整个颈部及上胸部,这样既可看清颈部的全貌,还可观察颈部和胸部的关系,也便于锁骨上窝的视诊和触诊。检查应在光线充足的诊室内按视诊、触诊、听诊的顺序进行。

一、颈部的外形及分区

(一)颈部的外形

颈部正常时两侧对称、直立,矮胖者较粗短,瘦长者较细长。男性甲状软骨较突起,女性不明显,侧转头时胸锁乳突肌突起。注意颈部两侧是否对称,胸锁乳突肌的外形、颈部各三角区的正常标志和界线是否清楚、有无肿块及其所在位置。

(二)颈部的分区

根据解剖结构,颈部以胸锁乳突肌前后缘为分界,每侧分为两个大三角区域,即颈前三角和颈后三角(图 3-15),分区范围见表 3-5。

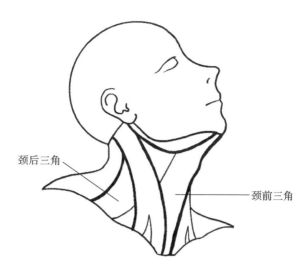

颈后三角

颈前三角

图 3-15 颈部分区示意图

表 3-5 颈部分区及范围

颈部分区	范围
颈前三角	胸锁乳突肌内缘、下颌骨下缘、颈前正中线之间的区域
颈后三角	胸锁乳突肌后缘、斜方肌前缘和锁骨上缘的区域

二、颈部的姿势与运动

正常人坐位时颈部直立,屈伸、转动灵活自如,检查时应注意颈部静态与动态时的改变。如头不能抬起,常见于严重消耗性疾病的晚期、重症肌无力、脊髓前角细胞炎、进行性肌萎缩病人。头部向一侧偏斜称为斜颈,常见于颈肌外伤、先天性斜颈和后天性斜颈病人,先天性斜颈病人的胸锁乳突肌粗短,若两侧胸锁乳突肌差别不明显时,可嘱病人把头位复正,此时病侧胸锁乳突肌的胸骨端会立即隆起,此为诊断本病的特征性表现。颈部运动受限并伴有疼痛,可见于软组织炎症、颈肌扭伤、肥大性脊椎炎、颈椎结核或肿瘤等疾病。颈部强直为脑膜刺激征的特征,常见于各种脑膜炎、蛛网膜下腔出血病人。

三、颈部的皮肤与包块

(一)颈部皮肤

检查时注意有无蜘蛛痣、感染及瘢痕、瘘管、神经性皮炎、银屑病等。

(二)颈部包块

检查时应注意包块的部位、形状、大小、质地、活动度、表面光滑度以及有无压痛、搏动、震颤,包块是否随吞咽动作而上下移动,包块是否随伸舌动作而活动。随吞咽动作上下移动的包块,多为甲状腺病变、甲状舌管囊肿、中线皮样囊肿等,其中甲状舌管囊肿、中线皮样囊肿可随伸舌而活动。炎性包块多有不同程度的压痛。囊肿质软,表面光滑;恶性肿瘤质硬,无压痛。血管瘤质软,加压后体积可缩小;动脉瘤有膨胀性波动,听诊有杂音。

四、颈部血管

正常人在站立位及坐位时颈静脉不显露,卧位时在锁骨上缘至下颌角距离的下 2/3 范围内可见颈静脉轻度充盈。若直立或坐位时见到明显的颈静脉充盈,或者平卧位时充盈的颈静脉超过正常水平,称为颈静脉怒张,见于静脉压增高如右心功能不全、缩窄性心包炎、心包积液、上腔静脉受压以及胸腔、腹腔压力增加等。如平卧位时看不到颈静脉充盈,提示低血容量状态。

正常状态下,看不到颈静脉搏动。若观察到颈静脉搏动,则提示三尖瓣关闭不全(心室收缩时,部分血液自右心室返流入右心房可导致颈静脉搏动)。收缩期颈静脉搏动要与颈动脉搏动相区别。静脉搏

Note

动表浅,触诊时柔软、弹性差、范围弥散,搏动感很弱;而动脉搏动位置较深,触诊时搏动有力、弹性好、与脉搏一致。颈静脉搏动在吸气时下降、呼气时升高,而呼吸对颈动脉搏动无影响。颈静脉搏动还受体位影响,如立位或坐位时搏动不明显,而颈动脉搏动不受体位影响。做肝-颈静脉回流征检查时,颈静脉搏动更明显,而颈动脉搏动不受影响。

正常人颈部动脉的搏动,只有在剧烈活动导致心搏出量增加时才能见到。如果安静状态下见到颈动脉明显搏动,提示脉压明显增大,多见于主动脉瓣关闭不全、主动脉瘤、甲状腺功能亢进症、严重高血压、严重贫血等情况。

颈部血管杂音检查时病人通常取坐位,用钟型听诊器听诊,若听到异常杂音,注意其部位、强度、性质、音调、传播方向和出现时间,以及病人姿势改变和呼吸等对杂音的影响,若在颈部大血管区听到血管杂音,多见于动脉炎或动脉硬化引起的颈动脉狭窄或椎动脉狭窄。颈动脉狭窄的典型杂音发自颈动脉分叉部,并向下颌部放射,出现在收缩中期,呈吹风样高音调杂音。颈静脉杂音常出现于右侧颈下部,可随体位变动、转颈、呼吸等改变,若在右锁骨上窝处听到低调、柔和、连续性杂音,可能为颈静脉血流快速流入上腔静脉口径较宽的球部而产生,这种静脉音是生理性的,用手指压迫颈静脉后即能消失。

五、甲状腺

甲状腺位于颈前下方软组织内,紧贴在甲状软骨和气管软骨环的前面和两侧,上端自甲状软骨的中点,下端至第 6 气管软骨环。甲状腺呈"H"形,由左右两侧叶和连接两侧叶的狭窄的峡部组成,形态大小因人而异,儿童和老人较青壮年小(图 3-16)。甲状腺的检查方法如下。

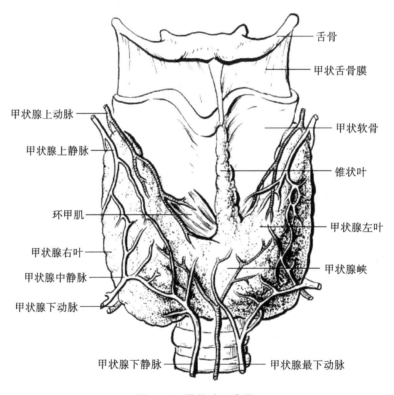

图 3-16 甲状腺示意图

(一)视诊

正常人甲状腺外观不明显,女性在青春发育期可略增大。检查时嘱病人取坐位,头后仰,即可看到甲状腺的轮廓,观察其大小和对称性(图 3-17)。有时可以明显地看到整个肿大的甲状腺,有时则在病人进行吞咽动作时,才能显现肿大的甲状腺随吞咽动作而向上移动。遇颈短而粗或肥胖的病人,应嘱病人将双手置于枕后、头后仰,这更有利于甲状腺的观察。

(二)触诊

触诊包括甲状腺峡部和甲状腺侧叶的检查,注意甲状腺的轮廓、大小、表面情况及有无压痛和震颤。

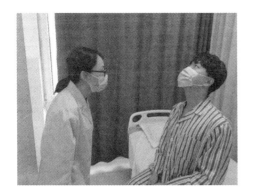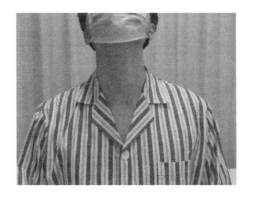

图 3-17　甲状腺视诊

1. 甲状腺触诊检查方法　　见表 3-6。

表 3-6　甲状腺触诊检查方法

检查方法		具体操作
触诊 (双手触诊法)	前面触诊 (图 3-18)	(1)站于病人前面,嘱病人稍低头,双手示指、中指分别置于两侧胸锁乳突肌后缘,向前推挤甲状腺 (2)峡部:用右手拇指触诊,从胸骨上切迹向上触摸甲状腺峡部,并使病人配合进行吞咽动作,判断甲状腺有无增厚或肿块 (3)侧叶:通常先右叶后左叶。以右手拇指置于甲状软骨左侧,向右轻推气管,左手拇指在胸锁乳突肌前缘触诊;同法触诊对侧
	后面触诊 (图 3-19)	(1)站于病人后面,嘱病人稍低头,双手拇指分别置于两侧胸锁乳突肌后缘,向前推挤甲状腺 (2)峡部:用右手示指、中指触诊,从胸骨上切迹向上触摸甲状腺峡部,并使病人配合进行吞咽动作,判断甲状腺有无增厚或肿块 (3)侧叶:通常先左叶后右叶。以右手示指、中指置于甲状软骨右侧,向左轻推气管,左手示指、中指在胸锁乳突肌前缘触诊;同法触诊对侧

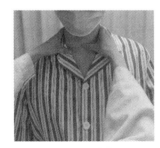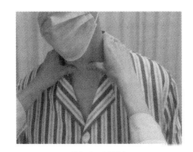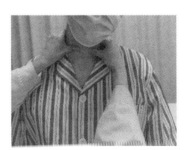

(a) 峡部触诊　　　　　　　　(b) 右叶触诊　　　　　　　　(c) 左叶触诊

图 3-18　甲状腺前面触诊

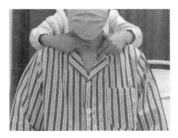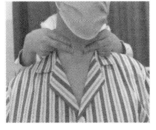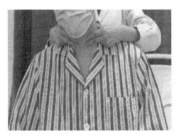

(a) 峡部触诊　　　　　　　　(b) 左叶触诊　　　　　　　　(c) 右叶触诊

图 3-19　甲状腺后面触诊

2.甲状腺肿大的分度及临床意义　见表 3-7。

表 3-7　甲状腺肿大的分度及临床意义

甲状腺肿大程度	标准	临床意义
Ⅰ度	不能看出但能触及者	甲状腺功能亢进症、单纯性甲状腺肿、甲状腺癌、桥本甲状腺炎等
Ⅱ度	能触及又能看出肿大,但在胸锁乳突肌以内者	
Ⅲ度	超过胸锁乳突肌外缘者	

（三）听诊

当触到甲状腺肿大时,可用钟型听诊器在甲状腺部位听诊有无血管杂音。若听到低音调连续性静脉"嗡鸣"音,可帮助诊断甲状腺功能亢进症。

> **思考题**
>
> 甲状腺区别于颈部其他包块的最主要特点是什么?

六、气管

正常人气管居于颈前正中位置(图 3-20)。

（一）气管位置检查方法

检查时嘱病人取坐位或仰卧位,使颈部处于自然直立状态。检查者将右手示指和环指分别置于左右胸锁关节上,中指置于气管之上,观察中指与示指、环指之间的距离是否相等(图 3-21)。若两侧距离不等,则为气管移位。根据气管偏移方向可帮助判定病变的位置和性质。

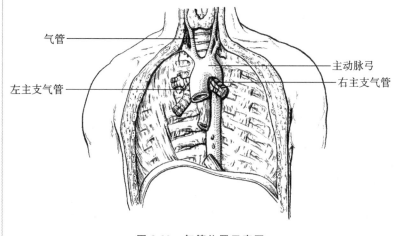

图 3-20　气管位置示意图

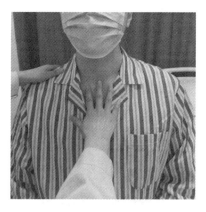

图 3-21　气管位置检查

（二）气管移位

气管移位的类型及临床意义见表 3-8。

表 3-8　气管移位的类型及临床意义

类型	临床意义
偏向健侧	单侧甲状腺肿大、纵隔肿瘤、大量胸腔积液、积气
偏向患侧	肺硬化、阻塞性肺不张、胸膜粘连

七、颈部检查在临床诊断中的意义

颈部动脉、静脉及淋巴结极为丰富,且较表浅,头面部及身体多处的肿瘤易转移至颈部淋巴结。口腔癌若发现颈部浅淋巴结有转移,说明已经进入晚期;胃癌或食管癌多发生锁骨上淋巴结转移;鼻咽癌、扁桃体等恶性肿瘤首先侵及颈部深上淋巴结。若颈部血管或气管出现异常,也多提示心血管或呼吸系统的相关疾病。因此,颈部检查在临床诊断方面具有重要的意义。

(苏 丽)

操作考核

第四章 胸部、肺部与胸膜检查

思维导图

Note

![学习目标]

学习目标

目的要求

1. 掌握胸部、肺脏的检查内容、方法及胸部、肺脏检查的正常特点。

2. 熟悉胸部、肺脏异常改变的临床意义。

3. 具有人文关怀意识,能够进行有效的医患沟通;重视医学伦理问题,尊重和保护病人隐私。

实验内容

1. 胸部体表标志。

2. 胸廓外形、皮肤、呼吸运动。

3. 乳房视诊、触诊。

4. 肺部检查:视诊、触诊、叩诊、听诊。

重点检查项目

1. 乳房触诊。

2. 肺脏触诊:胸廓扩张度、语音震颤、胸膜摩擦感。

3. 肺脏叩诊:肺下界及肺下界移动度。

4. 肺脏听诊:听诊方法、顺序及听诊内容。

实验用品

听诊器、标记笔、直尺等。

第一节 胸部检查

一、解剖回顾

1. 胸部 胸部指颈部以下、腹部以上的区域。由胸骨、肋骨、锁骨和脊柱共同组成骨性支架,与皮肤、肌肉及胸膜共同构成胸廓。胸部分为前胸部、侧胸部和背部。

2. 胸膜腔 胸膜腔(简称胸腔)是指由胸廓和横膈围成的腔隙,分为侧部和中间部。侧部为左右胸膜腔和肺脏;中间部为纵隔,容纳心脏、心包、大血管、气管、食管、胸腺及神经、淋巴管和淋巴结等。

二、胸部的体表标志

(一)骨骼标志

胸部骨骼标志(图 4-1)的部位及临床意义见表 4-1。

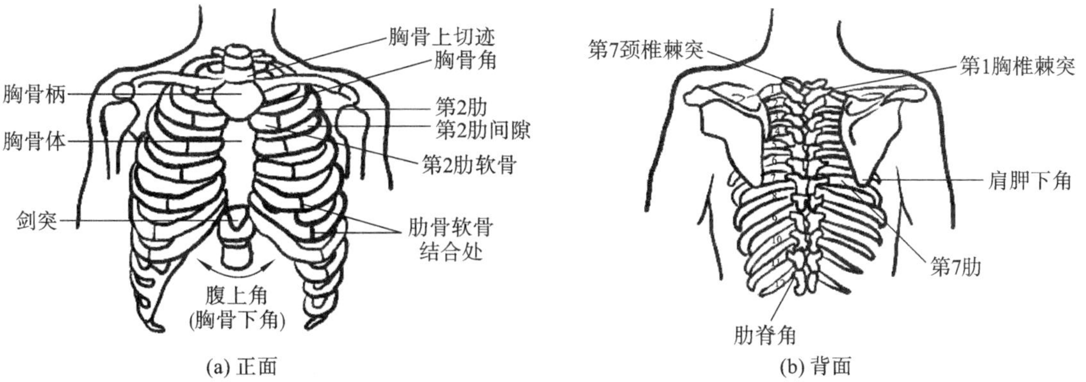

图 4-1 胸部骨骼标志示意图

(a) 正面

胸骨上切迹
胸骨角
胸骨柄
胸骨体
第2肋
第2肋间隙
第2肋软骨
剑突
肋骨软骨结合处
腹上角(胸骨下角)

(b) 背面

第7颈椎棘突
第1胸椎棘突
肩胛下角
第7肋
肋脊角

图 4-1　胸部骨骼标志示意图

表 4-1　胸部骨骼标志的部位及临床意义

骨骼标志	部位	临床意义
胸骨柄	为胸骨上端的方形骨块	—
胸骨上切迹	胸骨柄的上方	气管位于切迹正中
胸骨角	为胸骨柄与胸骨体交界处的突起,也称"路易斯角(Louis 角)"	平第 2 肋软骨,为计数肋骨的标志;相当于主动脉弓上缘,气管分叉部和第 4 胸椎水平
剑突	为胸骨体下端的突起部分	—
第 7 颈椎棘突	低头时突出最明显的棘突	其下即为胸椎的起点,可以此为计数胸椎的标志
肩胛下角	病人呈直立位,两上肢自然下垂时肩胛骨的最下端	肩胛下角平对第 7 或第 8 肋水平,或者相当于第 8 胸椎水平
肋骨	第 1 至第 12 肋	—
肋间隙	两肋之间的间隙	第 1 肋前部因与锁骨重叠,常不能在胸壁触及

(二)胸部垂直线标志

胸部垂直线标志说明如下,胸部体表标志线与分区示意图见图 4-2。

1.前正中线　通过胸骨正中的垂直线为前正中线。上端位于胸骨柄上缘的中点(即胸骨上切迹的中点),向下通过剑突中央。

2.锁骨中线(左、右)　通过锁骨的肩峰端与胸骨端两点连线中点的垂直线为锁骨中线。

3.腋前线、腋中线、腋后线(左、右)　通过腋窝前皱襞、腋窝中央和腋窝后皱襞的垂直线分别为腋前线、腋中线和腋后线。

4.肩胛下角线(左、右)　病人取坐位两臂自然下垂时,通过肩胛下角的垂直线为肩胛下角线(又称肩胛线)。

5.后正中线　通过脊椎棘突的垂直线为后正中线。

(三)自然陷窝及解剖区域

1.胸骨上窝　胸骨柄上方的凹陷部分为胸骨上窝,气管位于其后正中。

2.锁骨上窝(左、右)　锁骨上方的凹陷部分为锁骨上窝,相当于两肺上叶肺尖的上部。

3.锁骨下窝(左、右)　锁骨下方的凹陷部分为锁骨下窝,相当于两肺上叶肺尖的下部。

4.腋窝(左、右)　上肢内侧与胸壁相连的凹陷部分为腋窝。

5.肩胛上区(左、右)　背部肩胛骨以上的区域,其上界为斜方肌的上缘。

6.肩胛下区(左、右)　背部两肩胛下角线与第 12 胸椎水平线之间的区域。

7.肩胛间区(左、右)　肩胛下角水平以上两肩胛骨之间的区域为肩胛间区。

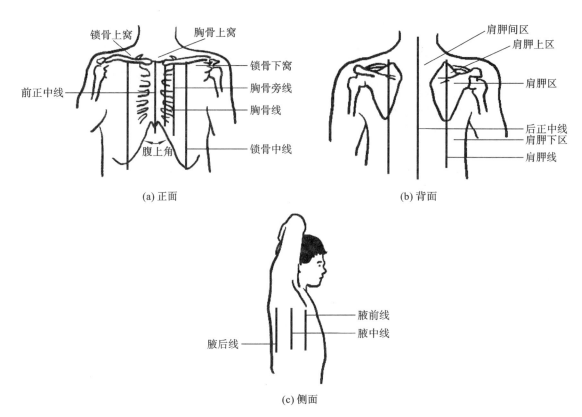

图 4-2　胸部体表标志线与分区示意图

8. 腹上角　左右肋弓汇合于胸骨下端所构成的夹角为腹上角,又称为胸骨下角,正常为 70°~110°。

9. 肋脊角(左、右)　背部第 12 肋骨与脊柱构成的夹角为肋脊角。肾脏及输尿管的上端位于该角的前方。

三、胸壁、胸廓与乳房的检查

(一)胸壁检查

1. 检查方法　嘱病人取坐位或仰卧位并暴露胸部(颈部以下、腹部以上的区域),检查背部时病人上身略前倾,双手抱肘。主要运用视诊和触诊方法检查。

2. 检查内容　观察胸壁皮肤、营养状态、浅静脉、淋巴结及胸壁有无皮下气肿、压痛和肋间隙变化等异常情况。

(1)胸壁静脉:正常胸壁静脉不易见到,但皮下脂肪较少者和哺乳期妇女乳房表面可见浅静脉显露。若有明显的胸壁静脉曲张或显露则为异常。静脉曲张多见于上、下腔静脉梗阻,一般可通过检查血流方向进行判断。选择一段显露清楚、无分叉、较直的静脉,将右手示指和中指并拢轻压在静脉上,并分别向两侧推移,此时两指之间的一段静脉无血流充盈。放开压迫上端血管的手指,若血液迅速充盈血管,说明血流方向自上而下,则为上腔静脉梗阻,反之亦然。

(2)皮下气肿:皮下气肿指胸部皮下组织有气体积存。视诊可见胸壁肿胀。触诊时气体在皮肤组织内移动,有捻发感或握雪感。多见于肺、气管、胸膜受损时气体逸出积存于皮下所致的疾病。

(3)胸部压痛:用右手拇指指腹或中间三指指腹轻压胸壁,观察有无压痛。正常情况下胸壁无压痛。出现局部胸壁压痛,常见于肋间神经炎、肋软骨炎以及肋骨骨折等。

(4)肋间隙:视诊肋间隙有无狭窄或膨隆。吸气时肋间隙与胸骨上窝、锁骨上窝同时发生凹陷,称为"三凹征"。肋间隙膨隆、增宽见于大量胸腔积液、张力性气胸或严重肺气肿。

(二)胸廓检查

1. 检查方法　嘱病人取坐位或立位,暴露全部胸部,平静呼吸,从前、后、左、右对病人胸廓形态进行全面视诊检查,必要时可测量前后及左右径线。

2. 正常胸廓形态 正常胸廓外形两侧大致对称,呈椭圆形,锁骨稍突出,胸骨平直,胸骨角突出(图4-3)。成年人胸廓前后径与左右径之比约为1:1.5。小儿和老年人胸廓前后径与左右径之比约为1:1,呈圆柱形。

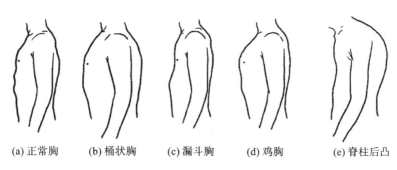

(a) 正常胸 (b) 桶状胸 (c) 漏斗胸 (d) 鸡胸 (e) 脊柱后凸

图 4-3 正常胸廓及常见异常胸廓形态示意图

3. 异常胸廓形态(图 4-3)

(1)佝偻病胸:多见于儿童,为佝偻病所致的胸廓改变。

①鸡胸:胸廓前后径略长于左右径,其上下距离较短,胸骨下端前突,胸廓前侧壁肋骨凹陷。

②漏斗胸:胸前壁正中凹陷,形如漏斗。以胸骨下端和剑突处内陷多见。

③佝偻病串珠:沿胸骨两侧的肋软骨与肋骨交界处异常隆起,形似串珠。

④肋膈沟:下胸部前面的肋骨常外翻,胸壁沿膈肌附着部位向内凹陷形成沟状带。

(2)桶状胸:胸廓前后径增加,有时与左右径几乎相等,甚至超过左右径,呈圆桶状。肋骨斜度较小,与脊柱的夹角常大于45°,肋间隙增宽且饱满。腹上角增大,且随呼吸运动改变不明显。可见于婴幼儿、矮胖体型者,也可见于肺气肿或哮喘发作期病人。

(3)扁平胸:胸廓呈扁平状,其前后径不及左右径的一半。肋骨斜度变大,肋间隙变窄,腹上角呈锐角,锁骨突出,锁骨上下凹明显。见于瘦长体型者,也可见于慢性消耗性疾病病人,如肺结核病人等。

(4)一侧胸廓变形:一侧胸廓膨隆多见于大量胸腔积液、气胸或一侧严重代偿性肺气肿等。一侧胸廓平坦或凹陷常见于肺不张、肺纤维化、广泛性胸膜增厚和粘连等。

(5)胸廓局部隆起:胸廓局部隆起多由胸壁局部肿块、结节或胸内病变所致。可见于心脏明显扩大、大量心包积液、主动脉瘤、胸内或胸壁肿瘤等。

(6)脊柱畸形引起的胸廓改变:严重的脊柱前凸、后凸或侧凸可导致胸廓两侧不对称、肋间隙增宽或变窄,胸腔内器官与表面标志的关系发生改变等。

(三)乳房检查

乳房位于前胸部胸大肌和胸筋膜表面。正常儿童和男性乳房多不明显,成年女性乳房位于第2~6肋骨之间,内侧至胸骨线旁,外侧可达腋中线。乳房外上部向腋窝呈角状延伸,乳头在乳房前中央突起,平第4肋间隙。乳房病变的定位与分区如图4-4所示。

1. 视诊 病人取坐位,两肩等高,暴露颈部、前胸和两上臂。

(1)对称性和大小:正常女性坐位时两侧乳房基本对称,但亦有轻度不对称,一般为两侧乳房发育程度不同所致。一侧乳房明显增大见于先天畸形、炎症或肿瘤等;一侧乳房明显缩小多因发育不全所致。青春期女性乳房呈半球形,妊娠期与哺乳期女性乳房前凸或下垂。

(2)乳房皮肤:注意皮肤颜色,有无溃疡、色素沉着、瘢痕和水肿等。局部皮肤红、肿、热、痛应考虑乳房炎症。乳房皮肤局部回缩多由外伤或炎症所致,也可能是乳腺癌早期体征。皮肤回缩检查时请病人做出各种能使前胸肌收缩、乳房悬韧带拉紧的上肢动作,以利于查看乳房皮肤或乳头回缩征象。

(3)乳头:观察乳头的位置、大小,两侧是否对称,有无倒置或内陷以及有无分泌物等。正常乳头呈圆柱形,两侧大小相等,颜色一致,表面有褶皱。自幼乳头回缩为发育异常所致;若近期发生,可疑为癌

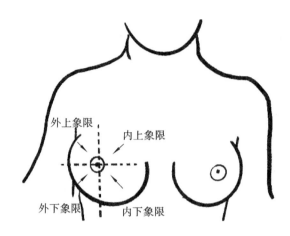

图 4-4　乳房病变的定位与分区示意图

变或炎症。乳头有血性分泌物常见于乳腺癌。

　　(4)乳晕:围绕在乳头周围色素沉着的部分。颜色可由粉红色到咖啡色,乳晕大小因个体不同而有较大差异。乳晕表面可见少许突起的皮脂腺,外表略显粗糙。视诊时应观察其大小、对称性、形状、颜色和表面特征等。

　　(5)腋窝和锁骨上窝:完整的乳房视诊还包括乳房淋巴引流的重要区域,详细观察腋窝和锁骨上窝有无红肿、包块、溃疡、瘘管和瘢痕等。

　　2.触诊　病人取坐位或仰卧位。取坐位时,让病人双臂下垂,必要时双手高举或双手叉腰;仰卧位时,在病人肩胛骨下置一小枕头,并嘱病人将手臂置于枕后,有助于乳房对称地分布于胸前。

　　(1)触诊手法:检查者将右手示指、中指和环指并拢,用指腹进行触诊。乳房较小者,检查者可用一手托住乳房,另一手将乳房组织向胸壁挤压进行触诊;乳房下垂者,检查者一手自下面托住乳房,另一手自上而下加压进行触诊。

　　(2)触诊顺序:触诊先由健侧乳房开始,后检查患侧。触诊顺序如下:①触诊由外上象限开始,左侧乳房按顺时针方向,右侧乳房按逆时针方向,由浅入深进行触诊,直至四个象限检查完毕;②触诊乳头、乳晕,每侧乳头均应以轻柔力度挤压,注意有无肿块或分泌物;③检查有压痛或肿块处,先轻触诊,后深触诊;④最后触诊腋下及锁骨上淋巴结有无肿大(图 4-5)。

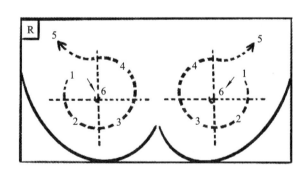

图 4-5　乳房触诊检查顺序示意图

　　(3)触诊内容:①硬度和弹性。正常乳房有模糊的颗粒感和柔韧感。乳房硬度增加和弹性消失提示皮下组织被炎症或新生物浸润。②压痛。乳房局部压痛提示炎症,月经期乳房亦会出现轻度压痛。③包块。触及乳房包块应注意以下特征:a.部位:注意包块在何象限。b.大小:记录包块的长度、横径和厚度,如 2 cm×1 cm×0.5 cm。c.数目:单个或数个。d.外形:包块外形是否规则、边缘是否光滑、与周围组织有无粘连。e.硬度:包块的质地可表示为柔软、囊性、中等硬度或极硬等。f.压痛:有无压痛。g.活动度:确定包块能否自由移动。

扫码看答案

思考题

　乳腺癌的典型体征有哪些？

（王　彦）

第二节　肺和胸膜视诊

　　肺和胸膜检查是体格检查的重点之一。检查时病人通常取坐位或仰卧位，充分暴露胸部。室内环境要温暖舒适，光线良好。肺和胸膜检查应包括视诊、触诊、叩诊和听诊四个部分。本节介绍视诊的方法和内容。

　　嘱病人取仰卧位，检查者站在其侧方或略下蹲，保持双眼与病人胸廓在同一水平面，如图 4-6 所示。视诊内容包括呼吸运动、呼吸频率和呼吸节律。

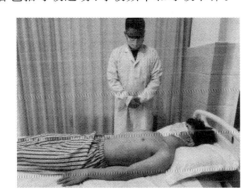
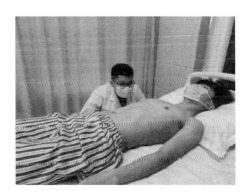

(a) 俯视　　　　　　　　　　　　　　　　(b) 平视

图 4-6　肺和胸膜检查方法示意图

一、呼吸运动

　　正常人吸气时胸廓扩张、胸膜腔内负压增加，空气由外界进入肺内。

　　正常人生理状态下同时存在两种呼吸运动方式，即胸式呼吸和腹式呼吸，但两者程度不同，两者的异同点如表 4-2 所示。

表 4-2　胸式呼吸和腹式呼吸的异同点

呼吸运动类型	支配呼吸肌	运动特点	生理性差异
胸式呼吸	肋间肌运动为主	胸廓起伏运动明显	多见于女性
腹式呼吸	膈肌运动为主	胸廓下部和上腹部起伏运动明显	多见于男性和儿童

　　胸式呼吸减弱，腹式呼吸增强，多见于肺炎、重症肺结核、胸膜炎、肋间神经痛、肋骨骨折等。

　　腹式呼吸减弱，胸式呼吸增强，多见于腹膜炎、大量腹水、肝脾重度肿大、腹腔内巨大肿瘤等。

　　呼吸困难表现为呼吸费力，吸气时胸骨上窝、锁骨上窝和各肋间隙明显凹陷，称为"三凹征"，提示喉、气管或大支气管狭窄或阻塞。

二、呼吸频率

　　观察 1 min 左右（至少 30 s）胸廓起伏次数。观察时间过短会使误差变大。需注意的是，观察呼吸

Note

43

频率时,不要让病人发现,以免病人因紧张而导致呼吸频率发生变化。正常成人静息状态下,呼吸频率为 12～20 次/分,呼吸频率与脉率的比例约为 1∶4。新生儿呼吸频率约为 44 次/分,儿童略快,呼吸节律规整,随年龄的增长而逐渐减慢。

常见呼吸类型及特点见表 4-3。

表 4-3　常见呼吸类型及特点

呼吸类型	临床特点	病因
正常呼吸	呼吸频率 12～20 次/分 规则而舒适	—
呼吸过缓	呼吸频率<12 次/分	麻醉剂或镇静剂过量、颅内压增高
呼吸过速	呼吸频率>20 次/分	发热(体温升高 1 ℃,呼吸频率大约增加 4 次/分)、疼痛、贫血、甲状腺功能亢进症、心力衰竭
酸中毒大呼吸 (Kussmaul 呼吸)	呼吸加深	糖尿病酮症酸中毒、尿毒症酸中毒等

三、呼吸节律

正常成人静息状态下,呼吸节律基本上规整,深浅适度。病理情况下,往往会出现各种呼吸节律的变化。常见呼吸节律类型见表 4-4。

表 4-4　常见呼吸节律类型

呼吸类型	临床特点	病因
潮式呼吸 (Cheyne-Stokes 呼吸)	由浅慢逐渐变为深快,然后再由深快变为浅慢,随之出现一段呼吸暂停,如此周而复始	药物引起的呼吸抑制、充血性心力衰竭
间停呼吸 (Biot 呼吸)	均匀呼吸几次后出现一段时间呼吸停止,又开始均匀呼吸,如此周而复始	药物引起的呼吸抑制、颅内压增高
叹气样呼吸	正常呼吸中插入一次深大呼吸,并伴有叹息声	神经衰弱、精神紧张、抑郁症
抑制性呼吸	剧烈疼痛导致吸气突然中断,呼吸运动短暂受到抑制	急性胸膜炎、肋骨骨折等
呼吸停止	呼吸消失	心搏停止

第三节　肺和胸膜触诊

触诊可弥补视诊所不能发现的异常体征,重点检查胸廓扩张度、语音震颤及胸膜摩擦感。

一、胸廓扩张度

主要检查病人在平静呼吸及深呼吸时两侧胸廓扩张度是否对称。

(一)检查方法

1.前胸廓扩张度　嘱病人取仰卧位或坐位,检查者站在病人右侧。检查者两手拇指尖置于病人胸壁前正中线处对称或对齐,指间留一块松弛的皮肤,指间距约为 2 cm,手掌和其余伸展的手指置于前侧胸壁,嘱病人做深呼吸运动,观察和感觉两拇指距前正中线的活动距离是否对称(图 4-7)。

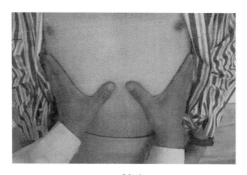 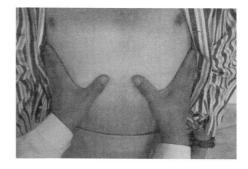

(a) 呼气相　　　　　　　　　　　　　　　(b) 吸气相

图 4-7　前胸廓扩张度检查方法示意图(仰卧位)

2. 后胸廓扩张度　嘱病人取坐位,检查者站在病人身后。检查者将两手拇指置于病人背部约平第 10 肋位置,拇指与后正中线平行、对称放置,同样使拇指指间留出一块松弛的皮肤,其余手指对称地放置于胸廓两侧。嘱病人做深呼吸运动,观察和感觉两手的活动度是否一致,如图 4-8 所示。

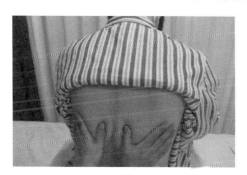 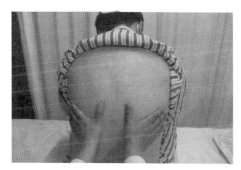

(a) 呼气相　　　　　　　　　　　　　　　(b) 吸气相

图 4-8　后胸廓扩张度检查方法示意图(坐位)

(二)临床意义

正常成人两侧胸廓扩张度对称等距。一侧胸廓扩张受限,多见于大量胸腔积液、气胸、胸膜增厚和肺不张等。

二、语音震颤(触觉语颤)

(一)触诊原理

病人发出语音,声带振动产生声波,声波沿气管、支气管及肺泡传到胸壁引起共鸣性振动,检查者用手可触到细小的颤动,故又称触觉语颤。语音震颤强弱与气道是否通畅及胸壁传导性有关,能反映胸内病变的性质。

(二)检查方法

嘱病人取坐位或仰卧位,检查者将左、右手掌掌面小鱼际肌紧贴在胸壁的对称部位(以前正中线为对称线),然后嘱病人用同样强度的语调重复发长音"yi"(图 4-9)。病人为小儿时应趁其啼哭时触诊。

(三)检查顺序

自上而下,从内到外,左右对称,两手交叉(比较两侧相应部位语颤的异同)。

(四)临床意义

语音震颤的临床意义见表 4-5。

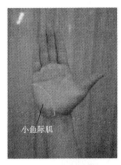

(a) 小鱼际肌

小鱼际肌

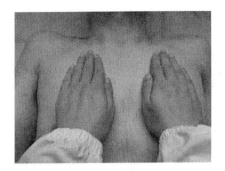

(b) 前胸上部语音震颤(对称)

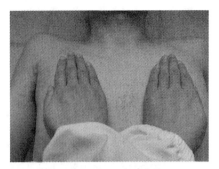

(c) 前胸上部语音震颤(交叉)

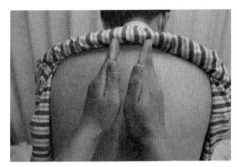

(d) 肩胛间区语音震颤(对称)

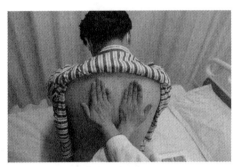

(e) 肩胛间区语音震颤(交叉)

图 4-9　语音震颤检查手法示意图

表 4-5　语音震颤的临床意义

影响因素	语音震颤增强	语音震颤减弱或消失
生理因素	(1)发音强、音调低 (2)胸壁薄及支气管距离胸壁近者:肩胛间区及左、右胸骨旁第 1、2 肋间隙	(1)发音弱、音调高 (2)胸壁厚及支气管距离胸壁远者:肺底
病理因素	(1)肺实变:大叶性肺炎实变期、大片肺梗死 (2)肺内大空腔:空洞性肺结核、肺脓肿等	(1)肺内大量气体:肺气肿 (2)支气管阻塞:阻塞性肺不张 (3)大量胸腔积液或气胸 (4)胸膜高度增厚粘连 (5)胸壁皮下气肿

三、胸膜摩擦感

正常时胸膜脏层和壁层之间有少量润滑液,呼吸运动时不产生摩擦感。当各种原因引起急性胸膜炎时,纤维蛋白沉着于两层胸膜,使其表面粗糙,呼吸时脏层和壁层胸膜相互摩擦,可用手感知到似皮革相互摩擦的感觉。

1. 触诊方法　病人取仰卧位,令其反复做深而慢的呼吸运动,检查者用手掌轻贴于病人胸壁,感觉有无摩擦感。

2. 触诊部位　胸膜摩擦感在胸廓扩张度较大的下前侧胸壁或腋中线第 5、6 肋间易触及(图 4-10)。

3. 触诊特点　胸膜摩擦感在呼、吸两相均可触及,以吸气末和呼气初比较明显,但屏住呼吸此感觉消失。当空气通过呼吸道内的黏稠渗出物或狭窄的气管、支气

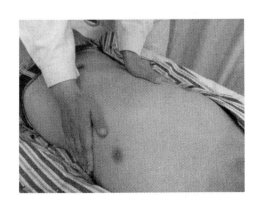

图 4-10　胸膜摩擦感检查手法示意图

操作考核

管时,也可产生一种震颤传至胸壁。那么,该如何与胸膜摩擦感相区别呢?鉴别方法:嘱病人做咳嗽动作,如果震颤仍然存在,可考虑为胸膜摩擦感;若震颤消失,可考虑是空气通过呼吸道内的黏稠渗出物或狭窄的气管、支气管产生的震颤。

第四节 肺和胸膜叩诊

一、叩诊方法

间接叩诊法为应用最多的叩诊方法。

1.叩诊前胸 病人取坐位或仰卧位,胸部稍前挺,板指平贴于肋间隙并与肋骨平行(图 4-11),由外向内,自上而下叩诊。

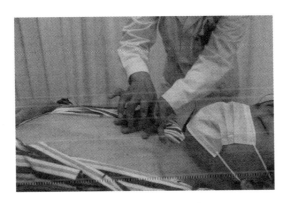

图 4-11 间接叩诊法示意图

2.叩诊侧胸 病人取坐位,双手臂高举放在头上,从腋窝开始由上而下,检查者板指平贴于肋间隙并与肋骨平行。

3.叩诊背部 病人取坐位,向前稍低头,双手抱肘或放在膝盖上,尽可能使肩胛骨移向外侧方,检查者站在病人背后叩诊。叩诊肩胛间区,板指与脊柱平行(即板指与肋间隙垂直,如图 4-12 所示),叩诊肩胛下区时板指与肋间隙平行,自上而下,由外向内进行(图 4-13)。

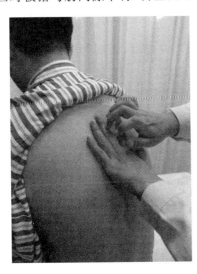

图 4-12 肩胛间区叩诊法示意图

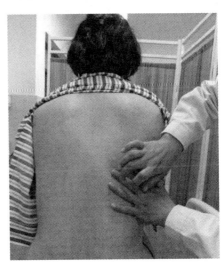

图 4-13 肩胛下区叩诊法示意图

4.叩诊顺序及注意事项 自上而下,按照前胸、侧胸、背部的顺序。逐个肋间隙(除肩胛间区)自上而下进行,对称部位进行双侧对比叩诊。注意叩诊音的改变及板指振动感的变化。

二、胸部正常叩诊音

正常肺叩诊音为清音,但各部位略不同。清音类似于空响,声音响亮而音调低,持续时间较长。影响清音变化的生理因素包括肺脏的含气量、胸壁的厚薄、邻近器官等。

(1)前胸上部较下部稍浊,提示肺上叶体积较下叶小,含气量少且上胸部肌肉较厚。

(2)右上肺较左上肺稍浊,提示右肺上叶较左肺上叶小,且惯用右手者右侧胸大肌较左侧厚。

(3)背部较前胸稍浊,提示背部肌肉、骨骼层次较多。

(4)右侧腋下因肝脏影响叩诊音稍浊。

(5)左腋前线下方有胃泡存在,叩诊呈鼓音(Traube鼓音区)。

三、胸部异常叩诊音

在正常肺脏的清音区范围内,出现浊音、实音、过清音或鼓音即为异常叩诊音。肺部、胸膜、膈或胸壁出现病变均可出现异常叩诊音。胸部异常叩诊音的类型及临床意义见表4-6。

表4-6 胸部异常叩诊音的类型及临床意义

叩诊音类型	产生机制	临床意义
过清音	肺内含气量增多	肺气肿
浊音或实音	肺内含气量减少	肺炎、肺不张、肺水肿、肺结核、肺梗死等
	肺内不含气	肺肿瘤、肺棘球蚴病、未液化的肺脓肿
	胸膜病变	胸腔积液、胸膜增厚
鼓音	肺张力减弱而含气量增多	空洞型肺结核、液化的肺脓肿、气胸
空瓮音	肺张力减弱而含气量增多	巨大空洞、张力性气胸

四、肺上界的叩诊

肺上界即肺尖的宽度,又称克勒尼希峡(Kronig isthmus),其内侧为颈肌,外侧为肩胛带。肺上界的叩诊方法如下。

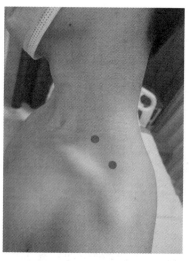

图4-14 肺尖宽度示意图

(1)病人取坐位,检查者站在病人的背后,用间接叩诊法。

(2)自斜方肌前缘的中点开始叩诊,此音为清音,随后向外侧叩,当清音变为浊音时,做一标记,该标记即为肺上界的外侧终点。

(3)再由上述终点部位转向内侧叩诊,当清音变为浊音时,做一标记,该标记即为肺上界的内侧终点。

(4)测量两标记点间的距离即为肺尖的宽度,正常为4～6 cm,右侧较左侧稍窄(图4-14)。

五、肺前界的叩诊

正常的肺前界相当于心脏的绝对浊音界,具体叩诊方法见心脏检查的叩诊部分。右肺前界相当于胸骨线的位置。左肺前界则相当于胸骨旁线自第4至第6肋间隙的位置。

六、肺下界的叩诊

病人平静呼吸,沿锁骨中线、腋中线及肩胛线自上而下逐一肋间进行叩诊。

(1)病人取仰卧位,检查者沿其左、右锁骨中线,自第1肋间隙开始,由上而下逐一进行叩诊,由清音变为实音(浊音)的位置即为肺下界,正常人位于第6肋间隙(图4-15(a))。

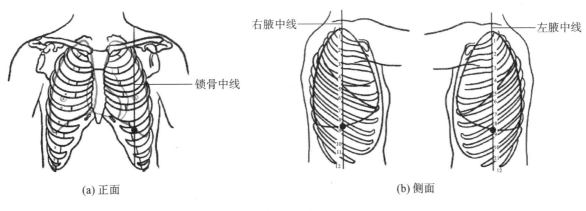

(a) 正面

(b) 侧面

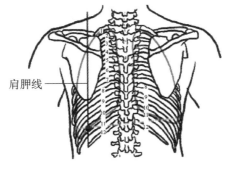

(c) 背面

图 4-15　肺下界位置示意图

（2）病人取侧卧位或坐位，将左、右手放于头部，检查者分别沿其左、右腋中线自腋窝下部向下叩诊（图 4-16），当清音变为浊音时即为肺下界，正常人位于第 8 肋间隙（图 4-15（b））。

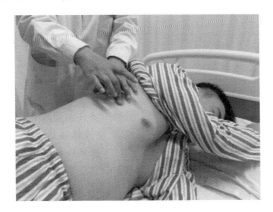

图 4-16　右腋中线肺下界叩诊（侧卧位）

（3）病人取坐位，双臂自然下垂，检查者确定其肩胛下角位置后，分别沿其左、右肩胛线，自肩胛下角平对的第 7 肋间开始，向下逐一肋间叩诊，由清音变为浊音时即为肺下界，正常人位于第 10 肋间隙（图 4-15（c））。

正常肺下界的位置可因病人体型和发育情况的不同而有所差异，如矮胖者的肺下界的位置可上移，瘦长者的肺下界的位置可下降。

七、肺下界移动度（相当于深呼吸时膈肌的移动范围）

（1）首先在平静呼吸时，沿一侧肩胛线，自肩胛下角向下叩出肺下界的位置，然后嘱病人深吸气后屏住呼吸，同时沿该线继续向下叩诊，当由清音变为浊音时，即为肩胛线上肺下界的最低点。

（2）再嘱病人深呼气后屏住呼吸，再自肩胛下角向下叩诊，清音变为浊音时，即为肩胛线上肺下界的最高点。

（3）最后测量最高至最低两点间的距离即为肺下界的移动范围（图 4-17），正常人肺下界的移动范围为 6～8 cm。

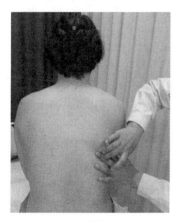
(a) 叩诊

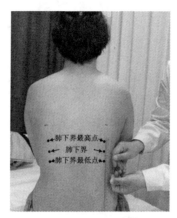
(b) 标记及测量

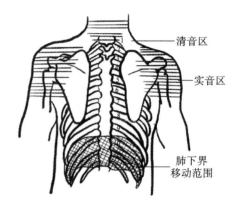
(c) 肺下界移动范围示意图

图 4-17　肺下界移动范围检查方法及示意图

八、肺界叩诊的临床意义

肺界叩诊的临床意义见表 4-7。

表 4-7　肺界叩诊的临床意义

肺界	正常情况	临床意义
肺上界	Kronig 峡正常为 4～6 cm 叩诊为清音	肺上界变窄或叩诊呈浊音：肺结核、肺纤维化 肺上界变宽或叩诊呈过清音：肺气肿
肺前界	相当于心脏的绝对浊音界	两肺间浊音区扩大：心脏扩大、心包积液等 两肺间浊音区缩小：肺气肿
肺下界	锁骨中线平对第 6 肋间隙 腋中线平对第 8 肋间隙 肩胛线平对第 10 肋间隙	肺下界降低：肺气肿、瘦长体型 肺下界上抬：肺不张、腹内压增高
肺下界 移动范围	正常为 6～8 cm	肺下界移动度减弱：肺气肿、肺不张、肺炎、肺水肿、胸腔积液、胸膜增厚粘连等 肺下界移动度增强：无临床意义

操作考核

第五节　肺和胸膜听诊

一、听诊方法

（一）听诊器使用方法

听诊器使用方法如图 4-18 所示，使用听诊器听诊时，病人可取坐位、仰卧位或半卧位，充分暴露胸部，以免衣服与听诊器摩擦产生杂音。

（二）听诊顺序

从肺尖开始，自上而下，按照前胸、侧胸、背部的顺序，逐一肋间隙听诊，每个位置至少听诊 2 个呼吸周期，并注意在上下、左右对称部位进行比较（图 4-19）。

Note

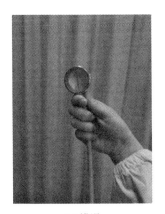
(a) 错误

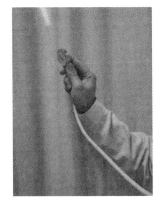
(b) 正确(正面)

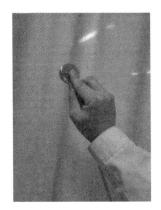
(c) 正确(背面)

图 4-18 听诊器使用方法示意图

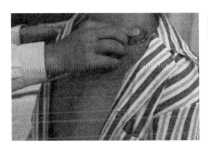
(a) 肺尖听诊

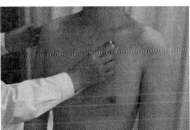
(b) 锁骨中线听诊

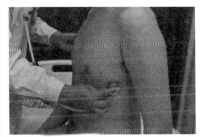
(c) 腋前线听诊

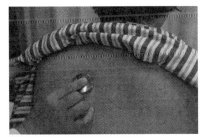
(d) 肩胛间区听诊

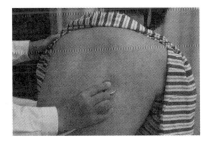
(e) 肩胛线听诊

图 4-19 听诊顺序

(三)听诊内容

正常呼吸音、异常呼吸音、啰音、语音共振、胸膜摩擦音。

二、正常呼吸音

肺脏正常呼吸音如表 4-8 所示。

表 4-8 肺脏正常呼吸音

特征	气管呼吸音	支气管呼吸音	支气管肺泡呼吸音	肺泡呼吸音
强度	极响亮	响亮	中等	柔和
音调	极高	高	中等	低
呼吸气时间比	1∶1	1∶3	1∶1	3∶1
性质	粗糙	管样	沙沙声或管样	柔和的沙沙声
正常听诊区域	胸外气管	胸骨柄	主支气管	大部分肺野

特征	气管呼吸音	支气管呼吸音	支气管肺泡呼吸音	肺泡呼吸音
产生机制	空气进出气管发出的声音	吸入的空气在声门、气管或主支气管处形成湍流而产生的声音	兼有支气管呼吸音和肺泡呼吸音特点的混合性呼吸音	由空气进出细支气管和肺泡所形成的声音

三、异常呼吸音

(一)异常肺泡呼吸音

由生理或病理因素引起肺泡呼吸音强度、性质或时间的变化,称为异常肺泡呼吸音。

1.肺泡呼吸音增强或减弱 肺泡呼吸音的强弱与肺泡内的空气流量多少、流速大小、通气功能及传导功能等有关。当肺泡内空气流量大、流速快、通气功能增强时,肺泡呼吸音增强;反之,肺泡内空气流量小、流速慢、传导障碍时,肺泡呼吸音减弱或消失。

2.呼气音延长 呼气音延长由下呼吸道部分阻塞或肺组织弹性减退引起。可见于慢性支气管炎和支气管哮喘急性发作期。

3.断续性呼吸音 由于肺内局部炎症或支气管狭窄,空气不能均匀进入肺泡,引起断续性呼吸音,也称齿轮呼吸音。常见于肺结核和肺炎等。

4.粗糙性呼吸音 支气管黏膜轻度水肿或炎症浸润,造成气道不光滑或狭窄,气流进出不畅,引起粗糙性呼吸音。常见于支气管炎和肺炎早期等。

(二)异常支气管呼吸音

异常支气管呼吸音也称管样呼吸音,是指在正常肺泡呼吸音的区域听到支气管呼吸音,常见于肺实变、肺内大空腔、压迫性肺不张等。

(三)异常支气管肺泡呼吸音

异常支气管肺泡呼吸音是指在正常肺泡呼吸音的区域听到支气管肺泡呼吸音,常见于支气管肺炎、肺结核、大叶性肺炎初期等。

四、啰音

啰音是呼吸音以外的附加音,正常人无啰音。

按性质的不同,啰音可分为湿啰音和干啰音,两者的异同点见表4-9。

表4-9 湿啰音与干啰音的异同点

比较项目	湿啰音	干啰音
产生机制	吸气时气体通过呼吸道内稀薄分泌物形成水泡,水泡破裂所产生的声音;肺泡壁因炎症而黏着陷闭,被气流强行分开时发出的爆裂音	气管、支气管或细支气管狭窄或部分阻塞,空气吸入或呼出时发生湍流所产生的声音;黏稠分泌物被气流冲击所发出的声音
啰音特点	音调可高可低、断续而短暂;咳嗽后可减轻或消失	音调较高,持续时间较长;与咳嗽关系不明显
听诊时相	吸气时或吸气终末较明显,有时也出现在呼气早期	吸气及呼气时均可听到,但呼气时更明显
部位性质	部位较固定,性质不易变,中小湿啰音可同时存在	部位易变换,瞬间数量可明显增减
分类	按啰音响亮程度分为响亮性、非响亮性湿啰音;按性质分为粗、中、细湿啰音和捻发音	按音调高低分为高调、低调干啰音

湿啰音的分类及特点见表4-10。

表 4-10　湿啰音的分类及特点

比较项目	粗湿啰音	中湿啰音	细湿啰音	捻发音
别称	大水泡音	中水泡音	小水泡音	—
发生部位	气管、主支气管、空洞部位	中等大小支气管	小支气管	细支气管和肺泡
出现时期	吸气早期	吸气中期	吸气后期	吸气终末
临床意义	常见于支气管扩张症、肺水肿、肺结核、肺脓肿空洞等	常见于支气管炎、支气管肺炎等	常见于支气管肺炎、细支气管炎、肺淤血、肺梗死、弥漫性肺间质纤维化等	常见于肺淤血、肺泡炎、肺炎早期、老年人、长期卧床者等

干啰音的分类及特点见表 4-11。

表 4-11　干啰音的分类及特点

比较项目	高调干啰音	低调干啰音
别称	哮鸣音	鼾音
音调	音调高,基音频率>500 Hz	音调低,基音频率为 100~200 Hz
听诊特点	呈短促"zhi—zhi"声或带音乐性	呈呻吟声或鼾声
发生部位	较小的支气管或细支气管	气管或主支气管

五、语音共振

1. 听诊机制　病人发出语音,声带振动产生声波,声波沿气管、支气管及肺泡传到胸壁引起共鸣性振动,检查者用听诊器可听及,称为语音共振。

2. 检查方法　检查者与病人相对而坐,将听诊器放在病人胸壁上,嘱病人用一般的声音强度重复发"yi"长音,按照前胸、侧胸、背部的顺序听诊。

3. 检查顺序　上下对比,两侧对比,左右对称并交叉,按照前胸、侧胸、背部的顺序检查。

4. 听诊特点　正常情况下,听到的语音并不响亮清晰,言词亦含糊难辨。一般在气管和大支气管附近听到的声音较强,在肺底较弱。语音共振减弱多见于支气管阻塞、胸腔积液、胸膜增厚、胸壁水肿、肥胖及肺气肿等疾病。

5. 临床意义　语音共振的临床意义见表 4-12。

表 4-12　语音共振的临床意义

类型	特点	临床意义
支气管语音	语音共振的强度和清晰度均增加	肺实变区域
胸语音	强度和清晰度更强的支气管语音,言词清晰可辨	大范围肺实变区域
羊鸣音	语音强度增加,性质发生改变,带鼻音性质,类似于羊叫声	中等量胸腔积液上方肺受压的区域,肺实变伴少量胸腔积液的部位
耳语音	语音强度增加,音调增高	肺实变

六、胸膜摩擦音

正常人胸膜表面光滑,胸膜腔内只有微量液体存在,呼吸时胸膜脏层和壁层之间相互滑动并无音响发生。然而,当胸膜面由于炎症变得粗糙时,随呼吸运动可出现胸膜摩擦音。胸膜摩擦音常出现于纤维素性胸膜炎、肺梗死、胸膜肿瘤及尿毒症等病人。

(一)检查方法

嘱病人取坐位或平卧位,暴露胸部,检查者将听诊器放置在病人胸壁,按照前胸、侧胸、背部的顺序听诊。重点听诊部位在前下侧胸壁,因该区域的胸廓扩张度最大。听诊时嘱病人深呼吸并且略加压听诊器,再嘱病人屏住呼吸,再次听诊。

(二)听诊特点

(1)胸膜摩擦音性质差别很大,有的声音柔软细微,有的声音粗糙。

(2)呼气和吸气时均可听到,一般于吸气末或呼气初较为明显。

(3)深呼吸或加压听诊器时胸膜摩擦音强度增加;屏住呼吸时胸膜摩擦音消失。

(4)当胸腔积液增多时,因胸膜脏层和壁层分开,胸膜摩擦音可消失;在胸腔积液吸收过程中,胸膜摩擦音可再次出现。

思考题

慢性阻塞性肺气肿病人可以出现哪些体征?

(任红叶)

扫码看

答案

操作考核

第五章 心脏、血管检查

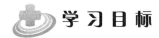 学习目标

思维导图

目的要求

1. 掌握心脏、血管检查的内容、方法及心脏、血管检查的特点。

2. 熟悉心脏和血管异常改变的临床意义。

3. 具有人文关怀意识，能够进行有效的医患沟通；重视医学伦理问题，尊重和保护病人隐私。

实验内容

1. 心脏检查：

(1)视诊：心前区外形、心尖搏动、心前区异常搏动。

(2)触诊：心尖搏动及心前区异常搏动、心前区震颤、心包摩擦感。

(3)叩诊：心脏浊音界叩诊。

(4)听诊：心脏各瓣膜听诊区、听诊顺序、听诊内容(心率、心律、心音、额外心音、心脏杂音及心包摩擦音)。

2. 血管检查：

(1)脉搏的检查方法。

(2)周围血管征的检查方法。

(3)肝-颈静脉回流征的检查方法。

重点检查项目

1. 心脏触诊：心尖搏动及心前区异常搏动、心前区震颤、心包摩擦感。

2. 心脏叩诊：心脏浊音界叩诊的方法、顺序。

3. 心脏听诊：听诊部位、听诊顺序、S_1 与 S_2 的鉴别听诊、临床常见病理性杂音的听诊。

4. 周围血管征检查。

实验用品

心脏教学模型、听诊器、标记笔、直尺等。

心脏的视诊、触诊、叩诊、听诊检查是诊断心血管疾病的基本手段，血管检查是心血管检查的重要组成部分，对于初步判定有无心脏疾病及心脏疾病的原因、性质、部位与程度等具有重要意义。尽管现代心血管检查的方法不断更新，但心脏的视诊、触诊、叩诊、听诊仍然是每个医生必须熟练掌握的基本检查方法。要做到正确地进行心脏检查，除需要从书本中认真学习前人从实践中总结出的经验外，更重要的是在带教老师的指导下通过自己反复的临床实践，逐步掌握这一临床技能。另外，在进行心血管检查时，必须注意全身性疾病对心血管系统的影响和心血管疾病的全身表现，以便做出正确的诊断。

第一节 心脏解剖和生理回顾

一、心脏的位置

心脏(heart)位于胸腔的前下部,中纵隔内,周围裹以心包,约 2/3 位于正中线的左侧、1/3 位于正中线的右侧,在胸骨体和第 2～6 肋软骨后方、第 5～8 胸椎前方(图 5-1)。其上方连接出入心脏的大血管,下方邻膈;两侧借纵隔胸膜与肺相邻;后方邻近主支气管、食管、左迷走神经、胸主动脉和第 5～8 胸椎;前方大部分被肺和胸膜所覆盖。只有左肺心切迹内侧的部分与胸骨体下部左半及左侧第 4、5 肋软骨相邻。青春期以前,未退化的胸腺位于心包的前上方。

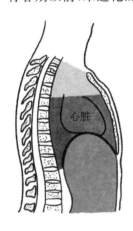
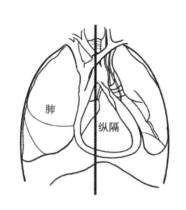
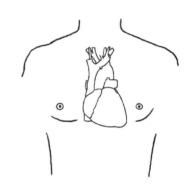

图 5-1 心脏的位置

二、心脏的外形

心脏是一个中空的肌性纤维性器官,近似于倒置的、前后稍扁的圆锥体,正常人心脏的大小近似于自己的拳头。心的长轴自右肩斜向左肋下区,呈斜向,与身体矢状面和水平面均成 45°角。心脏包括心尖、心底、两面、三缘和四沟。

1. 心尖(cardiac apex) 心尖部主要由左心室构成,朝向左前下方,与左胸前壁贴近。其体表投影位置在胸骨左侧第 5 肋间隙锁骨中线内侧 0.5～1 cm 处,可扪及或看到心尖搏动,搏动范围为 2～2.5 cm。心尖的位置、大小、搏动强度主要受左心室影响。

2. 心底(cardiac base) 心底朝向右后上方,主要由左心房和小部分的右心房构成,上、下腔静脉分别从上、下方开口于右心房,左、右肺静脉分别从两侧注入左心房。心底后面隔心包后壁与食管、左迷走神经和胸主动脉等相邻。

3. 两面(胸肋面和膈面) ①胸肋面(sternocostal surface of heart)亦称前面,朝向前上方,大部分由右心房和右心室构成,小部分由左心耳和左心室构成。该面大部分隔心包被胸膜和肺遮盖,小部分隔心包与胸骨体下部和左侧第 4～6 肋软骨邻近,故在左侧第 4 肋间隙与胸骨左侧缘处进行心内注射,一般不会伤及胸膜和肺。②膈面(diaphragmatic surface of heart)亦称下面或后壁,朝向下后方,近乎水平位,隔心包紧贴于膈,约 2/3 由左心室构成,1/3 由右心室构成。

4. 三缘 ①下缘(锐缘)较锐利,近水平位,略向左下方倾斜,由右心室和心尖构成。②左缘(钝缘)斜向左下,圆钝,居胸肋面与肺面之间,绝大部分由左心室构成,仅上方一小部分有左心耳参与。③右缘垂直圆钝,由右心房构成,向上延续为上腔静脉。

5. 四沟 心脏表面有 4 条沟,可作为心腔在心表面的分界,沟内有血管走行并被脂肪组织覆盖。

①冠状沟(coronary sulcus),亦称房室沟,近乎冠状位,靠近心底处,几乎环绕心一周,前方被肺动脉干隔断,是心房和心室在心表面的分界标志。②前室间沟(anterior interventricular groove)和后室间沟(posterior interventricular groove)为心室的胸肋面和膈面各一条的自冠状沟向心尖稍右侧延伸的浅沟。两沟在心尖的右侧汇合且略凹陷,称为心尖切迹。室间沟是左、右心室表面分界标志。③后房间沟,为心底部的右心房与右上、下肺静脉交界处的浅沟,与房间隔后缘一致,是左、右心房在心表面的分界。后室间沟、后房间沟与冠状沟交汇的区域称房室交点,是心表面的一个重要标志。

三、心脏的各腔

心脏分为左、右心房和左、右心室 4 个腔(图 5-2),同侧心房和心室借房室口相通。左半心位于右半心的左后方。

1. 右心房(right atrium) 位于心的右上部,壁厚约 2 mm。可分为前方的固有心房和后方的腔静脉窦两部分。右心房有 3 个入口,分别为上腔静脉口、下腔静脉口和冠状窦口,分别引导人体上、下半身和心壁的血液汇入右心房;右心房有 1 个出口,为右房室口,位于右心房的前下方,通向右心室。右心房内侧壁的后部主要由房间隔形成。房间隔右侧面中下部有一卵圆形凹陷,称为卵圆窝(fossa ovalis),此处薄弱,是房间隔缺损的好发部位。

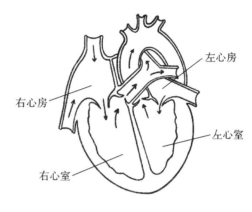

图 5-2 心腔

2. 左心房(left atrium) 位于右心房的左后方,构成心底的大部,壁厚 2~3 mm,是最靠后的一个心腔。左心房后方两侧分别有左肺上、下静脉和右肺上、下静脉 4 个开口,开口处无瓣膜,前下方的通向左心室的左房室口为出口。

3. 右心室(right ventricle) 位于右心房的左前下方,是心腔最靠前的部分,壁厚 3~4 mm,右心室前壁较薄,仅为左心室壁厚的1/3。右心室的流入道为右房室口,其周围的纤维环上附有三尖瓣。右心室的流出道为肺动脉口,周缘的肺动脉环上附有肺动脉瓣。

4. 左心室(left ventricle) 位于右心室的左后方,室腔近似圆锥形,构成心尖及心的左缘,壁厚 9~12 mm。左心室流入道的入口为左房室口,其周围附有二尖瓣。左心室流出道又称主动脉前庭,上界为主动脉口,口周围附有主动脉瓣。紧靠主动脉口下方,有一卵圆形较薄的部分,仅由左、右心内膜借少许结缔组织相连而成,称膜部,是室间隔缺损的好发部位。

四、体循环与肺循环

血液由心室射出,经动脉、毛细血管、静脉返回心房,周而复始、循环流动,分为体循环和肺循环(图 5-3)。两个循环同时进行,彼此相通。

1. 体循环(systemic circulation) 为心室收缩时,血液由左心室射入主动脉,再经主动脉、动脉各级分支到达全身毛细血管,血液在此与周围的组织、细胞进行物质和气体交换后,再经各级静脉,最后经上、下腔静脉及冠状窦返回右心房的过程。体循环的特点是流程长、流经范围广,其主要功能是以含氧量高和营养物质丰富的血液营养全身各器官、组织和细胞,并将代谢产物运回心。经过体循环,血液由鲜红色的动脉血变成暗红色的静脉血。

2. 肺循环(pulmonary circulation) 为血液由右心室射出,经肺动脉干及其各级分支到达肺泡毛细血管,进行气体交换,再经肺静脉进入左心房的过程。肺循环的特点是流程短,血液只经过肺,其主要功能是为血液加氧并排出二氧化碳。经过肺循环,血液由含二氧化碳多的静脉血变成含氧多的动脉血。

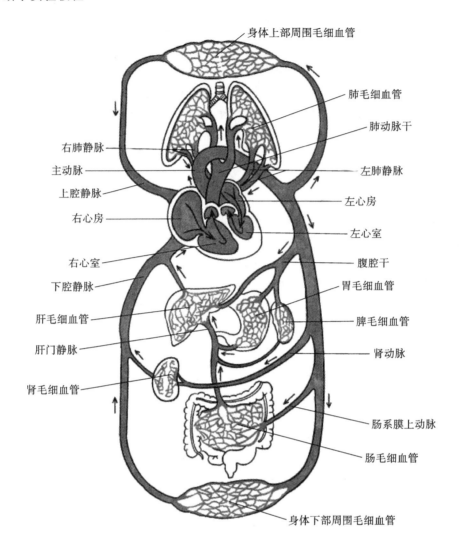

图 5-3　体循环与肺循环

五、心脏的泵血过程和机制

(一)心动周期

心动周期(cardiac cycle)为心脏的一次收缩和舒张构成的一个机械活动周期。在一个心动周期中,心房和心室的机械活动都可分为收缩期(systolic phase)和舒张期(diastolic phase)。由于心室在心脏泵血活动中起主要作用,故心动周期通常是指心室的活动周期。在一个心动周期中,心房和心室的活动按一定的次序和时间先后进行,两侧心房、心室的收缩与舒张是同步的,心房和心室的收缩期都短于各自的舒张期。

(二)心脏的泵血过程

心脏像一个"血泵",心脏各瓣膜类似于泵的闸门,其结构特点和启闭活动保证了心内血液的定向流动。一个心动周期中,左心室射血和充盈过程如下。

1.心室收缩期　心室收缩期可分为等容收缩期和射血期。

(1)等容收缩期(isovolumic contraction period):心室开始收缩后,心室内压力立即升高,当室内压升高到超过房内压时,即可推动房室瓣(二尖瓣和三尖瓣)使之关闭,因而血液不会倒流入心房。但此时室内压尚低于主动脉压,因此半月瓣(主动脉瓣和肺动脉瓣)仍处于关闭状态,心室暂时成为一个封闭的心腔。从房室瓣关闭到主动脉瓣开启前的这段时期,心室的收缩不能改变心室的容积,故称为等容收缩期,持续约 0.05 s。由于此时心室继续收缩,因而室内压急剧升高。当主动脉压升高或心肌收缩力减弱时,等容收缩期将延长。

（2）射血期：当心室收缩使室内压升高至超过主动脉压时，半月瓣开放，标志着等容收缩期结束、射血期开始，射血期又分为快速射血期和减慢射血期。①快速射血期（period of rapid ejection）：在射血的早期，血液被迅速射入动脉内，在此期间心室射出的血量约占总射血量的 2/3，心室容积迅速减小，这段时期称为快速射血期，持续约 0.1 s。在这一时期，由于心室肌强烈收缩，室内压继续上升并达到最高值，主动脉压也随之升高。②减慢射血期（period of reduced ejection）：在射血的后期，由于心室收缩强度减弱，射血的速度逐渐减慢，故称为减慢射血期，持续约 0.15 s。这一时期室内压和主动脉压都由峰值逐渐下降。此时室内压已略低于主动脉压，但此时心室内的血液因具有较高的动能，故仍可逆压力梯度继续进入主动脉，心室容积继续缩小，在此期间心室射出的血量约占总射血量的 1/3。

2. 心室舒张期 心室舒张期可分为等容舒张期和心室充盈期，心室充盈期又可分为快速充盈期、减慢充盈期和心房收缩期。

（1）等容舒张期：射血后，心室开始舒张，室内压下降，主动脉内的血液向心室方向反流，推动半月瓣使之关闭；但此时室内压仍高于房内压，故房室瓣仍处于关闭状态，心室又暂时成为一个封闭的腔。从半月瓣关闭至房室瓣开启前的这一段时间内，心室舒张而心室的容积并不改变，故称为等容舒张期（isovolumic relaxation period）。此期持续 0.06～0.08 s。由于此时心室肌继续舒张，因而室内压急剧下降。

（2）心室充盈期：随着心室肌的舒张，室内压进一步下降，当室内压下降到低于房内压时，心房内的血液冲开房室瓣进入心室，进入心室充盈期（period of ventricular filling）。①快速充盈期（period of rapid filling）：房室瓣开启初期，由于心室压力降低明显甚至成为负压，心房和心室之间形成很大的压力梯度，可产生"抽吸"作用，故心房和大静脉内的血液可快速流入心室（进入心室的血液量约为心室总充盈量的 2/3），使心室容积迅速增大，故这一时期称为快速充盈期，持续约 0.11 s。②减慢充盈期（period of reduced filling）：随着心室内血液充盈量的增加，心房、心室、大静脉之间的压力差减小，血液进入心房的速度减慢，故这段时间称为减慢充盈期，持续约 0.22 s。③心房收缩期（period of atrial systole）：在心室舒张期的最后 0.1 s，心房开始收缩、心房压力升高，心室的充盈量可再增加 10%～30%，此期称为心房收缩期。

右心室的泵血过程与左心室基本相同，而且左、右心室几乎同时进行。心脏的泵血功能是心脏的主要功能，心脏收缩时将血液射入动脉，并通过动脉系统将血液分配到全身各组织；心脏舒张时则通过静脉系统使血液回流到心脏，为下一次射血做准备。正常成年人安静时，心脏每分钟可泵出血液 5～6 L。

六、心脏的前负荷与后负荷

心脏的前负荷和后负荷是影响心搏出量的重要因素。

1. 前负荷（preload） 前负荷指肌肉在收缩前所承受的负荷，可使肌肉在收缩前处于一定的初长度。心室肌的初长度取决于心室舒张末期的血液充盈量，换言之，心室舒张末期容积相当于心室的前负荷，常用心室舒张期末压（end-diastolic pressure）来反映前负荷。心室的前负荷对心肌的收缩力具有重要影响，机体可通过异长自身调节对搏出量的微小变化进行精细的调节，使心室射血量与静脉回心血量之间保持平衡，从而使心室舒张末期容积和压力保持在正常范围内。当静脉回心血量增加或当静脉回心血量不变，但动脉血压突然升高使搏出量暂时减少、射血后心室内剩余血量增加时，均可使心室舒张末期充盈血量增加，从而导致心脏前负荷的增加。

2. 后负荷（afterload） 后负荷是指肌肉在收缩后所承受的负荷。因心室收缩时，必须克服大动脉血压才能将血液射入动脉内，故大动脉血压是心室收缩时所遇到的后负荷。在其他条件不变的情况下，当大动脉血压升高，即心室后负荷增加时，心脏射血速度减慢、搏出量减少；反之，当大动脉血压降低，即心室后负荷减小时，有利于心室射血。由此可知，心室后负荷的改变可直接影响搏出量；但在整体条件下，机体可通过异长自身调节和等长调节（改变心肌收缩能力的心脏泵血功能的调节）使心肌初长度和收缩能力发生相应改变，以适应后负荷的改变，从而保证心搏出量不再减少。这种调节方式下，当大动脉血压在一定范围内改变时，心搏出量可维持在接近正常的水平，但当大动脉血压升高超过一定的范围并长期持续时,心室肌因长期加强收缩活动,心脏做功量增加而心脏效率降低,久之可逐渐发生心肌肥厚,最终可能导致泵血功能的减退。

（罗永涛）

第二节　心　脏　视　诊

进行心脏视诊检查时应选择光线充足、温度适宜的检查环境,让病人采取仰卧位或坐位,充分袒露胸部,检查者站在病人的右侧,其视线应与病人胸部在同一水平,仔细观察心前区有无隆起、心尖搏动及心前区异常搏动,然后俯视整个前胸,观察心尖搏动的位置与范围(图 5-4)。视诊的内容包括心前区外形、心尖搏动和心前区异常搏动。

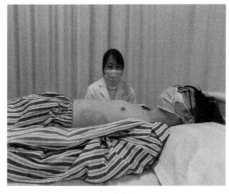 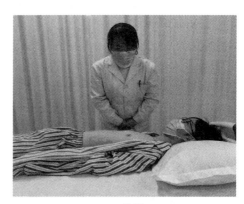

(a) 侧视　　　　　　　　　　　　　　　　(b) 俯视

图 5-4　心脏视诊示意图

一、心前区外形

正常人心前区(相当于心脏在前胸壁上的投影)与右侧胸壁对应部位基本对称,无凹陷与隆起。心前区异常情况的临床意义见表 5-1。

表 5-1　心前区异常情况的临床意义

心前区异常情况	临床意义
心前区隆起	先天性心脏病导致的右心室肥大——法洛四联症、肺动脉瓣狭窄
	儿童期风湿性心瓣膜病导致的右心室肥大——二尖瓣狭窄
	儿童期慢性心包炎伴大量心包积液
	主动脉弓动脉瘤或升主动脉扩张
心前区凹陷	马方综合征

二、心尖搏动

正常成人心尖搏动(apical impulse)位于左锁骨中线与第 5 肋间隙交界处内侧 0.5～1 cm 处,其搏动范围为 2～2.5 cm。瘦长体型或矮胖体型者可下移或上移一个肋间隙。

(一)心尖搏动产生机制

心尖搏动主要是由于左心室收缩时,心尖向前冲击前胸壁相应部位而形成的。左心室的厚度约为右心室的 3 倍,其中心肌纤维按不同层次分布。内层心肌纤维和外层心肌纤维从心尖到心底纵向排列;

中层心肌纤维呈环形走向;交织层则呈交织排列。心肌纤维的这种排列方式导致左心室收缩时,不仅将血液挤出心室,还向胸壁方向扭转,因此从体表可观察和感觉到心尖搏动。

(二)心尖搏动移位

影响心尖搏动位置改变的因素包括生理性和病理性因素两个方面,具体见表5-2。

表 5-2 影响心尖搏动位置改变的因素

生理性因素	体型	瘦长型	心尖搏动向内下移位,可达第6肋间
		肥胖型	心尖搏动向外上移位,可在第4肋间左锁骨中线外侧
	体位	左侧卧位	心尖搏动向左移位2~3 cm
		右侧卧位	心尖搏动向右移位1~2.5 cm
	妊娠		膈肌上抬,心脏呈横位,心尖搏动向外上移位
	年龄		婴幼儿心脏呈横位,心尖搏动向外上移位
病理性因素	心脏因素	左心室增大	心尖搏动向左下移位,常见于主动脉瓣关闭不全、主动脉瓣狭窄等
		右心室增大	心尖搏动向左移位,常见于肺动脉瓣狭窄、二尖瓣狭窄等
		左、右心室增大	心尖搏动向左下移位,可伴有心脏相对浊音界向左、右两侧扩大
		先天性右位心	心尖搏动位于右锁骨中线与第5肋间交界内侧,与正常心尖搏动呈镜像位置
	心脏以外的因素	肺与胸膜疾病	心尖搏动移向患侧,常见于患侧肺不张、胸膜粘连等;心尖搏动移向健侧,常见于患侧气胸、胸腔积液等
		腹部疾病	大量腹水、腹腔内巨大肿瘤等使横膈位置抬高,心脏呈横位,心尖搏动位置上移

(二)心尖搏动强度与范围的改变

影响心尖搏动强度与范围的因素包括生理性和病理性因素两个方面,具体见表5-3。

表 5-3 影响心尖搏动强度和范围的因素

生理性因素		情绪激动、剧烈运动时;胸壁薄、肋间隙宽者	心尖搏动增强
		胸壁肥厚、乳房悬垂、肋间隙狭窄者	心尖搏动较弱
病理性因素	心脏因素	左心室肥厚	心尖搏动增强、弥散,呈抬举性
		心肌病变如心肌梗死、心肌病等	影响心肌舒缩功能,导致心尖搏动减弱
		心包积液	积液限制了心肌的舒缩功能,导致心尖搏动减弱或消失
		负性心尖搏动	心脏收缩时,心尖搏动内陷,称负性心尖搏动(inward impulse),见于粘连性心包炎或心包与周围组织广泛粘连,还可见于重度右心室肥大伴心脏顺时针方向转位
	心脏以外的因素	甲状腺功能亢进症、发热、严重贫血等	心尖搏动增强且范围较大
		左侧胸腔大量积气或积液、肺气肿等	心尖搏动减弱或消失

三、心前区异常搏动

除正常心尖搏动位置之外的心前区其他部位出现的搏动,称为心前区异常搏动。观察心前区异常搏动时要注意搏动出现的位置和时期。临床上常见的心前区异常搏动表现见表5-4。

表 5-4 心前区异常搏动表现

异常搏动部位	时期	常见疾病
胸骨左缘第 2 肋间搏动	收缩期	肺动脉扩张、肺动脉高压、正常年轻人体力活动或情绪激动时
胸骨左缘第 3、4 肋间搏动		右心室肥厚、房间隔缺损等先天性心脏病
胸骨右缘第 2 肋间搏动		升主动脉扩张、升主动脉瘤、主动脉弓动脉瘤
剑突下搏动		右心室肥大、腹主动脉瘤

扫码看
答案

思考题

如何鉴别剑突下搏动是来自右心室还是腹主动脉?

第三节 心脏触诊

　　心脏触诊检查可进一步确定视诊检查发现的心尖搏动和心前区异常搏动的结果,同时也可检查有无心脏震颤及心包摩擦感等异常体征。检查者站于病人右侧,嘱病人采取坐位或仰卧位,充分袒露胸部。检查者可用右手全手掌、手掌小鱼际肌或示指、中指及环指三指指腹并拢触诊(图 5-5)。

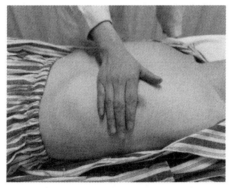

(a) 右手全手掌触诊

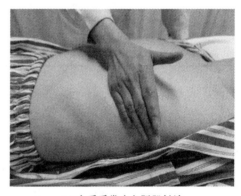

(b) 右手手掌小鱼际肌触诊

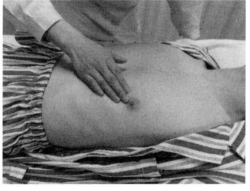

(c) 右手中间三指指腹触诊

图 5-5 心脏触诊示意图

一、心尖搏动及心前区搏动

　　检查者先将右手全手掌置于心前区确定需触诊的部位和范围,后用示指、中指指腹并拢触诊心尖区→胸骨左缘第 2 肋间→胸骨右缘第 2 肋间→胸骨左缘第 3、4 肋间→剑突下,感知各部位有无搏动或搏动增强。若心尖区搏动徐缓、有力,可使触诊的手指指腹抬起并持续至第二心音开始,同时心尖搏动范围也增大,称为抬举性心尖搏动,是左心室肥大的可靠体征。

二、震颤

(一)产生机制

震颤(thrill)是血液流经狭窄的口径或循异常的方向流动时形成涡流,造成瓣膜、血管壁或心室壁振动传到胸壁时,手掌尺侧(小鱼际)感到的一种细小振动感。由于这一感觉类似于在猫喉部摸到的呼吸震颤,故又称为猫喘。

(二)临床意义

震颤是器质性心血管疾病的特征性体征之一。触及震颤时,多数也可听到响亮的杂音,常见于某些先天性心血管疾病和心脏瓣膜狭窄性病变,而瓣膜关闭不全引起的震颤少见,仅在房室瓣重度关闭不全时可触及震颤。心前区震颤的临床意义见表5-5。

表 5-5 心前区震颤的临床意义

部位	时相	临床意义
胸骨右缘第 2 肋间	收缩期	主动脉瓣狭窄
胸骨左缘第 2 肋间		肺动脉瓣狭窄
胸骨左缘第 3、4 肋间		室间隔缺损
心尖区		重度二尖瓣关闭不全
心尖区	舒张期	二尖瓣狭窄
胸骨左缘第 2 肋间	连续性	动脉导管未闭

三、心包摩擦感

(一)产生机制

正常心包膜表面光滑,心包腔内有少量滑液,心脏搏动时不会产生摩擦,也就不会出现心包摩擦感。当急性心包炎时,纤维蛋白(纤维素)渗出,使心包膜表面粗糙,心脏收缩时脏层和壁层心包膜相互摩擦产生振动,传至胸壁导致心包摩擦感,可用手掌尺侧(小鱼际)或手指指腹触及。

(二)触诊特点

(1)心包摩擦感可在心前区或胸骨左缘第 3、4 肋间触及,多呈收缩期和舒张期双相的粗糙摩擦感,尤以收缩期、坐位前倾和呼气末(使心脏靠近胸壁)更为明显。

(2)当心包腔内出现大量积液(心包积液)时,心包壁层和脏层分离,心包摩擦感消失。

思考题

在肺脏触诊检查中讲述了胸膜摩擦感,那么胸膜摩擦感和心包摩擦感有什么不同?

扫码看
答案

操作考核

第四节 心脏叩诊

心脏叩诊用以确定心脏的大小、形态及其在胸腔内的位置,心浊音界包括相对浊音界和绝对浊音界两种类型。心脏是实质性器官,不被肺遮盖的部分叩诊呈实音(绝对浊音),其边界为绝对浊音界;而心脏左右缘被肺脏覆盖的部分叩诊呈浊音(相对浊音),其边界为相对浊音界。因此心脏相对浊音界反映

Note

心脏的实际大小。本节叩诊介绍均针对心脏相对浊音界。

一、叩诊方法

心脏叩诊通常采用间接叩诊法,注意叩诊力度适当,用力均匀,叩诊时板指移动不要拖动皮肤,以免影响浊音界的标记,进而影响测量结果的准确性。可嘱病人采取仰卧位或坐位。仰卧位时板指与肋间隙平行(图 5-6(a)),坐位时板指与心脏边缘平行(板指与肋间隙垂直)(图 5-6(b)),必要时可分别进行坐、卧位叩诊,并注意两种体位时心浊音界是否发生改变。

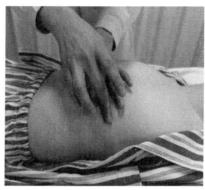
(a) 仰卧位

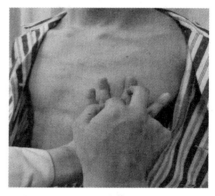
(b) 坐位

图 5-6　心脏叩诊手法示意图

二、叩诊顺序

叩诊基本顺序:先叩心脏左界,再叩心脏右界;自下向上逐一肋间叩诊至第 2 肋间,每一肋间由外向内叩诊。

（一）心脏左界

从心尖搏动最强点外 2~3 cm 处开始叩诊(若心尖搏动不明显,需从腋前线开始),由外向内轻叩,用力要均匀,叩诊时板指每次移动的距离不宜过大,当叩诊音由清音变为浊音时即为心的边缘,用笔做一标记点;用同样的方法依次向上叩诊至第 2 肋间,每一肋间标记好心的边缘。将各标记点连成线即心脏左界。

（二）心脏右界

先沿右锁骨中线,自第 2 肋间隙开始逐一肋间隙向下叩诊,当叩诊音由清音变为浊音时为肝上界,然后从肝上界的上一肋间开始由外向内轻叩,当叩诊音由清音变为浊音时为心的边缘,用笔做一标记点;再逐一肋间向上叩诊,直至第 2 肋间。将各标记点连成线即心脏右界。心脏相对浊音界标记及大小测量方法如图 5-7 所示。

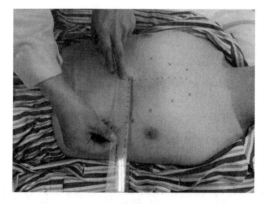

图 5-7　心脏相对浊音界标记及大小测量方法示意图

三、正常心浊音界

正常心脏左界自第 2 肋间起向外逐渐形成一外凸弧形，直至第 5 肋间。右界各肋间几乎与胸骨右缘一致，仅第 4 肋间稍超过胸骨右缘。叩诊后，以前正中线至心脏相对浊音界线的垂直距离（cm）表示心界，并标出前正中线与左锁骨中线的间距。正常成人心脏相对浊音界见表 5-6。

表 5-6 正常成人心脏相对浊音界

右界/cm	肋间	左界/cm
2～3	2	2～3
2～3	3	3.5～4.5
3～4	4	5～6
—	5	7～9

注：左锁骨中线距前正中线 8～10 cm。

思考题

病人心脏叩诊测得第 5 肋间隙浊音点与前正中线的距离是 9 cm，请问这位病人的心界是否正常？判断方法是什么？

四、心浊音界各部的组成

心脏左界第 2 肋间处相当于肺动脉段，第 3 肋间为左心耳，第 4、5 肋间为左心室，其中血管与心脏左心交接处向内凹陷，称心腰。右界第 2 肋间相当于升主动脉和上腔静脉，第 3 肋间以下为右心房（图 5-8）。

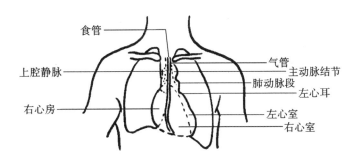

图 5-8 心脏各个部位在胸壁的投影

五、心浊音界改变的临床意义

心浊音界的大小和形态受心脏本身病变或心外因素的影响。心浊音界改变的临床意义见表 5-7。

表 5-7 心浊音界改变的临床意义

影响因素		临床意义
心脏本身病变	左心室肥大	心界向左下扩大，心腰加深，浊音界呈靴形，见于主动脉瓣关闭不全、高血压性心脏病等，这样的心脏亦可称为靴形心（图 5-9）或主动脉型心
	右心室肥大	心脏沿顺时针方向转位，从而导致心界向左、右两侧增大，常见于肺源性心脏病或房间隔缺损等

续表

影响因素		临床意义
心脏本身 病变	左、右心室肥大	心浊音界向左、右两侧扩大,且左界向左下增大,呈普大型心,常见于扩张型心肌病、重症心肌炎、全心衰竭等
	左心房肥大或合并 肺动脉段扩大	左心房显著增大:胸骨左缘第3肋间心界增大,心腰消失 左心房与肺动脉段均增大:胸骨左缘第2、3肋间心界增大,心腰更为饱满或膨出,浊音界呈梨形,多见于二尖瓣狭窄,故称为梨形心(图5-10)或二尖瓣型心
	心包积液	心浊音界向左、右两侧扩大,心浊音界外形可随体位的变化而变化;坐位时由于重力作用,浊音界呈三角烧瓶形(心包积液的特征性体征);仰卧位时,心底部浊音区增宽,心浊音界呈球形
心外因素	胸壁较厚 或肺气肿病人	心浊音界变小,重度肺气肿时难以叩出心浊音界
	胸腔积液、肺浸润性 病变或实变	心脏浊音区无法辨别
	大量胸腔积液、积气	患侧心界叩不出,健侧心浊音界外移
	大量腹水或 腹腔巨大肿瘤	横膈抬高、心脏呈横位、心界向左扩大

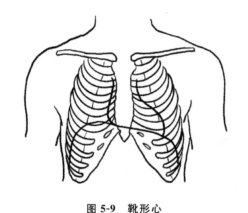

图 5-9　靴形心

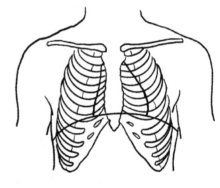

图 5-10　梨形心

第五节　心 脏 听 诊

　　心脏听诊是心脏检查中最重要和较难掌握的检查方法。听诊时,要求环境安静,注意听诊器体件与胸壁之间不能隔着衣物,病人采取仰卧位或坐位,为了更好地听清心音或杂音,有时需要让病人改变体位,做深吸气、深呼气,或者进行适当的运动。

一、心脏瓣膜听诊区

　　心脏瓣膜活动时产生的声音传导至前胸壁听诊最清楚的部位称为心脏瓣膜听诊区,与心脏瓣膜解剖部位不完全一致(图5-11)。心脏瓣膜听诊区有5个,见表5-8。

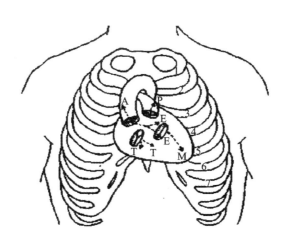

图 5-11 心脏瓣膜解剖部位及听诊区

M:二尖瓣听诊区;P:肺动脉瓣听诊区;A:主动脉瓣听诊区;E:主动脉瓣第二听诊区;T:三尖瓣听诊区

表 5-8 心脏瓣膜听诊区

名称	位置
二尖瓣听诊区(心尖部)	位于左锁骨中线与第 5 肋间交界处内侧; 心脏增大时,应选择心尖搏动最强点为二尖瓣听诊区
肺动脉瓣听诊区	位于胸骨左缘第 2 肋间
主动脉瓣听诊区	位于胸骨右缘第 2 肋间
主动脉瓣第二听诊区	位于胸骨左缘第 3 肋间
三尖瓣听诊区	位于胸骨卜端左缘,即胸骨左缘第 4、5 肋间

二、听诊顺序

对于初学者来说,按照一定的听诊顺序,有助于防止遗漏和全面地了解心脏状况。通常采用逆时针顺序听诊,按照二尖瓣听诊区、肺动脉瓣听诊区、主动脉瓣听诊区、主动脉瓣第二听诊区、三尖瓣听诊区顺序听诊。临床医生也可根据瓣膜发病率高低依次进行各个瓣膜区的听诊,按照二尖瓣听诊区、主动脉瓣听诊区、主动脉瓣第二听诊区、肺动脉瓣听诊区、三尖瓣听诊区顺序听诊。

三、听诊内容

听诊内容包括心率、心律、心音、额外心音、心脏杂音和心包摩擦音。

(一)心率

1. 正常范围 心率(heart rate,HR)指每分钟心跳的次数,计数以心尖部听取第一心音为准。正常成人在安静、清醒的状态下心率范围为 60~100 次/分,老年人偏慢,女性稍快,儿童较快,3 岁以下的婴幼儿心率多在 100 次/分以上。一般听诊心率时,计数 1 min 的心跳次数即可。

2. 临床意义 成人心率>100 次/分,婴幼儿心率>150 次/分,称为心动过速;成人心率<60 次/分,称为心动过缓。心动过速与心动过缓可表现为短暂性或持续性,可由多种生理性、病理性或药物性因素引起。

(二)心律

1. 心律 心律(cardiac rhythm)指心脏搏动的节律。正常人心律基本规整。部分青少年可出现随呼吸改变的心律,表现为吸气时心率增快,呼气时心率减慢,称为窦性心律不齐,一般无临床意义。

2. 临床意义 听诊所能发现的心律失常较常见的是期前收缩和心房颤动。

Note

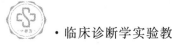

（1）期前收缩：指在规则心律的基础上，突然提前出现一次心跳，其后有一较长间歇。如果期前收缩规律出现，则称为联律，如连续每次窦性搏动后出现一次期前收缩，称为二联律；每两次窦性搏动后出现一次期前收缩则称为三联律，以此类推。需要注意的是，听诊发现的期前收缩不能判断期前收缩的来源（房性、交界性、室性），必须借助心电图进行判断。

（2）心房颤动：听诊特点是心律绝对不规则、第一心音强弱不等和脉率少于心率（称为脉搏短绌）。心房颤动的常见原因有二尖瓣狭窄、高血压、冠状动脉粥样硬化性心脏病和甲状腺功能亢进症等。

（三）心音

根据心音（heart sound）在心动周期中出现的先后顺序，依次命名为第一心音（S_1）、第二心音（S_2）、第三心音（S_3）和第四心音（S_4）。通常情况下健康成人心前区只可闻及 S_1 和 S_2。部分健康儿童和青少年尚可听到 S_3。S_4 一般听不到，若听到即为病理性。

心音的产生机制、临床意义和听诊特点见表 5-9。

表 5-9　心音的产生机制、临床意义和听诊特点

心音	产生机制	临床意义	听诊特点
S_1	主要由二尖瓣、三尖瓣关闭时瓣叶振动产生；半月瓣的开放也参与 S_1 的形成	标志着心室收缩期的开始	音调较低钝，强度较大，历时较长（持续约 0.1 s），与心尖搏动同时出现，在心尖部最响
S_2	主要由主动脉瓣和肺动脉瓣关闭时瓣叶振动产生；房室瓣的开放也参与 S_2 的形成	标志着心室舒张期的开始	音调较高而脆，强度较 S_1 弱，历时较短（持续约 0.08 s），不与心尖搏动同步，在心底部最响
S_3	心室快速充盈的血流冲击心室壁，使心室壁、腱索、乳头肌突然紧张、振动引起	发生在心室舒张早期，部分健康儿童和青少年可听到	音调轻而低，持续时间短（约 0.04 s），局限于心尖部或其内上方，仰卧位、呼气时较清楚
S_4	心房收缩使房室瓣及其瓣膜、腱索、乳头肌突然紧张、振动所致	属病理性	心尖部及其内侧较明显，低调、沉浊而弱

心音的改变主要有强度的改变、性质的改变和心音分裂。

（1）心音强度改变及其临床意义见表 5-10。

表 5-10　心音强度改变及其临床意义

类型	原因	临床意义
S_1 增强	心肌收缩力增强，心室充盈量减少，瓣膜狭窄	心动过速、二尖瓣狭窄、高热、甲状腺功能亢进症、贫血等
S_1 减弱	心肌收缩力减弱，心室充盈量增多，瓣膜关闭不全	二尖瓣关闭不全、主动脉瓣关闭不全、心肌炎、心肌病、心肌梗死、心力衰竭等
S_1 强弱不等	—	心房颤动、完全性房室传导阻滞
S_2 增强	主动脉和肺动脉压力增高	高血压、肺源性心脏病、房间隔缺损、室间隔缺损、动脉导管未闭等
S_2 减弱	主动脉和肺动脉压力降低	低血压、主动脉瓣狭窄、肺动脉瓣狭窄等
S_1 和 S_2 同时增强	心脏活动增强，胸壁较薄	体力劳动、情绪激动等
S_1 和 S_2 同时减弱	心肌受损，胸壁绝对或相对性增厚	心力衰竭、肥胖、心包积液、胸腔积液、肺气肿等

（2）心音性质改变及其临床意义见表5-11。

表5-11 心音性质改变及其临床意义

类型	原因	临床意义
单音律	S_1失去原有性质并且减弱，S_2也减弱，S_1和S_2变得性质相似	心肌严重病变
钟摆律（胎心律）	当心率增快，收缩期和舒张期时限几乎相等时，听诊音类似于钟摆声	大面积急性心肌梗死、重症心肌炎

（3）心音分裂及其临床意义：心音是由瓣膜关闭时瓣叶振动产生的，二尖瓣和三尖瓣的关闭构成了S_1，主动脉瓣和肺动脉瓣的关闭构成了S_2。正常情况下，两个瓣膜的关闭并不是同步的，之间相隔0.02～0.03 s，该时间差是不能被人耳分辨的，所以听起来是一个声音。当两个瓣膜的关闭出现明显不同步，时间间隔大于0.04 s时，人耳就可以分辨，听起来变成了两个声音，即心音分裂，具体见表5-12。

表5-12 心音分裂类型及其临床意义

类型		临床意义
S_1分裂		完全性右束支传导阻滞、肺动脉高压等
S_2分裂	生理性分裂	青少年更常见，深吸气末可听诊
	通常分裂	最常见，深吸气末听诊明显。见于二尖瓣狭窄伴肺动脉高压、肺动脉瓣狭窄、二尖瓣关闭不全、室间隔缺损等
	固定分裂	不受呼吸影响，见于房间隔缺损
	反常分裂	P_2在前，A_2在后，深呼气时听诊明显。见于完全性左束支传导阻滞、主动脉瓣狭窄、重度高血压等

注：P_2是指第二心音肺动脉瓣部分；A_2是指第二心音主动脉瓣部分。

（四）额外心音

额外心音是指正常S_1、S_2之外听到的附加心音，与心脏杂音不同，额外心音多数为病理性。根据额外心音出现的时期，分为舒张期额外心音（出现在S_2之后）和收缩期额外心音（出现在S_1之后），以前者更多见。舒张期额外心音的类型及临床意义见表5-13。

表5-13 舒张期额外心音的类型及临床意义

类型	实质	机制	听诊特点	临床意义	常见疾病
奔马律	病理性S_3	心室舒张负荷过重，心室舒张时，血液冲击室壁振动所致	音调较低，强度弱	心肌严重损害的体征，见于严重器质性心脏病	心力衰竭、急性心肌梗死、重症心肌炎等
开瓣音	—	舒张早期血液自压力高的左心房快速流向左心室，导致弹性尚好的瓣叶迅速开放后又突然停止使瓣叶振动引起	音调高、短促而响亮，清脆，呈拍击性，在心尖内侧听诊较清楚	开瓣音的存在说明二尖瓣瓣叶弹性和活动性尚好	二尖瓣狭窄
心包叩击音	—	舒张早期心室快速充盈时，由于心包增厚，阻碍心室舒张，心室舒张被迫骤然停止，导致室壁振动产生声音	响亮、短促	心包腔内有纤维素性渗出液	缩窄性心包炎

Note

续表

类型	实质	机制	听诊特点	临床意义	常见疾病
肿瘤扑落音	—	心房黏液瘤在舒张期随血流进入左心室,碰撞房、室壁和瓣膜,以及瘤蒂柄突然紧张产生振动所致	在心尖或心尖内侧胸骨左缘第3、4肋间听诊清楚。其性质类似于开瓣音,但音调低,可随体位改变而改变	—	心房黏液瘤

(五)心脏杂音

1.定义 除心音和额外心音之外,在心脏收缩或舒张过程中产生的异常声音即为心脏杂音。

2.产生机制 心腔内血液因流动加速或通过异常通道,由正常的层流状态变为湍流状态,冲击心腔壁或血管壁产生杂音,该杂音掩盖了正常心音的听诊。

3.杂音的分类 心脏杂音分为收缩期杂音、舒张期杂音、连续性杂音和双期杂音。

4.杂音的强度 即杂音的响度。收缩期杂音的强度一般采用 Levine 6 级分级法(表5-14),其中1、2级杂音多为功能性杂音,3级及以上杂音多为器质性杂音,常伴有震颤。

表 5-14 杂音强度分级及特点

级别	响度	听诊特点	震颤
1	很轻	很弱,易被初学者或缺少心脏听诊经验者所忽视	无
2	轻度	能被初学者或缺少心脏听诊经验者听到	无
3	中度	明显的杂音	无
4	中度	明显的杂音	有
5	响亮	响亮的杂音	明显
6	响亮	响亮的杂音,即使听诊器稍离开胸壁也能听到	明显

5.杂音的形态 即杂音在心动周期中的变化。常见杂音的形态有五种,即递增型杂音、递减型杂音、递增递减型杂音、连续型杂音、一贯型杂音。

6.体位和呼吸对杂音的影响 左侧卧位,二尖瓣狭窄时杂音增强;前倾坐位,主动脉瓣关闭不全时杂音增强;仰卧位,二尖瓣关闭不全时杂音增强;做 Valsalva 动作,肥厚型梗阻性心肌病时杂音增强。

7.杂音的临床意义 杂音对心脏疾病的诊断与鉴别诊断有重要价值。但是,有杂音不一定有心脏疾病,有心脏疾病也可无杂音。一般认为,舒张期杂音和连续性杂音均为器质性杂音,而收缩期杂音则有器质性和生理性之分(表5-15),应注意鉴别。

表 5-15 生理性与器质性收缩期杂音的鉴别要点

鉴别要点	生理性收缩期杂音	器质性收缩期杂音
年龄	儿童、青少年多见	不定
部位	肺动脉瓣区和(或)心尖区	不定
性质	柔和、吹风样	粗糙、吹风样,常呈高调
持续时间	短促	较长,常为全收缩期
强度	≤2/6 级	常≥3/6 级
震颤	无	可伴有震颤
传导	局限	沿血流方向传导较远而广

(六)心包摩擦音

1.发生机制 壁层心包膜和脏层心包膜构成了密闭的心包腔,正常心包腔内有少量的滑液,在心脏跳动时起到润滑作用,不会产生心包摩擦音。当心包膜出现炎症时,腔内渗出液增多。当渗出液主要成

操作考核

分是纤维蛋白时,炎症可引起两层心包膜相互摩擦,从而出现心包摩擦音。

2. 听诊部位 在心前区或胸骨左缘第 3、4 肋间最响亮。

3. 听诊特点 在心室收缩期和舒张期均可听到,坐位前倾或呼气末摩擦音更明显。屏气时心包摩擦音仍存在。

4. 临床意义 见于各种感染性心包炎(结核性、化脓性等),也可见于急性心肌梗死、尿毒症和系统性红斑狼疮等非感染性情况导致的心包炎。当心包腔有一定积液量后,摩擦音可消失。

第六节 血 管 检 查

血管检查包括脉搏、血压、周围血管征、血管杂音和肝-颈静脉回流征检查,其中血压检查方法详见第二章第二节。

一、脉搏

检查者以示指、中指、环指指腹平放于受检者手腕桡动脉处,数其每分钟搏动次数(图 5-12)。此外,在检查脉搏时还应注意脉搏节律、紧张度和动脉壁弹性、强弱和波形变化等。了解脉波波形变化有助于心血管疾病的诊断(表 5-16)。

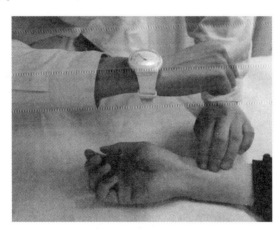

图 5-12 脉搏检查

表 5-16 脉波波形特点及临床意义

类型	特点	临床意义
水冲脉	脉搏骤起骤落,犹如潮水涨落	主动脉瓣关闭不全、甲状腺功能亢进症、严重贫血、动脉导管未闭等
交替脉	脉搏节律规则而强弱交替	左心衰竭
奇脉	平静吸气时脉搏明显减弱或消失	心包积液、缩窄性心包炎等
无脉	脉搏消失	严重休克、多发性大动脉炎等

二、周围血管征

脉压增大的表现,常见于主动脉瓣关闭不全、甲状腺功能亢进症和严重贫血等。

(一)毛细血管搏动征

用手指轻压病人指甲末端或以玻片轻压病人口唇黏膜,使局部发白,当心脏收缩和舒张时,发白的局部边缘发生有规律的红、白交替改变即为毛细血管搏动征。同法检查对侧,正常人毛细血管搏动征为阴性(图 5-13)。

Note

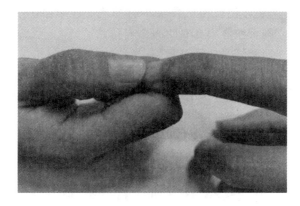

图 5-13　毛细血管搏动征检查

(二)水冲脉

病人取站立位或者坐位,检查者站在病人右侧。检查者握紧病人手腕掌面,以示指、中指、环指指腹触于病人桡动脉上,将其前臂高举超过头部,有水冲脉者可使检查者明显感知桡动脉犹如水冲的急促而有力的脉搏冲击。同法检查对侧,正常人水冲脉为阴性(图 5-14)。

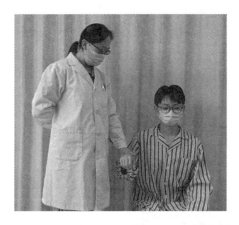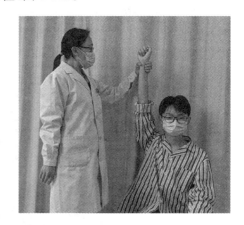

图 5-14　水冲脉检查

(三)枪击音

轻放听诊器膜型体件于外周较大动脉表面时(常选择股动脉、肱动脉),可闻及与心跳一致短促如射枪的声音。同法检查对侧(图 5-15)。

(四)Duroziez 双重杂音

以听诊器钟型体件稍加压力于股动脉,并使体件开口方向稍偏向近心端,可闻及收缩期与舒张期双期吹风样杂音。同法检查对侧(图 5-16)。

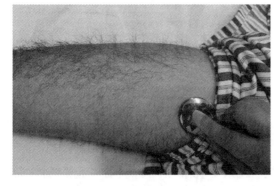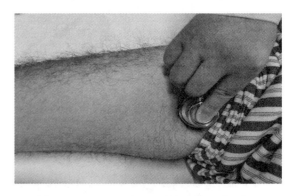

图 5-15　枪击音检查(股动脉)　　　　图 5-16　Duroziez 双重杂音检查(股动脉)

三、血管杂音

（一）静脉杂音

多无临床意义。肝硬化门静脉高压引起腹壁静脉曲张时，可在脐周或上腹部闻及连续性静脉营营声。

（二）动脉杂音

多见于局部血流丰富（如甲状腺功能亢进症）、血管狭窄（如动脉粥样硬化、大动脉炎）、动静脉瘘等。

四、肝-颈静脉回流征

（一）检查方法

当右心衰竭引起肝淤血肿大时，用手压迫肿大的肝脏可使颈静脉怒张更明显，即肝-颈静脉回流征阳性。检查方法是嘱病人卧床，头垫一枕，张口平静呼吸，避免 Valsalva 憋气动作。如有颈静脉怒张者，应将床头抬高 $30°\sim45°$，使颈静脉怒张水平位于颈根部。医生右手掌紧贴于右上腹肝区，逐渐加压持续 10 s，同时观察颈静脉怒张程度。正常人颈静脉不扩张，或施压之初可有轻度扩张，但迅速下降到正常水平。右心衰竭病人颈静脉持续而明显怒张，但停止压迫肝脏后下降（至少 $4\ cmH_2O$），称肝-颈静脉回流征阳性。

（二）发生机制

因压迫淤血的肝脏使回心血量增加，而已充血的右心房不能接受回心血液而使颈静脉压被迫上升。

思考题

1. 二尖瓣狭窄的体征有哪些？
2. 主动脉瓣关闭不全的体征有哪些？

扫码看
答案

（王桂芬）

第六章 腹部检查

思维导图

学习目标

目的要求

1.掌握腹部检查的内容、方法和腹部检查的正常特点。

2.腹部的体表标志及分区;腹部异常改变的临床意义。

3.具有人文关怀意识,能够进行有效的医患沟通;重视医学伦理问题,尊重和保护病人隐私。

实验内容

1.视诊:外形、呼吸运动、腹壁静脉、胃肠型和蠕动波等。

2.触诊:腹壁紧张度、压痛、反跳痛、肿块、液波震颤、振水音、腹部重要脏器(肝、胆、脾、肾)。

3.叩诊:肝上、下界,移动性浊音,肝区、胆囊区、肋脊角叩击痛。

4.听诊:肠鸣音、血管杂音。

重点检查项目

1.触诊:浅部触诊法、深部触诊法的正确应用;肝脏、胆囊及脾脏的触诊;液波震颤的检查。

2.叩诊:肝上、下界;移动性浊音。

3.听诊:肠鸣音。

实验用品

直尺、听诊器等。

第一节 腹部体表标志及分区

一、解剖回顾

1.腹部 腹部主要由腹壁、腹腔和腹腔内脏器组成。腹部范围上起横膈,下至骨盆。腹部体表上以两侧肋弓下缘和胸骨剑突与胸部为界,下至两侧腹股沟韧带和耻骨联合,前面和侧面由腹壁组成,后面为脊柱和腰肌。

2.腹腔 腹腔内有很多重要脏器,主要归属消化、泌尿、生殖、内分泌、血液及血管系统。

二、体表标志

(一)腹部体表标志

腹部体表标志包括剑突、肋弓下缘、耻骨联合、髂前上棘、脐、腹中线、腹直肌外缘、腹股沟韧带、髂嵴、竖脊肌外缘、第12肋骨及肋脊角等(图6-1)。

Note

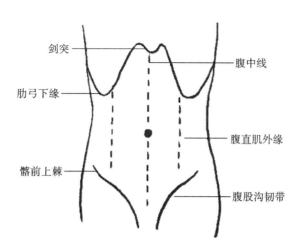

图 6-1　腹部体表标志示意图

（二）腹部分区

1. 四区分法　以脐为中心作水平线与垂直线将腹部分为右上腹、右下腹及左上腹、左下腹四区（图 6-2）。各区所包含主要脏器见表 6-1。

表 6-1　四区分法各区所包含主要脏器

部位	所含脏器
右上腹部	肝、胆囊、幽门、十二指肠、小肠、大网膜、胰头、右肾上腺、右肾、结肠肝曲、部分横结肠、腹主动脉
右下腹部	盲肠、阑尾、部分升结肠、小肠、右输尿管、胀大的膀胱、淋巴结、男性右侧精索、女性右侧卵巢和输卵管、增大的子宫
左上腹部	肝左叶、脾、胃、小肠、大网膜、胰体、胰尾、左肾上腺、左肾、结肠脾曲、部分横结肠、腹主动脉
左下腹部	乙状结肠、部分降结肠、小肠、左输尿管、胀大的膀胱、淋巴结、女性左侧卵巢和输卵管、增大的子宫、男性左侧精索

2. 九区分法　由左、右髂前上棘至腹中线连线的中点为两条垂直线，两侧肋弓下缘连线和两侧髂前上棘连线为两条水平线，这四条线将腹部分为九区，中部三区为上腹部、中腹部（脐部）及下腹部（耻骨上部）。两侧各三区分别为左、右上腹部（季肋部），左、右侧腹部（腰部）及左、右下腹部（髂部）（图 6-3）。

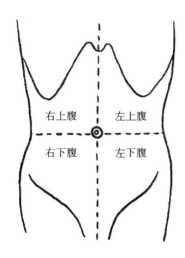

图 6-2　腹部体表分区示意图（四区分法）

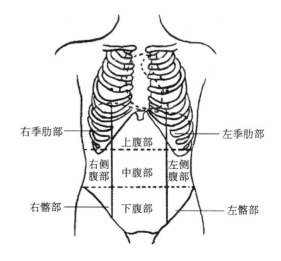

图 6-3　腹部体表分区示意图（九区分法）

第二节　腹部视诊

进行腹部视诊检查时应注意以下问题。

（1）嘱病人排空膀胱，取低枕仰卧位，双手自然置于身体两侧，充分暴露全腹部，平静呼吸，使腹壁放松。

（2）室内应温暖，光线应充足而柔和，以自然光为好，从前侧方射入视野，便于观察病人腹部表面的器官轮廓、肿块、胃肠型及蠕动波等。

（3）检查者应站立于病人的右侧，按一定顺序自上而下地观察腹部，有时为了查出细小隆起或蠕动波，检查者应将视线降低至腹平面，自侧面呈切线方向观察（图6-4）。

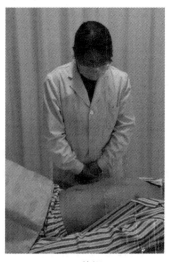
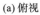
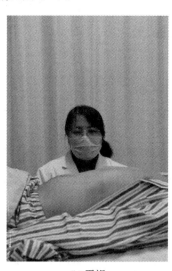

（a）俯视　　　　　　　　　（b）平视

图 6-4　腹部视诊

腹部视诊的内容如下。

一、腹部外形

正常人平卧时腹部平坦（图 6-5（a））或稍凹陷（前腹壁大致处于肋缘至耻骨联合同一平面或略微低凹），两侧对称。小儿或体胖者腹部饱满，消瘦者及老年人腹部低平。平卧时前腹壁明显高于肋缘与耻骨联合的平面，称为腹部膨隆（图 6-5（b））。平卧时前腹壁明显低于该平面的，称为腹部凹陷（图 6-5（c））。腹部外形改变及意义见表 6-2。

表 6-2　腹部外形改变及意义

类型		意义
腹部膨隆	全腹膨隆	腹水（蛙腹、尖腹）、腹内积气（肠梗阻或肠麻痹）、腹内巨大包块（肝大、脾大、巨大卵巢囊肿等）、足月妊娠
	局部膨隆	局部脏器肿大、腹内肿瘤、炎性肿块、胃或肠胀气、腹壁上的肿物（皮下脂肪瘤、结核性脓肿等）、疝等
腹部凹陷	全腹凹陷	消瘦和脱水者，严重时呈舟状腹
	局部凹陷	较少见，多由手术后腹壁瘢痕收缩所致

全腹膨隆时，为观察其程度和变化，常需测腹围。测量方法为让病人排尿后平卧，用软尺经脐绕腹

一周,测得的周长即为脐周腹围,通常以 cm 为单位,还可测腹部最大周长即最大腹围,同时记录。

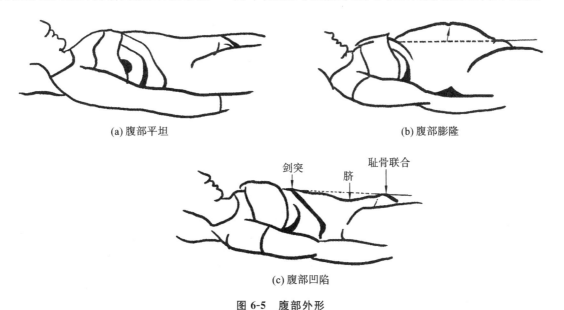

(a) 腹部平坦　　　　　　　　　　　(b) 腹部膨隆

(c) 腹部凹陷

图 6-5　腹部外形

思考题

　　发现腹部包块时,如何鉴别包块在腹腔内或是在腹壁上?

扫码看
答案

二、呼吸运动

　　观察腹式呼吸运动。成年男性及小儿以腹式呼吸为主,而成年女性则以胸式呼吸为主,腹壁起伏不明显。

三、腹壁静脉

　　正常人腹壁皮下静脉一般不显露。较瘦或皮肤白皙的人,可隐约见到腹壁静脉。

(一)腹壁静脉血流方向检查

　　选择一段没有分支的静脉,检查者将右手示指和中指并拢压在该段静脉上,然后将一只手指沿着静脉紧压向外滑动,挤出该段静脉内血液,到一定距离后(7.5~10 cm)放松该手指,另一手指仍紧压静脉。如果这一段挤空的静脉很快充盈,则血流方向是从放松的手指一端流向紧压的手指一端。再用同法放松另一手指,则可看出血流方向。正常的血流方向是:脐以上,自下而上;脐以下,自上而下。腹壁静脉血流方向检查手法如图 6-6 所示。

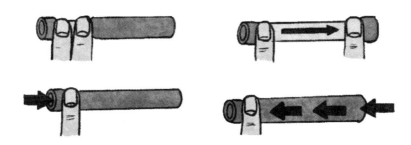

图 6-6　腹壁静脉血流方向检查手法

(二)腹壁静脉曲张的意义

　　腹壁静脉曲张常由门静脉高压,导致循环障碍或上、下腔静脉回流受阻,而有侧支循环形成。此时腹壁浅表静脉显而易见或迂曲变粗,称为腹壁静脉曲张。其特点及意义见表6-3。

表6-3　腹壁静脉曲张的特点及意义

病因	曲张静脉的血流方向
门静脉高压	脐以上静脉向上,脐以下静脉向下,且常以脐为中心向四周伸展,又称"海蛇头"(图6-7(a))
上腔静脉回流受阻	脐以上及脐以下静脉均自上而下(图6-7(b))
下腔静脉回流受阻	脐以上及脐以下静脉均自下而上(图6-7(c))

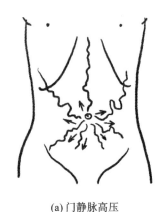 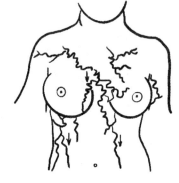 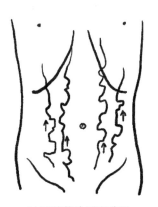

　　(a)门静脉高压　　　　　　　　　(b)上腔静脉回流受阻　　　　　　　　(c)下腔静脉回流受阻

图6-7　腹壁静脉曲张示意图

四、胃肠型和蠕动波

　　检查者的视线平病人腹部水平面,观察有无蠕动波。正常人一般看不见,但在腹壁薄或松弛的老年人、经产妇或极度消瘦者有可能见到。病理情况下见于胃肠道梗阻(图6-8)。

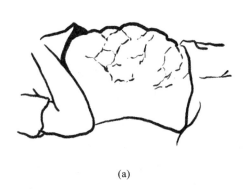 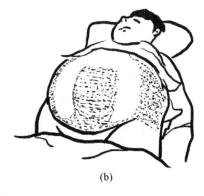

　　　　　　　(a)　　　　　　　　　　　　　　　　　　(b)

图6-8　胃肠型

五、腹壁其他情况

　　腹壁皮肤有无皮疹、色素、腹纹、瘢痕、疝。注意观察脐部、腹部体毛、上腹部搏动等。

第三节　腹部听诊

一、肠鸣音

　　肠鸣音为肠蠕动时,肠管内液体和气体流动产生的断断续续的咕噜声(气过水声)。正常时为4～5

次/分。肠鸣音改变的特点及意义见表 6-4。

表 6-4　肠鸣音改变的特点及意义

类型	特点	意义
肠鸣音活跃	肠蠕动增强，肠鸣音达 10 次/分以上，但音调不是特别高亢	急性胃肠炎、服泻药后、胃肠道大出血时
肠鸣音亢进	肠鸣音次数增多且声音响亮、高亢，甚至呈叮当声或金属音	机械性肠梗阻
肠鸣音减弱	肠蠕动减弱，肠鸣音亦减弱或数分钟才听到 1 次	老年性便秘、腹膜炎、低钾血症、胃肠动力低下
肠鸣音消失	持续听诊 3～5 min 未听到肠鸣音	急性腹膜炎、麻痹性肠梗阻

注：肠鸣音听诊部位多选择在脐周或右下腹部，听诊时间不能少于 1 min。

二、血管杂音

血管杂音分为动脉性杂音和静脉性杂音。

(一)动脉性杂音

动脉性杂音常在腹中部或腹部两侧。腹中部的收缩期血管杂音常提示腹主动脉瘤或腹主动脉狭窄。如收缩期杂音在左右上腹，常提示肾动脉狭窄；如收缩期杂音在下腹两侧，应考虑髂动脉狭窄。左叶肝癌压迫肝动脉或腹主动脉时，可在包块部位听到吹风样杂音或在肿瘤部位（较浅表时）听到轻微的连续性杂音。腹部动脉性杂音听诊部位如图 6-9 所示。

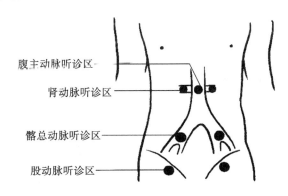

图 6-9　腹部动脉性杂音听诊部位

(二)静脉性杂音

静脉性杂音为连续性潺潺声。门静脉高压侧支循环形成时，静脉性杂音可出现于脐周或上腹部。

思考题
　腹部听诊时如何区分血管杂音为动脉性或静脉性？

扫码看
答案

第四节　腹部叩诊

腹部叩诊的主要作用在于叩知某些脏器的大小和有无叩痛，胃肠道充气情况，腹腔内有无积气、腹水、肿块等。腹部叩诊一般多采用间接叩诊法。

一、腹部叩诊音

正常情况下,腹部大部分区域的叩诊音为鼓音。只有肝、脾所在部位,增大的膀胱和子宫所在部位,以及两侧腹部近腰肌处为浊音。腹腔内实质性脏器肿大、肿瘤、大量腹水等可出现浊音或实音,使鼓音区缩小;胃肠胀气、穿孔所致的气腹等可致鼓音区扩大或导致肝浊音界等本不应有鼓音的部位出现鼓音。叩诊可从左下腹部开始,沿逆时针方向至右下腹部,再至脐部。

二、肝脏及胆囊叩诊

(一)肝脏上下界的叩诊

一般沿右锁骨中线、右腋中线和右肩胛线叩诊,由肺区向下叩向腹部,清音变为浊音时,为肝上界,对于匀称体型者的肝上界在上述三条线上分别位于第5、7、10肋间;自腹部向上叩诊,鼓音变为浊音时,为肝下界,在前两条线上分别位于右季肋下缘、第10肋骨水平。在右锁骨中线上,肝上界与肝下界之间的距离称为肝上下径(肝上界叩诊方法同上,而肝下界因与胃、结肠等重叠,较难叩准,故临床上多用触诊法确定肝下界),正常为9～11 cm(图6-10)。

(二)肝区叩击痛检查

肝区叩击痛检查对诊断肝炎、肝脓肿或肝癌有一定意义。

(三)胆囊区叩击痛检查

胆囊位于深部,且被肝脏遮盖,临床上不能用叩诊法检查其大小,仅能检查胆囊区有无叩击痛,胆囊区叩击痛为胆囊炎的重要体征。

叩击痛检查方法如图6-11所示。

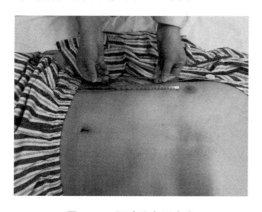

图6-10　肝脏浊音区大小

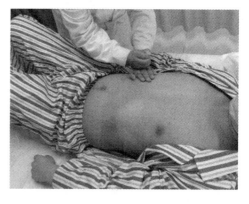

图6-11　肝区、胆囊区叩击痛检查

思考题

　　肝下缘超出正常标准时,如何判断是肝下移还是肝大?

三、胃泡鼓音区及脾脏叩诊

(一) 胃泡鼓音区

胃泡鼓音区(Traube区)在左前胸下部、肋缘以上,为胃内含气所致。其叩诊方法如下。

(1)嘱病人取仰卧位,检查者站在病人的右侧。

(2)其上界为横膈及肺下缘,下界为肋弓,左界为脾脏,右界为肝左缘,整体形成一个半圆形区域。

(3)正常时此鼓音的大小视胃内含气量多少而定,也受邻近器官和组织的影响。

扫码看

答案

Note

(二)脾脏叩诊

当脾脏触诊不满意或在左肋下触到很小的脾缘时,宜用叩诊进一步检查其大小,叩诊方法如下。

(1)应用轻叩法,在左腋中线上自上而下叩诊。

(2)脾浊音区在第9至11肋间,其长度为4~7 cm,前方不超过腋前线。

(3)脾浊音区扩大见于各种原因所致的脾大。

(4)脾浊音区缩小见于左侧气胸、胃扩张、肠胀气等。

四、移动性浊音叩诊

(1)嘱病人取平卧位(图6-12(a)),检查者站在其右侧。

(2)检查者自腹中部脐水平面开始向左侧叩诊,鼓音变浊音时,板指固定不动。

(3)嘱病人右侧卧位,再度叩诊该处,如呈鼓音,表明浊音移动。

(4)同样方法向右侧叩诊,叩得浊音后嘱病人取左侧卧位(图6-12(b)),以核实浊音是否移动。

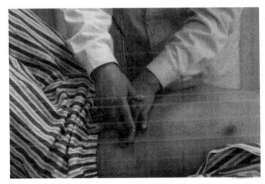
(a) 平卧位

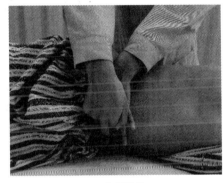
(b) 左侧卧位

图 6-12 移动性浊音检查

(5)因体位不同而出现浊音区变动的现象称为移动性浊音,提示腹腔内游离腹水在1000 mL以上。

> **思考题**
> 如何鉴别腹水与巨大卵巢囊肿?

五、肋脊角叩击痛检查

肋脊角叩击痛检查主要用于检查肾脏病变。其检查方法及临床意义见表6-5。

表 6-5 肋脊角叩击痛检查方法及临床意义

检查方法	嘱病人取坐位或侧卧位,检查者将左手掌平放于病人的肾区(肋脊角处),右手握拳用轻至中等的力量叩击左手背(图6-13)
阳性表现	叩击时肾区疼痛
临床意义	肾炎、肾盂肾炎、肾结石、肾结核及肾周围炎等

六、膀胱叩诊

当膀胱触诊结果不满意时,可用叩诊来判断其膨胀的程度。膀胱空虚时,叩诊叩不出膀胱的轮廓;膀胱充盈时,可在耻骨联合上方叩出圆形的浊音区。

操作考核

扫码看
答案

Note

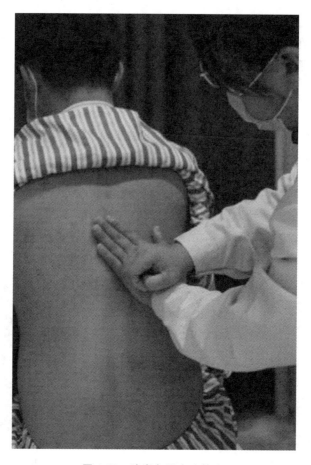

图 6-13　肋脊角叩击痛检查

第五节　腹部触诊

　　腹部触诊应注意两点。一是病人排尿后取仰卧位,双腿稍屈曲并稍分开,使腹肌松弛,并张口作腹式呼吸。检查脾脏时,可取右侧卧位;检查肾脏时,可取坐位或立位。二是检查者站立于病人右侧,检查时手掌要温暖,前臂应与病人的腹壁处在同一水平。动作轻柔,缓缓用力、由浅入深,由健康部位开始,逐渐移向病变区。边检查边注意病人的表情与反应,对精神紧张或感到痛苦者应给予安慰和解释,也可边触诊边与病人交谈,转移其注意力,以减少腹肌紧张。

　　腹部触诊方法主要有浅部触诊法和深部触诊法(表 6-6)。

表 6-6　腹部触诊方法及意义

分类	具体操作方法	意义
浅部触诊法	用全手掌轻轻在腹部表浅部位,利用掌指关节和腕关节的协同动作,柔和地进行滑动触摸,使腹壁压陷约 1 cm(图 6-14)	了解腹壁紧张度,检查表浅部位的压痛、肿块、搏动和腹壁上的肿物;使病人适应检查,为深部触诊创造有利条件
深部触诊法	用单手或两手重叠,由浅入深,逐渐增加压力,使腹壁压陷 2 cm 及以上,有时可达 5 cm(图 6-15)	了解腹腔内脏器情况;检查压痛、反跳痛和腹内肿物等

　　腹部触诊的内容介绍如下。

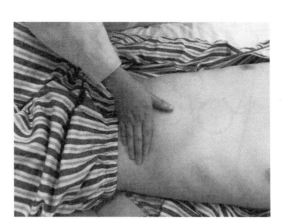

图 6-14　浅部触诊法

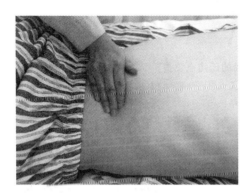

(a) 单手触诊

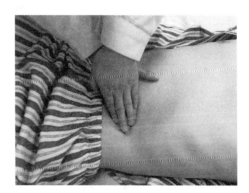

(b) 双手重叠触诊

图 6-15　深部触诊法

一、腹壁紧张度

腹壁紧张度一般用浅部触诊法。正常人腹壁有一定张力,触之柔软,较易压陷,谓之腹壁柔软。腹壁紧张度改变及意义见表 6-7。

表 6-7　腹壁紧张度改变及意义

类型			意义
腹壁紧张度增加	全腹壁紧张	炎症刺激	急性腹膜炎(板状腹)
			结核性腹膜炎或腹膜转移癌(揉面感)
		腹腔内容物增加	肠胀气、气腹或大量腹水
	局部腹壁紧张		常由腹腔内脏器炎症波及腹膜而引起
腹壁紧张度减低	多因腹肌张力降低或消失所致		慢性消耗性疾病或大量排出腹水后;经产妇或年老体弱、脱水病人

二、压痛及反跳痛

一般采用深部触诊法。正常人腹部触摸时不引起疼痛,重按时仅有一种压迫感。

(一)压痛

压痛多为腹壁或腹腔内病变所致。抓捏腹壁或卧位屈颈抬肩时压痛明显,腹壁病变、腹腔内病变(如脏器的炎症、淤血、肿瘤、破裂、扭转及腹膜炎症、出血等)均可引起相应部位腹壁压痛。腹部常见疾病的压痛点位置如图 6-16 所示。腹部压痛检查手法如图 6-17 所示。

Note

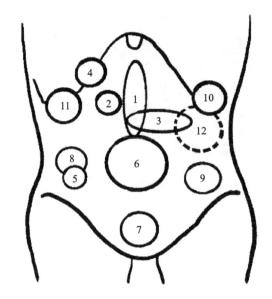

图 6-16　腹部常见疾病的压痛点位置

1.胃炎或胃溃疡;2.十二指肠溃疡;3.胰腺炎或胰腺肿瘤;4.胆囊;5.阑尾炎;
6.小肠疾病;7.膀胱或子宫病变;8.回盲部炎症、结核;9.乙状结肠炎症或乙状结肠肿瘤;
10.脾或结肠脾曲病变;11.肝或结肠肝曲病变;12.胰腺炎的腰部压痛点

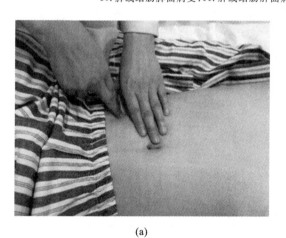

(a)

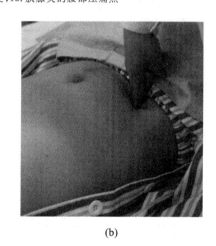

(b)

图 6-17　腹部压痛检查

操作考核

扫码看

答案

（二）反跳痛

反跳痛为炎症累及腹膜壁层的征象。检查者用手触摸病人腹部出现压痛后,手指于原处稍停片刻,然后迅速将手抬起,病人感到腹痛骤然加重,甚至出现痛苦表情或呻吟,这是突然抬起手时腹膜被牵拉所致(图 6-18)。

> **思考题**
> 腹膜刺激征包括哪些临床体征？有何临床意义？

三、脏器触诊

肝、脾、肾、胆囊、胰腺、膀胱及胃肠等在发生病变时,常可触到相应脏器的增大或局限性肿块,这对诊断有重要意义。

（一）肝脏触诊

肝脏触诊主要用于了解肝脏下缘的位置和肝脏的质地、表面、边缘及搏动等情况。

1.肝脏触诊方法　检查者站于病人右侧,嘱病人取仰卧位,双腿屈曲,并作较深腹式呼吸动作(表

Note

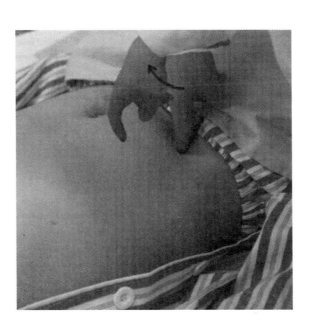

图 6-18 腹部反跳痛检查

6-8)。

表 6-8 肝脏触诊方法

方法分类	具体操作
单手触诊法 (图 6-19)	检查者右手四指并拢,掌指关节自然伸直,与肋缘大致平行地放在右上腹部或脐右侧估计肝下缘的下方,用示、中指沿桡侧逐渐向上滑动触诊(随病人呼气时,手指压向腹壁深部,吸气时,手指缓慢抬起朝肋缘方向迎触下移的肝缘),直至触到肝缘或右肋缘为止(在锁骨中线及前正中线上分别触诊)
双手触诊法 (图 6-20)	检查者左手托住病人右腰部,拇指张开置于肋部,触诊时左手向上托起腰部,伸肝下缘紧贴前腹壁,并限制右下胸扩张,右手进行触诊,其方法同上
钩指触诊法 (图 6-21)	检查者面向病人足部,将右手掌搭在病人右前胸下部,且第 2~5 指并拢弯曲成钩状,随病人深吸气而进一步屈曲指关节,迎触下移的肝下缘

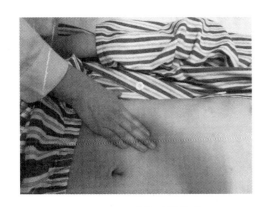

图 6-19 肝脏单手触诊法

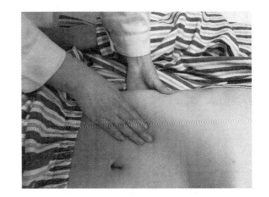

图 6-20 肝脏双手触诊法

　　肝脏触诊时应注意:①儿童或腹壁薄软者在前正中线剑突下,自脐平面开始逐渐向上触诊肝脏左叶。②若移到肋缘未触及肝脏且右腹部饱满,应考虑肝大,需下移初始触诊部位,否则会出现"肝上触肝"的错误现象(图 6-22)。

2. 肝脏触诊注意事项

　　(1)触诊肝脏应注意其大小、质地、边缘和表面状态、压痛、搏动、肝区摩擦感、肝震颤等。

　　(2)肝下缘记录方法:分别记录右锁骨中线上肝下缘至右肋缘的距离及前正中线上肝下缘至剑突下的距离。正常人肝下缘应在肋下 1 cm 以内、剑突下多在 3 cm 以内,在腹上角较锐的瘦高者剑突根部下

Note

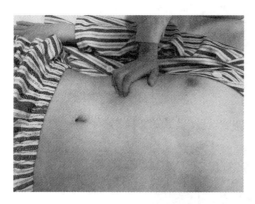

图 6-21　肝脏钩指触诊法

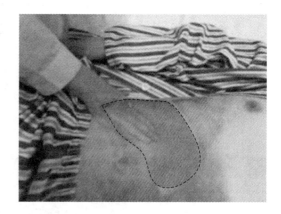

图 6-22　肝大时的错误触诊方法

可达 5 cm,但不能超过剑突下根部至脐距离的中上 1/3 交界处。肝脏位置下移及病理性肝大时均可触及肝下缘。

（3）一般将肝脏质地分为三级,其特点及意义见表 6-9。

表 6-9　肝脏质地分级特点及意义

质地等级	特点	意义
质软	如触撅起之口唇	正常肝脏
质韧（中等硬度）	如触鼻尖	急性肝炎、脂肪肝质地稍韧;慢性肝炎、肝淤血时质韧
质硬	如触前额	肝硬化质硬,肝癌质地最坚硬

思考题

简述病理性肝大的类型、特点及临床意义。

（二）脾脏触诊

正常情况下脾脏不能触及。内脏下垂或左侧胸腔积液、积气时膈下移,可使脾脏下移。如脾大并能触及,则提示脾大至正常的两倍以上。

1.脾脏触诊方法

（1）常用双手触诊法,病人取仰卧位,双腿屈曲或右侧卧位。

（2）检查者位于病人右侧,左手绕过病人腹前方,左手掌置于病人左胸下部第 9～11 肋处,试将脾脏从后向前托起,右手掌平放于脐部,与左肋弓大致垂直,自脐平面开始,配合呼吸,如同肝脏触诊一样,迎触脾尖,直至触到脾缘或左肋缘为止(图 6-23(a))。

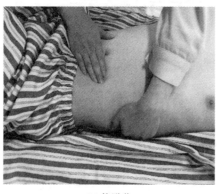

(a) 仰卧位

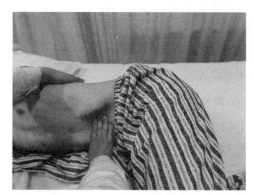

(b) 右侧卧位

图 6-23　脾脏触诊

（3）如脾脏轻度肿大，仰卧位不易触及时，可嘱病人取右侧卧位，双下肢屈曲，然后进行触诊（图 6-23（b））。

（4）脾脏明显肿大而位置又较表浅时，用右手单手触诊，稍用力即可查到。

2. 脾脏触诊注意事项

（1）脾脏触诊时按压不要太重，否则可能将脾脏挤开。

（2）要与其他肿块如增大的左肾、肿大的肝左叶、结肠脾曲肿物、胰尾部囊肿等相区别。

（3）注意脾脏大小：脾大（图 6-24）的测量方法见表 6-10。

（4）注意脾脏的质地、边缘和表面情况，如有无压痛及摩擦感等。

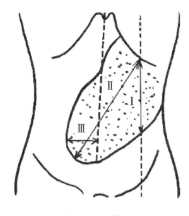

图 6-24 脾大

表 6-10 脾大的测量方法

第Ⅰ线测量	左锁骨中线与左肋缘交点至脾下缘的距离，以 cm 表示（下同）
第Ⅱ线测量	左锁骨中线与左肋缘交点至脾脏最远点的距离（应大于第Ⅰ线测量）
第Ⅲ线测量	脾右缘与前正中线的垂直距离

注：①若脾大向右超过前正中线，需测量脾右缘与前正中线的最大距离，以"＋"表示；②若脾大未超过前正中线，需测量脾右缘与前正中线的最短距离，以"－"表示。

> **思考题**
>
> 脾大如何分度？有何临床意义？

（三）胆囊触诊

胆囊大致位置如图 6-25 所示。正常人胆囊不能触及，但可按如下触诊方法检查。

（1）可用单手滑动触诊法或钩指触诊法进行触诊。

（2）胆囊触痛检查：检查者将左手平放在病人的右胸下部，拇指指腹勾压于右肋下胆囊点处（腹直肌外侧缘与右肋弓交界处），并用中等强度压力压迫腹壁，嘱病人缓慢深吸气，吸气时拇指触及肿大的胆囊，引起疼痛，称为胆囊触痛，如因疼痛剧烈而致吸气中止，即墨菲（Murphy）征阳性（图 6-26）。

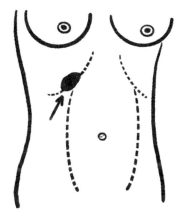

图 6-25 胆囊位置

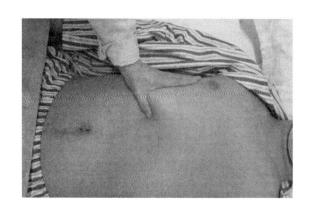

图 6-26 Murphy 征检查

（3）要注意胆囊的大小、形状、质地及有无压痛。

> **思考题**
>
> 胆囊肿大有何临床意义？

（四）肾脏触诊

正常人肾脏一般不易触及，有时可触到右肾下极。

1. 肾脏触诊方法

（1）一般用双手触诊法，病人可取仰卧位或立位。

（2）卧位触诊右肾时，嘱病人双腿屈曲并做较深腹式呼吸。检查者站于病人右侧，左手托住病人右肋脊角处（后腰部），右手掌平放在右上腹部，手指方向大致平行于右肋缘进行深部触诊右肾，于病人吸气时双手夹触肾脏（图 6-27(a)）。

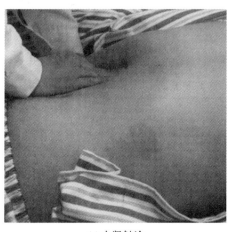
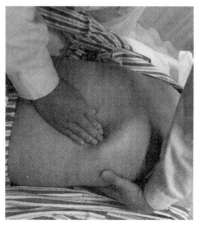

(a) 右肾触诊　　　　　　　　　　(b) 左肾触诊

图 6-27　肾脏触诊

（3）卧位触诊左肾时，检查者左手自病人腹前方绕过，左手掌托住病人左侧肋脊角处（图 6-27(b)），其余步骤同右肾触诊。

（4）如卧位未触及肾脏，也可让病人站立于床旁，检查者于病人侧面用两手前后联合触诊肾脏。

2. 肾脏触诊注意事项

（1）如触到光滑、钝圆的脏器，可能为肾下极，如能在双手间握住更大部分，则略能感知其蚕豆状外形，握住时病人常有酸痛或类似恶心的不适感。

（2）当肾脏或尿路有炎症或其他疾病时，可在相应部位出现压痛点（图 6-28）。具体说明见表 6-11。

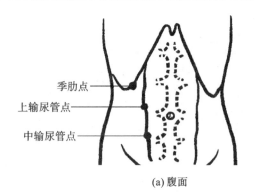
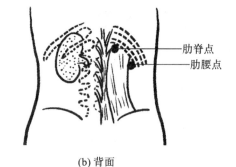

(a) 腹面　　　　　　　　　　(b) 背面

图 6-28　肾脏、尿路疾病压痛点示意图

表 6-11　肾脏、尿路疾病压痛点对应解剖部位

压痛点	解剖部位
季肋点（前肾点）	第 10 肋骨前端，右侧位置稍低，相当于肾盂位置
上输尿管点	在脐水平线上，腹直肌外缘
中输尿管点	在髂前上棘水平线上，腹直肌外缘，相当于输尿管第二狭窄处

续表

压痛点	解剖部位
肋脊点	背部第 12 肋骨与脊柱交角(肋脊角)的顶点
肋腰点	第 12 肋骨与腰肌外缘交角(肋腰角)的顶点

（五）膀胱触诊

正常膀胱空虚时,不易触到。当膀胱积尿、充盈胀大时,可在下腹中部触到,方法如下。

（1）一般采用单手滑动触诊法。

（2）嘱病人取屈膝仰卧位,检查者以右手自脐开始向耻骨方向触摸。

（3）膀胱增大多由积尿所致,呈扁圆形或圆形,触之囊性感,不能用手推移。按压时憋胀有尿意,排尿或导尿后缩小或消失。

四、腹部肿块触诊

除以上脏器外,腹部还可能触及一些肿块,包括肿大或异位的脏器、炎症性肿块、囊肿、肿大的淋巴结、良性肿瘤、恶性肿瘤、胃内结石、肠内粪块等,应注意区别。首先应将正常脏器与病理性肿块区别开来。

（一）正常腹部可触到的结构

正常腹部可触到的结构(图 6-29)说明如下。

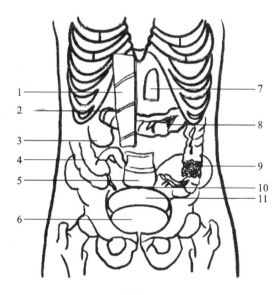

图 6-29　正常腹部可触到的结构

1.腹直肌;2.腱划;3.右肾下极;4.盲肠;5.椎体;6.胀满的膀胱;7.腹主动脉;
8.横结肠;9.降结肠或乙状结肠的粪块;10.骶骨岬;11.妊娠的子宫

（1）腹直肌肌腹及腱划:在腹肌发达者或运动员的腹壁中上部,可触到腹直肌肌腹。隆起略呈圆形或方块,较硬,其间有横行凹沟的,为腱划。

（2）腰椎椎体及骶骨岬:形体消瘦或腹壁薄软者,在脐附近中线常可触到骨样硬度的肿块,自腹后壁向前突出,有时可触到其左前方有搏动,此即腰椎($L_4 \sim L_5$)椎体或骶骨岬(S_1 向前突出处),其左前方的搏动为腹主动脉搏动。

（3）乙状结肠粪块:正常用滑行触诊法常可触到,内存粪便时明显,为光滑索条状,无压痛,可被手指推动。当有干结粪块潴留于内时,可触到类圆形肿块或较粗索条,可有轻压痛,易误认为是肿瘤。

（4）横结肠:体形较瘦的人,于上腹部可触到一中间下垂的横行索条,腊肠样粗细,光滑柔软,滑动触诊时可推动,即为横结肠。

（5）盲肠：除腹壁过厚者外，大多数人在右下腹麦氏（McBurney）点稍内上部位可触到盲肠。正常时触之如圆柱状，其下部为梨状扩大的盲端，稍能移动，表面光滑，无压痛。

（二）异常肿块

如在腹部触到上述内容以外的肿块，应视为异常，多有病理意义。触到时需注意其部位、大小、形态、质地、有无压痛、搏动及移动度等情况，同时还要注意触到的肿块与腹壁和皮肤的关系，以区别腹腔内外的病变。

思考题

　1.引起腹部异常肿块的常见原因有哪些？

　2.腹部触诊时炎症性包块和肿瘤性包块有何不同？

扫码看

答案

五、液波震颤检查

腹腔内有大量游离液体时，如用手指叩击腹部，可感到液波震颤，或称波动感（表 6-12）。

表 6-12　液波震颤的检查方法及临床意义

检查方法	嘱病人取平卧位，检查者以一手掌面贴于病人一侧腹壁，另一手四指并拢屈曲，用指端叩击对侧腹壁（或以指端冲击式触诊），如图 6-30 所示
阳性表现	贴于腹壁的手掌有被液体波动冲击的感觉
临床意义	腹水（3000～4000 mL）

注：为防止腹壁本身的震颤传至对侧，可让另一人将手掌尺侧缘压于脐部腹中线上。

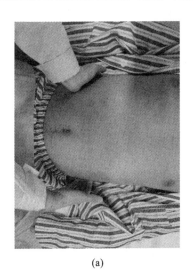 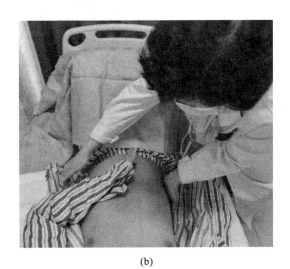

(a) 　　　　　　　　　　　　　　　　　(b)

图 6-30　液波震颤检查

六、振水音

胃内如有多量液体及气体存留，触诊时可出现振水音（表 6-13）。

表 6-13　振水音的检查方法及临床意义

检查方法	嘱病人取仰卧位，检查者以一耳凑近上腹部（或将听诊器体件置于上腹部），同时以冲击触诊法振动胃部（图 6-31）
阳性表现	在空腹状态下（清晨空腹或餐后 6～8 h）可听到气、液冲撞的声音
临床意义	幽门梗阻或胃扩张

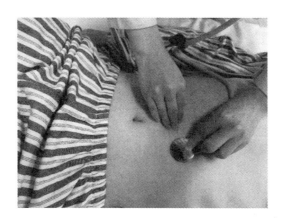

图 6-31 振水音检查

（王　静）

第七章 肛门、直肠及脊柱、四肢检查

学习目标

目的要求

1. 熟悉肛门、直肠的检查方法及顺序。

2. 熟悉脊柱、四肢的检查方法及顺序。

3. 具有人文关怀意识,能够进行有效的医患沟通;重视医学伦理问题,尊重和保护病人隐私。

实验内容

视诊:观察肛门及其周围皮肤颜色及皱褶、脊柱生理弯曲、肢体与关节的形状及运动。

重点检查项目

1. 直肠指诊。

2. 脊柱压痛和叩击痛的检查。

3. 浮髌试验。

实验用品

棉签、叩诊锤、指套或手套、润滑剂。

第一节 肛门、直肠检查

一、解剖回顾

直肠全长 12～15 cm,下连肛管。肛管下端在体表的开口为肛门,位于会阴中心体与尾骨尖之间。肛门与直肠的检查方法简便,常能发现许多有重要临床价值的体征。

二、检查体位

检查时根据不同的检查目的,可让病人采用不同的体位,常用的有如下几种体位。

(1)肘膝位:病人两肘关节屈曲,置于检查台上,胸部尽量靠近检查台,双膝关节屈曲成直角跪于检查台上,臀部抬高。此体位常用于前列腺、精囊及内镜检查(图 7-1)。

(2)左侧卧位:病人取左侧卧位,右腿向腹部屈曲,左腿伸直,臀部靠近检查台右边。检查者位于病人背后进行检查。该体位适用于病重、年老体弱或女性病人(图 7-2)。

(3)仰卧位或截石位:病人仰卧于检查台上,臀部垫高,双腿屈曲、抬高并外展。适用于重症体弱病人或膀胱直肠窝的检查,亦可进行直肠双合诊检查(图 7-3)。

Note

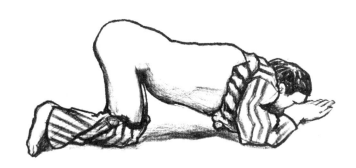

图 7-1　肘膝位

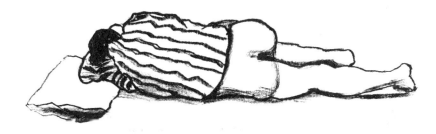

图 7-2　左侧卧位

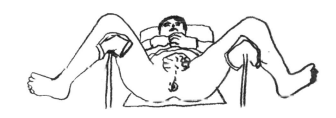

图 7-3　截石位

（4）蹲位：病人下蹲呈排大便的姿势，屏气向下用力。适用于检查直肠脱出、内痔及直肠息肉等（图 7-4）。

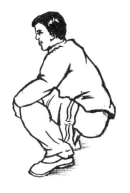

图 7-4　蹲位

肛门与直肠检查所发现的病变如肿块、溃疡等应按时针方向进行记录，并注明检查时病人所采取的体位。肘膝位时肛门前正中点位为 6 点钟位，后正中点为 12 点钟位，而截石位时的时钟位与此相反。

肛门与直肠的检查方法以视诊、触诊为主，辅以内镜检查。

三、肛门、直肠视诊

用手分开病人臀部，观察肛门及其周围皮肤颜色及皱褶，注意肛门周围有无脓血、黏液、肛裂、外痔、脓肿等。肛门、直肠常见疾病的类型和特点见表 7-1。

表 7-1　肛门、直肠常见疾病的类型和特点

类型	特点
肛门闭锁与狭窄	多见于新生儿先天性畸形；因感染、外伤或手术引起的肛门狭窄，可见瘢痕
肛门瘢痕与红肿	多见于外伤或手术后；肛门周围有红肿及压痛，常为肛门周围炎症或脓肿
肛裂	病人自觉排便疼痛，排出的粪便周围有少许鲜血。检查可见裂口，触诊有明显压痛
痔	大便带血，痔块脱出，有疼痛或瘙痒感

续表

类型	特点
肛门直肠瘘	肛门周围皮肤有瘘管开口,有时有脓性分泌物流出,在直肠或肛管内可见瘘管的内口或伴有硬结
直肠脱垂	病人取蹲位,观察肛门有无突出物。如无突出物或突出不明显,让病人屏气做排便动作时肛门外可见紫红色球状突出物,且随排便力气加大而突出更为明显

四、肛门、直肠触诊

又称肛诊或直肠指诊。病人取肘膝位、左侧卧位或截石位等。右手戴手套或示指戴指套,并涂以润滑剂,如凡士林、肥皂液、液体石蜡等,将示指置于肛门外口轻轻按摩,等病人肛门括约肌适应放松后,再将示指徐徐插入肛门、直肠内(图7-5)。检查肛门及括约肌的紧张度,肛管及直肠的内壁。观察有无压痛及黏膜是否光滑,有无肿块及搏动感。常见异常改变的特点及原因见表7-2。

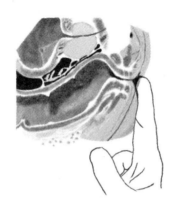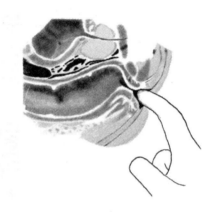

图 7-5　直肠指检

表 7-2　常见异常改变的特点及原因

特点	原因
直肠剧烈触痛	常因肛裂及感染引起
触痛伴有波动感	见于肛门、直肠周围脓肿
柔软、光滑有弹性的包块	多为直肠息肉
坚硬凹凸不平的包块	考虑直肠癌
指套表面带有黏液、脓液或血液	应取其涂片镜检或进行细菌学检查

思考题

1. 直肠指检对哪些器官的疾病诊断有重要临床意义?

2. 直肠指检时应注意的异常改变有哪些?

扫码看答案

操作考核

Note

第二节　脊柱检查

脊柱是支撑体重、维持躯体各种姿势的重要支柱,并作为躯体活动的枢纽。脊柱有病变时常表现为局部疼痛、姿势或形态异常以及活动度受限等。脊柱检查时病人可取站立位或坐位,应注意其弯曲度、活动范围及有无畸形、压痛和叩痛等。

一、脊柱弯曲度

(一)生理性弯曲

正常人直立时,脊柱从侧面观察有四个生理弯曲,即颈段稍向前凸,胸段稍向后凸,腰椎明显向前凸,骶椎明显向后凸。让病人取站立位或坐位,从后面观察脊柱有无侧弯。正常人脊柱无侧弯(图7-6)。

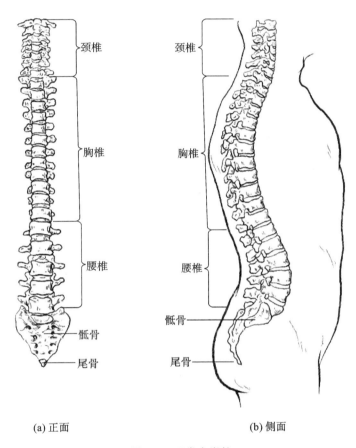

(a) 正面

(b) 侧面

图 7-6 正常人脊柱

(二)病理性变形

1.颈椎变形 观察自然姿势有无异常。

2.脊柱后凸 脊柱后凸是指脊柱过度后弯,也称为驼背。多发生于胸段脊柱。常见病因如下。

(1)佝偻病:多在儿童期发病,坐位时胸段呈明显均匀性向后弯曲(图7-7),仰卧位时弯曲可消失。

(2)结核病:多在青少年时期发病,病变常在胸椎下段及腰段(图7-8)。

(3)强直性脊柱炎:多见于成年人,脊柱胸段成弧形(或弓形)后凸,常有脊柱强直性固定,仰卧位时脊柱也不能伸直。

(4)脊椎退行性病变:多见于老年人,椎间盘退行性萎缩,骨质退行性病变,胸腰椎后凸曲线增大,造成胸椎明显后凸,形成驼背。

(5)其他:如外伤所致脊椎压缩性骨折,造成脊柱后凸,可发生于任何年龄段;青少年胸段下部均匀性向后凸,见于脊椎骨软骨炎。

3.脊柱前凸 脊柱前凸是指脊柱过度向前凸出性弯曲。多发生在腰椎部位,病人腹部明显向前突出,臀部明显向后突出,多由妊娠后期、大量腹水、腹腔巨大肿瘤、第5腰椎向前滑脱、髋关节结核、先天性髋关节后脱位等所致。

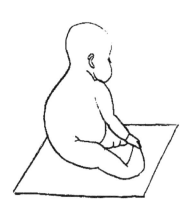

图 7-7 佝偻病脊柱后凸

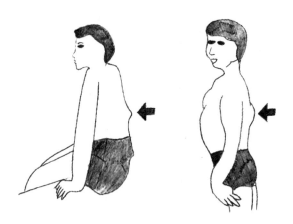

图 7-8 脊柱结核病后凸

4.脊柱侧凸 脊柱侧凸是指脊柱离开后正中线向左或向右偏曲。根据侧凸发生部位不同,分为胸段侧凸、腰段侧凸和胸腰部联合侧凸;根据侧凸的性状分为姿势性侧凸和器质性侧凸(表 7-3)。轻度侧凸时需借助触诊确定,检查方法是检查者用手指沿脊椎的棘突以适当的压力从上往下划压,划压后皮肤出现一条红色充血痕,以此痕为标准,来观察脊柱有无侧弯。

表 7-3 脊柱侧凸的特点及病因

脊柱侧凸类型	特点	病因
姿势性侧凸	无脊柱结构的异常,早期脊柱的弯曲度多不固定,改变体位可使侧凸得到纠正	①儿童发育期坐、立姿势不良 ②代偿性侧凸(一侧下肢明显短于另一侧所致) ③坐骨神经性侧凸(多因椎间盘突出所致) ④脊髓灰质炎后遗症等
器质性侧凸 (图 7-9)	改变体位不能使侧凸得到纠正	①先天性脊柱发育不全,肌肉麻痹,营养不良 ②慢性胸膜增厚、胸膜粘连 ③肩部或胸廓畸形

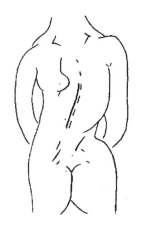
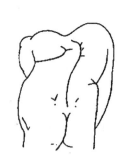

图 7-9 脊柱器质性侧凸

二、脊柱活动度

(一)正常活动度

正常人脊柱有一定的活动度,但各部位活动度明显不同。颈椎段和腰椎段的活动范围最大,胸椎段活动范围最小,骶椎和尾椎已融合成骨块状,几乎无活动性。

脊柱活动度检查方法如下。检查时应让病人做前屈、后伸、侧弯、旋转等动作(图 7-10、图 7-11),以观察脊柱的活动情况及有无变形。已有脊柱外伤可疑骨折或关节脱位的,应避免脊柱活动,以防止损伤脊髓。正常人在直立、骨盆固定的条件下,颈段、胸段、腰段及全脊柱的活动度参考值见表7-4。

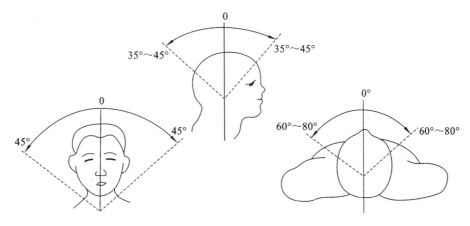

图 7-10 颈椎活动度检查

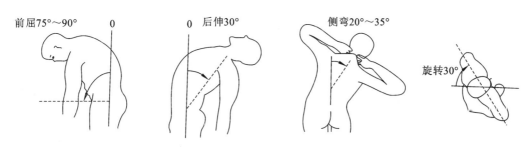

图 7-11 腰椎活动度检查

表 7-4 正常人颈段、胸段、腰段及全脊柱的活动度参考值

脊柱位置	前屈	后伸	左右侧弯	旋转度(一侧)
颈椎	35°～45°	35°～45°	45°	60°～80°
胸椎	30°	20°	20°	35°
腰椎	75°～90°	30°	20°～35°	30°
全脊柱	128°	125°	73.5°	115°

(二)活动受限

脊柱活动受限部位及临床意义见表7-5。

表 7-5 脊柱活动受限部位及临床意义

脊椎活动受限部位	临床意义
颈椎段	①颈部肌纤维炎及韧带受损 ②颈椎病 ③结核或肿瘤浸润 ④颈椎外伤、骨折或关节脱位
腰椎段	①腰部肌纤维组织炎及韧带受损 ②腰椎椎管狭窄 ③椎间盘突出 ④腰椎结核或肿瘤 ⑤腰椎骨折或脱位

三、脊柱压痛与叩击痛

脊柱压痛与叩击痛的检查方法及临床意义见表7-6。

表7-6 脊柱压痛与叩击痛的检查方法及临床意义

检查项目	检查方法		临床意义
脊柱压痛	嘱病人取坐位,身体稍向前倾。检查者用右手拇指从枕骨粗隆开始,自上而下,逐个按压脊柱棘突及椎旁肌肉(图7-12),了解局部有无压痛		颈部或腰背肌纤维组织炎,脊柱结核,椎间盘突出、脊椎外伤、骨折等
脊柱叩击痛	直接叩击法	用叩诊锤或中指垂直叩击各椎体的棘突(多用于检查胸椎与腰椎)(图7-13(a))	脊柱结核、脊椎骨折及腰椎间盘突出症等
	间接叩击法	嘱病人取坐位,检查者将左手掌置于其头部,右手半握拳以小鱼际肌部位叩击左手背(图7-13(b)),了解病人脊柱各部位有无疼痛	

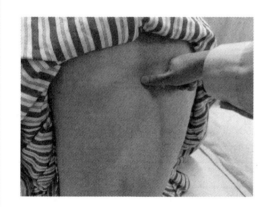

图7-12 脊柱压痛检查

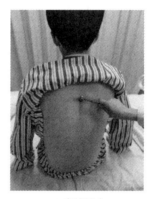
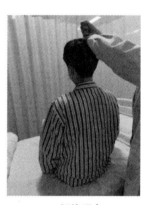

(a) 直接叩击　　　　　　(b) 间接叩击
图7-13 脊柱叩击痛检查

四、脊柱检查特殊试验

1. 颈椎特殊试验　颈椎特殊试验的检查方法及临床意义见表7-7。

表7-7 颈椎特殊试验的检查方法及临床意义

检查项目	检查方法	阳性表现	临床意义
后仰位椎间孔挤压试验(Jackson压头试验)	嘱病人取坐位,检查者双手重叠放于其头顶部,向下加压	颈痛或上肢放射痛	颈椎病及颈椎间盘突出症
前屈旋颈试验(Fenz征)	嘱病人头颈部前屈,并左右旋转	颈椎处感觉疼痛	颈椎小关节的退行性病变
颈静脉加压试验(压颈试验,Naffziger试验)	嘱病人取仰卧位,检查者以双手拇指按压病人两侧颈静脉	颈部及上肢疼痛加重或下肢症状加重	根性颈椎病或根性坐骨神经痛
旋颈试验	嘱病人取坐位,头略后仰,并自动向左右作旋颈动作	头昏、头痛、视力模糊	椎动脉型颈椎病

2. 腰骶椎特殊试验　腰骶椎特殊试验的检查方法及临床意义见表 7-8。

表 7-8　腰骶椎特殊试验的检查方法及临床意义

	检查方法	正常表现	阳性表现	临床意义
摇摆试验	嘱病人平卧,屈膝、髋,双手抱于膝前。检查者手扶病人双膝,左右摇摆	无不适感	腰部疼痛	腰骶部病变
拾物试验 (图 7-14)	将一物品放在地上,嘱病人拾起	病人可双膝伸直,腰部自然弯曲,俯身将物品拾起	一手扶膝蹲下,腰部挺直地用手接近物品	腰椎病变如腰椎间盘脱出,腰肌外伤及炎症
直腿抬高试验 (Lasegue 征) (图 7-15)	嘱病人取仰卧位,双下肢平伸,检查者一手握其足部,另一手置于其大腿伸侧,分别做双侧直腿抬高动作	腰与大腿可抬高 $80°\sim90°$	抬高不足 $70°$,且伴有下肢后侧放射性疼痛	腰椎间盘突出症、单纯性坐骨神经痛
屈颈试验 (Linder 征) (图 7-16)	嘱病人取仰卧位,也可取坐位或直立位,检查者一手置于病人胸前,另一手置于其枕后,缓慢、用力地上抬其头部,使颈前屈	无不适感	颈前屈时出现下肢放射痛	腰椎间盘突出症(根肩型)
股神经牵拉试验	嘱病人俯卧,髋、膝关节完全伸直。检查者将一侧下肢抬起,使髋关节过伸	无不适感	大腿前方出现放射痛	高位腰椎间盘突出

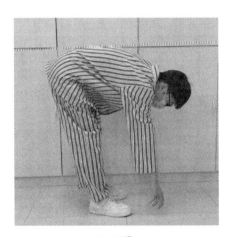 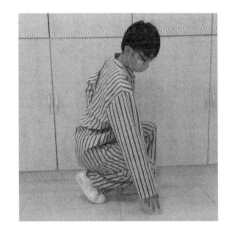

(a) 正常　　　　　　　　　　　　　　(b) 不正常

图 7-14　拾物试验

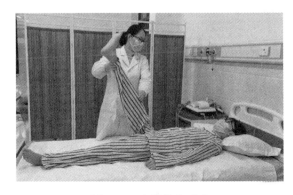 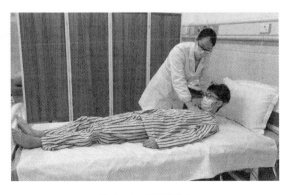

图 7-15　直腿抬高试验　　　　　　　　**图 7-16　屈颈试验**

思考题

1.什么情况下应避免进行脊柱活动和活动度检查?

2.腰椎间盘突出症病人为何在屈颈时会出现下肢放射痛?

第三节　四肢与关节检查

四肢及其关节的检查通常运用视诊与触诊,两者相互配合,特殊情况下采用叩诊和听诊。

检查时注意各关节有无形态异常、肿胀、压痛及波动感,有无关节脱位,有无膝内、外翻及足内、外翻,有无杵状指、匙状指或爪形手,有无肢端肥大、肌肉萎缩、下肢静脉曲张及水肿等。

一、腕关节及手

1.腕部常见畸形及意义　腕部手掌的神经、血管、肌腱及骨骼的损伤,先天性因素及外伤等均可引起畸形,常见腕关节畸形及临床意义见表 7-9。

表 7-9　常见腕关节畸形及临床意义

畸形	临床意义
垂腕症	桡神经损伤
猿手畸形(猿掌)	正中神经损伤
爪形手	尺神经损伤,进行性肌萎缩,脊髓空洞症,麻风
餐叉样畸形	科利斯(Colles)骨折
杵状指(趾)(图 7-17)	慢性肺脓肿,支气管扩张症,发绀型先天性心脏病等
匙状甲(反甲)	缺铁性贫血,高原疾病,偶见于风湿热,甲癣

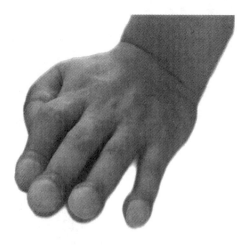

图 7-17　杵状指

2.手肌腱损伤的检查　常见手肌腱损伤的检查部位及检查方法见表 7-10。

表 7-10　常见手肌腱损伤的检查部位及检查方法

检查部位	检查方法
指深屈肌腱	固定近侧指间关节于伸直位,嘱病人主动屈曲远侧指间关节,若不能则提示该肌腱断裂

续表

检查部位	检查方法
指浅屈肌腱	固定伤指之外的三指于伸直位,嘱病人主动屈曲近侧指间关节,若不能则提示该肌腱断裂
浅深肌腱	若手指近、远侧指间关节均不能主动屈曲,则提示浅深肌腱均断裂
拇长屈肌腱	固定拇指掌指关节于伸直位,嘱病人屈曲拇指指间关节

二、膝关节

1.膝关节 膝关节常见畸形、特点及意义见表7-11。

表 7-11 膝关节常见畸形、特点及意义

膝关节畸形	临床特点	临床意义
膝外翻("X"形腿) (图 7-18(a))	取站立位或平卧位进行检查,两胫骨内踝距离增宽,小腿向外偏斜,双下肢呈"X"状	佝偻病
膝内翻("O"形腿) (图 7-18(b))	直立时,病人双股骨内髁间距增大,小腿向内偏斜,膝关节向内形成角度,双下肢呈"O"状	佝偻病
膝反张(膝反屈畸形) (图 7-18(c))	膝关节过度后伸形成向前的反屈状	小儿麻痹后遗症、膝关节结核

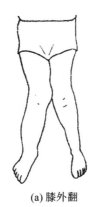 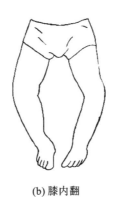 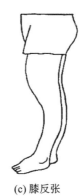

(a) 膝外翻 (b) 膝内翻 (c) 膝反张

图 7-18 膝关节畸形

2.浮髌试验 为膝关节肿胀时的检查方法之一,具体操作方法及临床意义见表7-12。

表 7-12 浮髌试验检查方法及临床意义

检查方法	嘱病人取平卧位,下肢伸直放松,检查者用左手拇指及其余四指分别固定在肿胀的膝关节上方两侧,并加压压迫髌上囊,右手拇指和其余四指分别固定在关节下方两侧,然后用右手示指垂直按压髌骨并迅速抬起(图 7-19)
阳性表现	按压时髌骨与关节面有碰撞感,松手时髌骨浮起
临床意义	中等量以上关节积液(50 mL)

3.膝关节韧带检查 常见膝关节韧带的检查方法及临床意义见表7-13。

Note

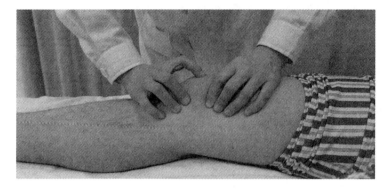

图 7-19　浮髌试验

表 7-13　常见膝关节韧带的检查方法及临床意义

试验名称	检查方法	阳性表现	临床意义
侧方应力试验	病人取仰卧位,膝关节伸直,检查者一手握住踝关节向外侧推抬,另一手置于膝关节外上方向内侧推压,使内侧副韧带紧张度增加	疼痛或内翻、外翻角度超出正常范围并有弹跳感	有侧副韧带扭伤或断裂
抽屉试验	病人膝关节屈曲90°,检查者固定病人足部,用双手握住胫骨上段做拉前和推后动作,并注意胫骨结节前后移动的幅度	前后移增加	交叉韧带断裂
拉赫曼试验（Lachman 试验）	病人屈膝20°~30°,检查者一手握住股骨远端,另一手握住胫骨近端,对胫骨近端施加向前的应力,评定终点的软硬度	胫骨前向移动	Lachman 试验比抽屉试验阳性率高
轴移试验	病人侧卧,检查者一手握住足跟部,另一手在膝外侧并对腓骨头向前施力,使病人充分伸膝,内旋外翻胫骨然后缓慢屈曲膝关节	屈曲 20°~30°位时突然出现错动与弹跳	前交叉韧带断裂后出现的膝关节不稳定

三、其他下肢试验

其他下肢试验的检查方法及临床意义见表 7-14。

表 7-14　其他下肢试验的检查方法及临床意义

试验名称	检查方法		阳性表现	临床意义
半月板回旋挤压试验（麦氏征）	病人取平仰卧位,患侧髋膝完全屈曲,检查者一手放在关节外间隙,另一手握住足跟后做小腿大幅度旋转运动		疼痛	外旋、外翻时出现疼痛为外侧半月板撕裂;内旋、内翻时出现疼痛为内侧半月板撕裂
半月板研磨试验	病人取俯卧位,髋关节伸直,患膝屈曲至 90°	双手握住患足,挤压膝关节,并向外、向内侧旋转小腿	疼痛	半月板损伤
		将小腿提起,使膝关节间隙增宽,并向外、向内侧旋转小腿	疼痛	侧副韧带损伤

四、足

足部检查时一般让病人取站立位或坐位,有时需病人步行,从步态上观察正常与否。足部畸形常见的有以下几种。

1.扁平足(平足) 足纵弓塌陷,足跟外翻,前半足外展,形成足旋前畸形,横弓塌陷,前足增宽,足底前部形成胼胝(图7-20(a))。

2.弓形足 足纵弓高起,横弓下陷,足背隆起,足趾分开(图7-20(b))。

3.马蹄足 踝关节跖屈,前半足着地。常因跟腱挛缩或腓总神经麻痹引起(图7-20(c))。

4.跟足畸形 小腿三头肌麻痹,足不能跖屈,伸肌牵拉使踝关节背伸,形成跟足畸形,行走和站立时足跟着地(图7-20(d))。

5.足内翻 跟骨内旋,前足内收,足纵弓高度增加,站立时足不能踏平,外侧着地。足内翻常见于小儿麻痹后遗症(图7-20(e))。

6.足外翻 跟骨外旋,前足外展,足纵弓塌陷,舟骨突出,扁平状,跟腱延长线落在跟骨内侧。足外翻常见于胫前、胫后肌麻痹(图7-20(f))。

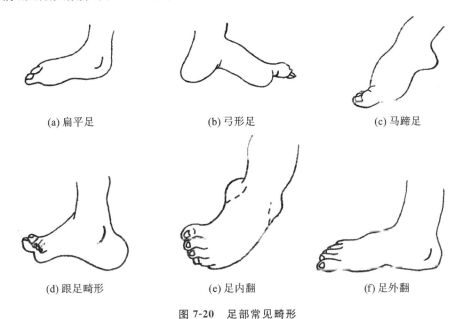

(a) 扁平足　　　　　(b) 弓形足　　　　　(c) 马蹄足

(d) 跟足畸形　　　　(e) 足内翻　　　　　(f) 足外翻

图 7-20　足部常见畸形

思考题

杵状指(趾)的发生机制是什么?

扫码看

答案

操作考核

(陈　梅)

第八章 神经系统检查

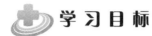 学习目标

目的要求

1. 掌握神经系统检查的内容、方法和特点。

2. 熟悉神经系统检查异常改变的临床意义。

3. 具有人文关怀意识，能够进行有效的医患沟通；重视医学伦理问题，尊重和保护病人隐私。

实验内容

1. 脑神经检查。

2. 运动功能检查：肌容积、肌力、肌张力、不自主运动、共济运动。

3. 感觉功能检查：浅感觉、深感觉、复合感觉或皮质感觉。

4. 神经反射检查：浅反射、深反射、病理反射、脑膜刺激征。

5. 自主神经功能检查。

重点检查项目

1. 肌力、肌张力、共济运动的检查方法。

2. 浅感觉、深感觉、复合感觉或皮质感觉的检查方法。

3. 浅反射、深反射、病理反射、脑膜刺激征的检查内容、方法。

实验用品

棉签、叩诊锤、别针或大头针、玻璃试管等。

第一节 运动功能检查

运动功能检查包括随意运动和不随意运动检查。随意运动，也称自主运动，由锥体束支配；不随意运动，也称不自主运动，由锥体外系和小脑支配。

1. 肌容积 肌容积指肌肉的体积。

检查方法：观察时应注意两侧对比，看是否对称，判断有无肌萎缩或假性肥大。肌萎缩可见于相应的下运动神经元损害或者肌肉本身的病变，也可见于失用性萎缩等情况。

2. 肌力 肌力是肌肉运动时所能达到的最大收缩力。

(1)检查方法：让病人做肢体屈伸动作，检查者从相反方向给予阻力，测试病人对阻力的克服力量，并注意比较两侧的情况。

(2)检查结果记录：检查结果采用0~5级的六级分级法记录，具体见表8-1。

表 8-1 肌力的分级及评定标准

分级	评定标准
0 级	完全瘫痪,测不到肌肉收缩
1 级	仅测到肌肉收缩,但不能产生动作
2 级	肢体在床面能水平移动,但不能抵抗自身重力,即不能抬离床面
3 级	肢体能抬离床面,但不能抗阻力
4 级	能做抗阻力动作,但不完全
5 级	正常肌力

(3)临床意义:不同程度的肌力减退,造成随意运动功能的减低或丧失,称为瘫痪,可分为完全性瘫痪(肌力 0 级)和不完全性瘫痪(肌力 1~4 级)。也可根据瘫痪的部位、组合不同,将其分为单瘫、偏瘫、交叉瘫、截瘫(表 8-2)。

表 8-2 不同部位、组合的瘫痪分类

分类	表现及意义
单瘫	单一肢体瘫痪,多见于脊髓灰质炎
偏瘫	一侧肢体瘫痪,常伴有同侧颅神经损害,多见于颅内病变或脑卒中
交叉瘫	一侧肢体瘫痪及对侧颅神经损害,多见于脑干病变
截瘫	双侧下肢瘫痪,是脊髓横贯性损伤的结果,见于脊髓外伤、炎症等

3. 肌张力 肌张力指静息状态下肌肉的紧张度,以及当肌肉被动运动时所遇到的阻力大小。肌张力的实质是一种牵张反射,即骨骼肌受到外力牵拉时产生的收缩反应,这种收缩状态是通过反射中枢控制的。

(1)检查方法:嘱病人肌肉放松,检查者触摸其肌肉的硬度,然后屈伸其肢体,感知其肢体对被动屈伸的阻力,以此判断其肌张力。

(2)肌张力改变的分类、特点及临床意义见表 8-3。

表 8-3 肌张力改变的分类、特点及临床意义

肌张力改变		特点	临床意义
肌张力增高	痉挛状态(折刀现象)	被动屈伸肢体时,起始阻力大,终末阻力突然减弱	锥体束损害
	铅管样强直	伸肌和屈肌的肌张力均增高,做被动运动时各个方向的阻力增加是均匀一致的	锥体外系损害
肌张力降低		肌肉松软,屈伸肢体时阻力低,关节运动范围扩大	下运动神经元病变(如脊髓前角、脊神经前根病变等)、小脑病变和肌源性病变等

4. 不自主运动 不自主运动指病人意识清楚,随意肌在没有接收到相应运动命令的前提下,不自主收缩所产生的一些无目的的异常动作,多见于锥体外系损害。不自主运动的分类及意义见表 8-4。

表 8-4 不自主运动的分类及意义

不自主运动		表现		临床意义
震颤	静止性震颤	均为两组拮抗肌交替收缩引起的不自主运动;均在睡眠时消失	静止时明显,运动时减轻;常伴肌张力增高	震颤麻痹(帕金森病)
	意向性震颤(动作性震颤)		运动时发生,静止时消失;越接近目标物越明显	小脑疾病

续表

不自主运动	表现	临床意义
舞蹈样运动	面部肌肉及肢体的不自主运动(快速、不规则、无目的、不对称),可有做鬼脸、转颈、耸肩、伸臂、摆手和手指间断性屈伸等动作;睡眠时可减轻或消失	儿童脑风湿性病变
手足徐动	手指或足趾的一种缓慢、持续地伸展扭曲动作	脑性瘫痪 肝豆状核变性 脑基底节变性

5. 共济运动 机体任一动作的完成均需依赖相应肌群协调一致地运动,即共济运动。这种协调主要靠小脑发挥功能,也需要运动系统的正常肌力。另外,感觉、前庭神经等系统均参与其中。当上述结构发生病变,协调动作即会出现障碍,称为共济失调。共济运动检查及阳性表现见表8-5。

表 8-5 共济运动检查及阳性表现

检查项目	检查方法	检查内容或阳性表现
指鼻试验	嘱病人先以示指接触其前方0.5 m检查者的示指,再以示指接触自己的鼻尖,由慢到快,先睁眼后闭眼,重复进行。双侧分别进行检查	动作是否稳、准
跟—膝—胫试验	嘱病人取仰卧位,抬起一侧下肢,将足跟放在对侧膝盖下端,沿胫骨前缘徐徐向下推移直达踝部的前面。双下肢分别进行检查	动作是否稳、准
快速轮替动作	嘱病人用伸直手掌的前臂做快速旋前旋后动作	动作是否迅速、协调
龙贝格征(又称闭目难立征,Romberg sign)	嘱病人足跟并拢站立,双手向前平伸,先睁眼后闭眼	是否出现身体摇晃或倾斜

上述共济运动检查均是让病人先睁眼完成动作,然后闭眼重复进行。小脑半球病变时,病变侧睁眼、闭眼均不能顺畅而准确地完成相应动作,称为小脑性共济失调。感觉系统病变(如多发性神经炎、亚急性脊髓联合变性、脊髓空洞等)时,睁眼动作稳准,闭眼动作不协调,称为感觉性共济失调。

第二节 感觉功能检查

在检查感觉功能时应注意以下几点:①检查时,病人的意识必须是清醒的;②检查者应提前告知病人检查的目的与方法,以取得充分合作;③注意左、右侧和远、近端部位的差别;④必须令病人闭目,以避免主观和暗示作用。

病人若无神经系统疾病的临床表现,感觉功能的检查可以简单地分析远端指(趾)的正常感觉是否存在,只检查触觉、痛觉和振动觉即可。否则,病人需依次进行浅感觉、深感觉及复合感觉的检查,具体检查项目及临床意义见表8-6。

表 8-6 感觉功能的检查项目及临床意义

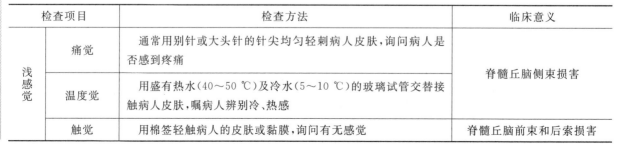

检查项目		检查方法	临床意义
浅感觉	痛觉	通常用别针或大头针的针尖均匀轻刺病人皮肤,询问病人是否感到疼痛	脊髓丘脑侧束损害
	温度觉	用盛有热水(40~50 ℃)及冷水(5~10 ℃)的玻璃试管交替接触病人皮肤,嘱病人辨别冷、热感	
	触觉	用棉签轻触病人的皮肤或黏膜,询问有无感觉	脊髓丘脑前束和后索损害

检查项目		检查方法	临床意义
深感觉	运动觉	检查者轻轻夹住病人的手指或足趾两侧,向上或向下移动,让病人根据感觉说出"向上"或"向下"	后索病损
	位置觉	检查者将病人的肢体摆成某一姿势,请病人描述该姿势,或者用对侧肢体模仿	
	振动觉	用振动着的音叉(128 Hz)柄置于骨突起处,如内踝、外踝、手指、桡骨茎突、尺骨茎突、胫骨、膝盖等,询问有无振动感觉,判断两侧有无差别	
复合感觉或皮质感觉	皮肤定位觉	检查者以手指或棉签轻触病人皮肤某处,让病人指出被触部位	皮质病变
	两点辨别觉	以钝脚圆规轻轻刺激皮肤上的两点(小心不要造成疼痛),检测病人辨别两点的能力,再逐渐缩小双脚间距,直到病人感觉为一点时,测其实际间距,进行两侧比较	额叶病变(触觉正常而两点辨别能力障碍)
	实体觉	嘱病人单手触摸熟悉的物体,如钢笔、钥匙、硬币等,并说出物体的名称	皮质病变
	体表图形觉	在病人皮肤上画图形(方形、圆形、三角形等)或写简单的字(一、二、十等),观察病人能否识别,必须有双侧对照	丘脑以上水平病变

注:①检查痛觉时为避免病人将触觉与痛觉混淆,应交替使用别针的针尖和针帽进行检查比较。注意两侧对称部位的比较,同时记录痛感障碍的类型(正常、过敏、减退或消失)与范围。②正常人的两点辨别能力在不同部位相差较大,手指的辨别间距是 2 mm,舌是 1 mm,脚趾是 3~8 mm,手掌是 8~12 mm,后背是 40~60 mm。检查时注意个体差异,必须进行两侧对照。

第三节 神经反射检查

神经反射通过反射弧完成。反射弧主要包括感受器、传入神经、中枢、传出神经及效应器五部分,其中任一环节出现问题都可影响神经反射,使神经反射减弱或消失。神经反射还受高级中枢的控制,如果高级中枢病变,神经反射活动因失去其抑制或易化而出现反射增强(深反射)或反射减弱(浅反射)。反射包括生理反射和病理反射其中生理反射可以根据刺激部位的不同,分为浅反射和深反射。

1.浅反射 浅反射指刺激皮肤、黏膜或角膜等引起的反应。浅反射的分类及表现见表 8-7。

表 8-7 浅反射的分类及表现

类型		检查方法		反射中枢	传入神经	传出神经	正常反应
角膜反射	直接	嘱病人睁眼向内侧注视,检查者用细棉絮轻触其外侧角膜,避免触及睫毛(图 8-1)		脑桥	三叉神经眼支	面神经	受检侧眼睑迅速闭合
	间接						对侧眼睑闭合
腹壁反射	上	嘱病人取仰卧位,暴露全腹部,双下肢稍屈曲,使腹壁放松。检查者用钝头竹签(或火柴杆)自外向内轻划两侧腹壁皮肤(图 8-2)	沿肋缘下	T_7—T_8	肋间神经	上部腹肌收缩
	中		沿脐水平线	T_9—T_{10}		中部腹肌收缩
	下		沿腹股沟方向	T_{11}—T_{12}		下部腹肌收缩
提睾反射		用钝头竹签由下向上轻划病人股内侧上方的皮肤		L_1—L_2	生殖股神经		同侧提睾肌收缩,睾丸上提

续表

类型	检查方法	反射中枢	传入神经	传出神经	正常反应
跖反射	嘱病人取仰卧位,下肢伸直。检查者左手持其踝部,右手用钝头竹签划其足底外侧,由足跟向前至近小趾跖关节处,转向大脚趾侧(图8-3)	S₁—S₂	胫神经		足趾向跖面屈曲
肛门反射	用大头针轻划病人肛门周围皮肤	S₄—S₅	肛尾神经		肛门外括约肌收缩

注:反射弧任一环节或高级中枢病变时,浅反射都表现为减弱或消失。

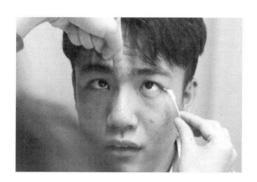

图8-1 角膜反射检查

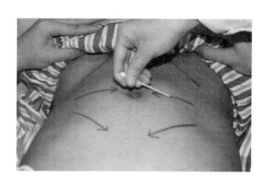

图8-2 腹壁反射检查

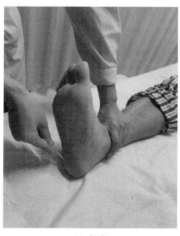

(a)起点

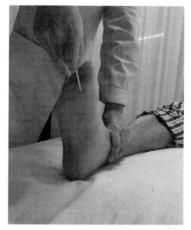

(b)终点

图8-3 跖反射检查

2. 深反射(腱反射) 深反射指刺激骨膜、肌腱经深部感受器完成的反射,又称腱反射。

(1)检查深反射时应注意:①取得病人合作,使病人肢体肌肉放松;②叩击力量要均等,要两侧对比;③反射强度的分级标准见表8-8。

表8-8 反射强度(深反射)的分级标准

分级	表现和意义
0	无肌肉收缩——反射消失
+	肌肉收缩尚存,但无相应关节活动——反射减弱
++	肌肉收缩,并导致关节活动——正常反射
+++	反射增强——正常或病理状态
++++	反射亢进并伴有阵挛——病理状态

(2)深反射检查的常见分类、机制及表现见表8-9。

表 8-9　深反射检查的常见分类、机制及表现

类型	检查方法	反射中枢	传入神经	传出神经	正常反应
肱二头肌反射	嘱病人取坐位或卧位，前臂屈曲，检查者以左手拇指置于病人肘部肱二头肌腱上，然后右手持叩诊锤叩击检查者左手拇指(图 8-4)	C₅—C₆	肌皮神经		正常反应肱二头肌收缩，前臂快速屈曲
肱三头肌反射	嘱病人取坐位或卧位，前臂外展，半屈肘关节，检查者用左手托持病人前臂，右手用叩诊锤直接叩击鹰嘴上方的肱三头肌腱(图 8-5)	C₇—C₈	桡神经		肱三头肌收缩，前臂伸展
桡骨膜反射	嘱病人取坐位或卧位，前臂置于半屈半旋前位，检查者以左手托住病人前臂，并使腕关节自然下垂，然后以叩诊锤轻叩桡骨茎突或桡骨下1/3区域(图 8-6)	C₅—C₆	桡神经	正中神经 桡神经 肌皮神经	肱桡肌收缩，前臂旋前、屈肘
膝反射	坐位检查时，嘱病人小腿完全松弛、下垂，与大腿成直角；卧位检查时，嘱病人仰卧，检查者以左手托起病人膝关节使之屈曲约120°，用右手持叩诊锤叩击髌骨下方的股四头肌腱(图 8-7)	L₂—L₄	股神经		小腿伸展
跟腱反射(踝反射)	嘱病人取仰卧位，髋及膝关节屈曲，下肢取外旋外展位。检查者左手将病人足部背屈成直角，用叩诊锤叩击跟腱(图 8-8)	S₁—S₂	胫神经		腓肠肌收缩，足向跖面屈曲

注:①深反射减弱或消失多见于下运动神经元病变，如末梢神经炎、神经根炎、脊髓前角灰质炎等。②深反射亢进多见于上运动神经元病变。

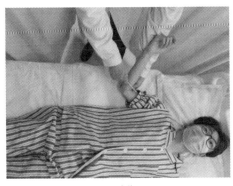 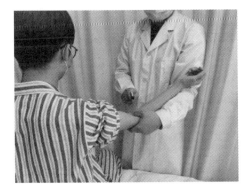

(a) 卧位　　　　　　(b) 坐位

图 8-4　肱二头肌反射检查

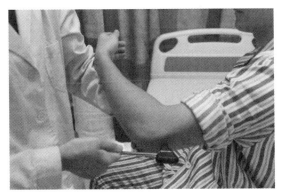 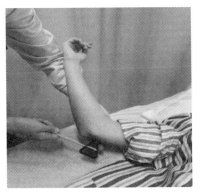

(a) 坐位　　　　　　(b) 卧位

图 8-5　肱三头肌反射检查

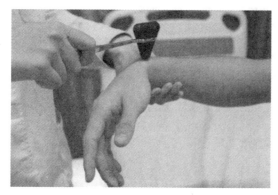
(a)坐位

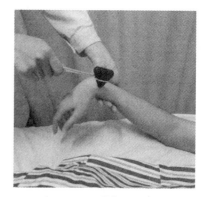
(b)卧位

图 8-6　桡骨膜反射检查

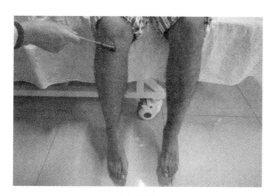
(a)坐位

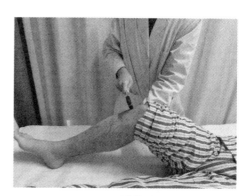
(b)卧位

图 8-7　膝反射检查

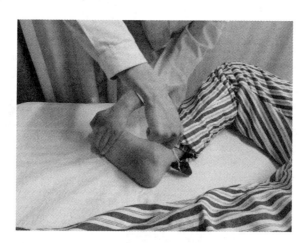

图 8-8　跟腱反射检查

（3）阵挛：当锥体束病变导致深反射高度亢进时，如果用力使相关肌肉处于持续性紧张状态，该组肌肉发生的节律性收缩表现。常见类型见表 8-10。

表 8-10　阵挛的类型及阳性表现

类型	检查方法	阳性表现
踝阵挛	嘱病人仰卧，髋与膝关节稍屈，检查者一手持病人小腿，另一手持病人足掌前端，突然用力使踝关节背屈并维持一段时间（图 8-9）	腓肠肌与比目鱼肌连续性节律性收缩，足部出现交替性屈伸动作
髌阵挛	嘱病人仰卧，下肢伸直，检查者用拇指和示指控住其髌骨上缘，用力向远端快速推动数次后维持推力（图 8-10）	股四头肌连续发生节律性收缩，髌骨上下移动

Note

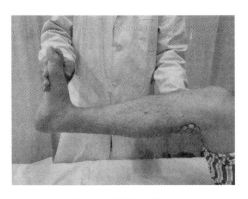

图 8-9 踝阵挛检查

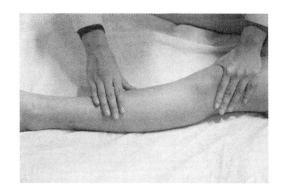

图 8-10 髌阵挛检查

扫码看
答案

> **思考题**
>
> 检查肌张力时,为什么要先让病人放松下来?具体可以采取哪些措施?

3. 病理反射 病理反射是指锥体束受损时,大脑失去了对脑干和脊髓的抑制作用而出现的异常反射。1 岁半以内婴幼儿由于锥体束未发育完善,可出现此类反射,且多为两侧,不属于病理反射。常见病理反射见表 8-11。

表 8-11 病理反射的分类及阳性表现

检查项目	检查方法	阳性表现
巴宾斯基征(Babinski 征)	同跖反射(图 8-11(a))	拇趾背伸,其余四趾呈扇形展开(图 8-11(b))
奥本海姆征(Oppenheim 征)	检查者用拇指及示指或弯曲的示指及中指沿病人胫骨前缘用力由上向下滑压(图 8-12)	
戈登征(Gordon 征)	检查者用手以一定力量捏压病人腓肠肌(图 8-13)	
查多克征(Chaddock 征)	用钝头竹签由后向前划外踝下方及足背外缘(图 8-14)	
霍夫曼征(Hoffmann 征)	检查者左手持病人腕部,右手中指与示指夹住病人中指并稍向上提,使腕部处于轻度过伸位,以拇指迅速弹刮病人中指指甲(图 8-15)	弹刮中指指甲时,其余四指出现掌屈反应

注:Hoffmann 征通常被认为是病理反射,但也有观点认为是深反射亢进的表现,反射中枢在 C_7—T_1。

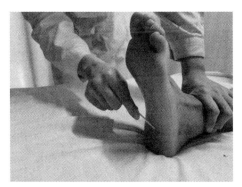

(a) Babinski征检查方法

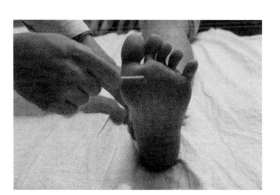

(b) Babinski征阳性

图 8-11 Babinski 征检查

操作考核

Note

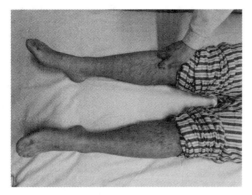

(a) 弯曲示指及中指法　　　　　　　　(b) 拇指及示指法

图 8-12　Oppenheim 征检查

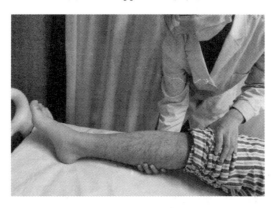

图 8-13　Gordon 征检查

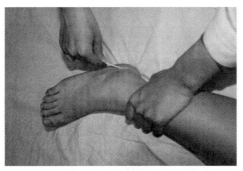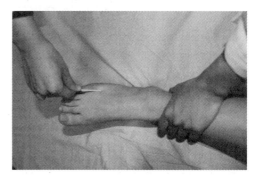

(a) 起点　　　　　　　　　　　　　(b) 终点

图 8-14　Chaddock 征检查

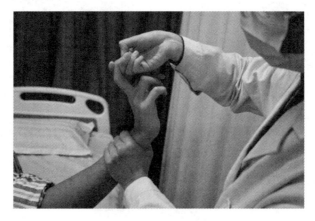

图 8-15　Hoffmann 征检查

4. 脑膜刺激征 脑膜刺激征指脑膜受激惹的体征,见于脑膜炎、蛛网膜下腔出血及颅内压增高等,脑膜刺激征检查方法及阳性表现见表 8-12。

表 8-12 脑膜刺激征检查项目及阳性表现

检查项目	检查方法	阳性表现
颈强直	给病人去枕,病人仰卧,检查者站在病人的右侧,左手托病人枕部,右手置于病人胸前,做被动屈颈动作,感受其颈肌抵抗力(图 8-16)	被动屈颈时,下颏不能贴近前胸且抵抗力增强
克尼格征(Kernig 征)	病人仰卧,一侧髋、膝关节屈曲成直角,检查者将病人小腿抬高伸膝(图 8-17)	伸膝受阻且伴有疼痛与屈肌痉挛
布鲁津斯基征(Brudzinski 征)	病人仰卧,下肢自然伸直,检查者左手托其枕部,右手置于病人胸前(图 8-18),使病人头部被动前屈	头部前屈时,双侧髋、膝关节同时屈曲

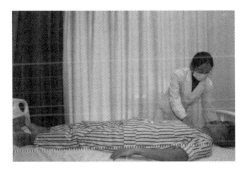
(a) 去枕仰卧

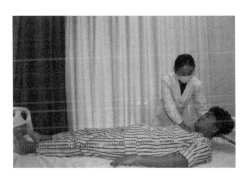
(b) 被动屈颈

图 8-16 颈强直检查

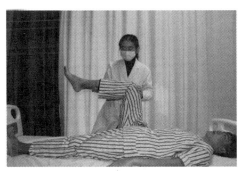
(a) 髋、膝关节屈曲成直角

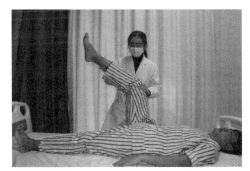
(b) 抬高小腿

图 8-17 Kernig 征检查

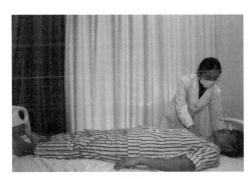
(a) 仰卧

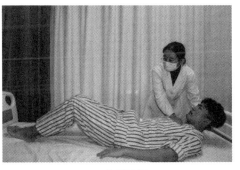
(b) 头部前屈

图 8-18 Brudzinski 征检查

Note

扫码看
答案

操作考核

思考题

阵挛属于病理反射还是深反射？为什么？

（刘永胜）

第九章　全身体格检查

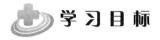

学习目标

目的要求

1. 熟悉全身体格检查的基本顺序,重点体格检查项目的选择。
2. 了解全身体格检查的基本要求,特殊情况的体格检查方法,老年人体格检查的方法。
3. 具有人文关怀意识,能够进行有效的医患沟通;重视医学伦理问题,尊重和保护病人隐私。

实验内容

临床见习:全身体格检查和重点体格检查。

第一节　全身体格检查的基本要求

全身体格检查是临床医生和医学生必备的基本功,也是评价和考核临床医生基本临床技能的重要组成部分,主要用于对住院病人或健康人的全面体格检查。在分段学习各器官系统的检查之后,医学生要进一步做到对病人进行从头到脚、全面系统的全身各部位的体格检查,基本要求如下。

一、检查内容务求全面系统

全身体格检查的内容应以疾病为中心,搜集尽可能完整的客观资料,完成住院病历规定的各项要求。检查通常在问诊之后进行,检查者对于应重点检查的内容要做到心中有数,对于重点检查的器官更应深入细致,一般应包括器官系统教学要求的各项内容。全身体格检查应在全面、系统的基础上有所侧重,要使检查内容既能涵盖住院病历所要求的条目,又能重点深入患病的器官系统。

二、检查顺序从头到脚分段进行

检查顺序强调一种合理、规范的逻辑顺序,最大限度地保证体格检查的效率和速度,尽可能减少病人的不适和不必要的体位变动,同时也要方便检查者操作。为了检查方便,对某些系统(如皮肤、淋巴、神经系统等)采用分段检查、统一记录的方式。

三、允许个别检查顺序的适当调整

遵循上述检查内容和顺序的基本原则下,在不影响整体结果的同时,允许结合具体病人和医生的情况,对个别检查顺序适当调整。如:甲状腺触诊,常需从病人背后进行,卧位的病人在坐位检查后背部时即可再触诊甲状腺予以补充;前胸部检查发现局部肺部体征有异常时,可以立即检查后背部,以便对问题有及时而全面的了解;为了避免触诊对肠鸣音的影响,腹部检查可采取视、听、叩、触的顺序进行,但仍按视、触、叩、听的顺序记录;四肢检查时,上肢检查习惯上是由手至肩,而下肢应由近及远进行。

四、体格检查的灵活性

若遇到急诊或重症病人,可能需要在简单的体格检查之后立即着手进行抢救和治疗,遗留的检查内容可待病情稳定后予以补充。不能坐起的病人,背部检查只能侧卧进行。肛门、直肠及外生殖器的检查应根据病情需要确定是否检查,如确须检查应特别注意保护病人隐私。

五、全身体格检查的顺序

全身体格检查总的原则是先整体后局部、自上向下、从前到后、由外向内、先左后右。检查方法一般是按视、触、叩、听的顺序进行,但腹部通常是按视、听、叩、触的顺序进行。具体检查部位的顺序如下。

1.卧位病人 一般情况和生命体征→头颈部→前、侧胸部(心、肺)→(病人取坐位)后背部(包括肺、脊柱、肾区、骶部)→(卧位)腹部→上肢、下肢→肛门、直肠→外生殖器→神经系统(先卧位后站立位)。

2.坐位病人 一般情况和生命体征→上肢→头颈部→后背部(包括肺、脊柱、肾区、骶部)→(病人取卧位)前胸部、侧胸部(心、肺)→腹部→下肢→肛门、直肠→外生殖器→神经系统(先卧位后站立位)。

以上顺序可以保证分段而集中的体格检查顺利完成,而在此过程中病人仅有 2～3 次体位更换。

六、强调边查边想,正确评价;边查边问,核实补充

对于客观检查结果的正常限度、临床意义,需要临床医生的学识和经验,有时还需要重复的检查和核实,才能获得完整而正确的资料。

七、检查过程中与病人适当交流

与病人适当的沟通交流、体贴寒暄可以融洽医患关系,增加病人对医生的信任和配合度,还可以补充病史资料。检查到哪里,问到哪里,可以自然而简便地获取各系统的患病情况,补充系统回顾的内容。检查过程中也可对病人进行健康教育,给予病人精神支持和鼓励,增强其康复的信心。

八、掌握检查的进度和时间

为了避免检查给病人带来不适和负担,一般应尽量在 40 min 内完成。

九、检查结束时的告知义务

体格检查结束时应与病人进行简单的交谈,说明重要发现,告知病人应注意的事项或下一步的检查计划。若对体征的意义把握不定时,不要随便解释,以免增加病人思想负担或给医疗工作造成紊乱。

第二节　全身体格检查的基本项目

全身体格检查的基本项目根据上述要求拟定,遵循这一基本内容和逻辑顺序,有利于医学生养成良好的职业习惯和行为规范。所有检查项目均是全身筛查必不可少的,也有助于完成入院病历规定的各项书写内容。具体的检查方法同前面各器官的系统检查。医学生按此条目学习并反复实践,可以熟能生巧,应用自如,面对不同病人能根据临床工作需求合理取舍。

一、一般检查 /生命体征

(1)准备和清点器械。

(2)自我介绍(姓名、职务,简短交谈,建立信任、融洽医患关系)。

(3)观察发育、营养情况,观察面容、表情和意识等一般状态。

(4)在病人面前用消毒液洗手。

(5)测量体温(腋温,10 min)。

(6)触诊桡动脉至少30 s(频率、节律)。

(7)用双手同时触诊双侧桡动脉,检查其对称性。

(8)计数呼吸频率至少30 s。

(9)测量右上肢血压(袖带位置、松紧度)。

二、头颈部

(1)观察头部外形、毛发分布、异常运动等。

(2)触诊头颅。

(3)视诊双眼及眉毛。

(4)分别检查左、右眼的近视力(用近视力表)。

(5)检查双侧上、下睑结膜、球结膜和巩膜。

(6)检查双侧泪囊。

(7)检查面神经运动功能(皱额、闭目)。

(8)检查眼球运动(检查6个方位)。

(9)检查瞳孔大小、双侧是否对称(不用手电筒)。

(10)检查瞳孔直接对光反射、间接对光反射。

(11)检查调节与集合反射。

(12)观察及触诊双侧外耳及乳突,触诊颞颌关节及其运动。

(13)分别检查双耳听力(检查者以机械手表或摩擦手指,病人掩耳闭目)。

(14)观察及触诊外鼻。

(15)观察鼻前庭、鼻中隔。

(16)检查上颌窦、额窦、筛窦有无肿胀、压痛及叩痛等。

(17)观察口唇、牙齿、上颚、舌质和舌苔。

(18)借助压舌板检查口腔黏膜、口咽部及扁桃体(嘱病人发"啊"音)。

(19)检查舌下神经(嘱病人伸舌)。

(20)检查面神经运动功能(嘱病人露齿、鼓腮或吹口哨,双侧对比)。

(21)检查三叉神经运动支(触双侧咀嚼肌或以手对抗张口动作)。

(22)检查三叉神经感觉支(上、中、下3支,双侧对比,嘱病人闭目)。

(23)暴露颈部,观察颈部外形和皮肤、颈静脉充盈和颈动脉搏动情况。

(24)触诊头颈部淋巴结(耳前、耳后、枕后、颌下、颏下、颈前、颈后、锁骨上)。

(25)触诊甲状软骨、甲状腺峡部与侧叶(配合吞咽动作)。

(26)听诊颈部(甲状腺、血管)杂音。

(27)触诊气管位置。

(28)检查颈椎屈曲、侧弯、旋转活动情况。

(29)检查副神经(耸肩及对抗头部旋转,双侧对比)。

三、前、侧胸部

(1)暴露胸部,观察胸部外形、对称性、皮肤和呼吸运动等。

(2)分别触诊双侧乳房(4个象限及乳头、乳晕)。

(3)分别触诊双侧腋窝淋巴结(5个群组)。

(4)触诊胸壁弹性、有无压痛。

(5)检查双侧胸廓扩张度。

(6)检查双侧触觉语颤(上、中、下)。

(7)检查有无胸膜摩擦感。

(8)叩诊双肺(自肺尖开始向下,前胸、侧胸双侧对比)。

(9)听诊双肺(自肺尖开始向下,前胸、侧胸双侧对比,有无异常呼吸音、干啰音、湿啰音、胸膜摩擦音)。

(10)检查双侧语音共振(双侧对比)。

(11)沿切线方向观察心尖、心前区搏动。

(12)触诊心尖搏动(两步法触搏动位置、范围、强度、有无震颤)。

(13)触诊心前区(有无震颤、摩擦感)。

(14)叩诊双侧心脏相对浊音界。

(15)依次听诊二尖瓣区、肺动脉瓣区、主动脉瓣区、主动脉瓣第二听诊区、三尖瓣区,各瓣膜区听诊内容包括心率、心律、心音(第一心音、第二心音有无增强或减弱等变异,有无第一心音或第二心音分裂,有无附加音)、有无杂音(部位、时期、性质、强度、传导、与呼吸体位的关系等)、有无心包摩擦音,必要时增加其他部位,或配合呼吸、转换体位听诊。

四、背部

(1)嘱病人坐起,并充分暴露背部。

(2)观察脊柱、胸廓外形及呼吸运动。

(3)触诊脊柱有无畸形、压痛。

(4)直接与间接叩诊法检查脊柱有无叩击痛。

(5)检查双侧肋脊点和肋腰点有无压痛。

(6)检查双侧肾区有无叩击痛。

(7)检查胸廓活动度及其对称性。

(8)检查双侧触觉语颤。

(9)检查有无胸膜摩擦感。

(10)嘱病人双上肢交叉,对比叩诊双侧后胸部。

(11)叩诊双侧肺下界(锁骨中线、腋中线、肩胛线)。

(12)叩诊双侧肺下界移动度(肩胛线)。

(13)听诊双侧后胸部(有无异常呼吸音、啰音)。

(14)听诊有无胸膜摩擦音。

(15)检查双侧语音共振。

五、腹部

(1)正确暴露腹部,请病人排空膀胱后取屈膝仰卧位,放松腹肌,双上肢置于躯干两侧。

(2)观察腹部外形、对称性、皮肤、脐及腹式呼吸等。

(3)听诊肠鸣音(至少听 1 min)及血管杂音。

(4)叩诊全腹。

(5)叩诊肝上界、肝下界。

(6)检查肝脾区有无叩击痛。

(7)检查移动性浊音(经脐水平线先左后右)。

(8)浅触诊全腹部(自左下腹开始,逆时针)。

(9)深触诊全腹部(自左下腹开始,逆时针)。

(10)嘱病人做加深的腹式呼吸,在右锁骨中线上触诊肝脏(单手法、双手法)。

(11)在前正中线上触诊肝脏(双手法)。

(12)检查肝-颈静脉回流征。

(13)检查墨菲征(Murphy sing)。

(14)双手法触诊脾脏。

(15)如未能触及脾脏,嘱病人取右侧卧位,再触诊脾脏。

(16)双手法触诊肾脏。

(17)检查腹部触觉或痛觉(双侧对比)。

(18)检查腹壁反射(上、中、下腹壁反射,双侧对比)。

六、上肢

(1)正确暴露上肢,观察上肢皮肤、关节等(双侧对比)。

(2)观察双手及指甲(双侧对比)。

(3)触诊指间关节和掌指关节。

(4)检查指关节运动情况。

(5)检查上肢远端肌力。

(6)触诊腕关节,检查腕关节运动情况。

(7)触诊双肘鹰嘴和肱骨髁状突。

(8)触诊肘浅淋巴结(又称滑车上淋巴结)。

(9)检查肘关节运动度。

(10)检查屈肘、伸肘的肌力。

(11)暴露肩部,视诊肩部外形。

(12)触诊肩关节及其周围。

(13)检查肩关节活动度及上肢近端肌力。

(14)检查上肢触觉或痛觉(双侧对比)。

(15)检查肱二头肌反射(双侧对比)。

(16)检查肱三头肌反射(双侧对比)。

(17)检查桡骨膜反射(双侧对比)。

(18)检查霍夫曼征(Hoffmann sign)。

七、下肢

(1)正确暴露下肢,观察双下肢外形、皮肤、趾甲等。

(2)触诊腹股沟区有无肿块、疝等。

(3)触诊腹股沟淋巴结横组、纵组。

(4)触诊股动脉搏动,必要时听诊。

(5)触诊双足背动脉。

(6)检查双下肢有无凹陷性水肿。

(7)检查下肢触觉或痛觉(双侧对比)。

(8)检查髋关节屈曲、内旋、外旋运动。

(9)检查双下肢近端肌力(屈髋、伸膝)。

(10)触诊膝关节,进行浮髌试验。

(11)检查膝关节屈曲运动。

（12）检查膝反射和髌阵挛。

（13）触诊踝关节及跟腱。

（14）检查踝关节背屈、跖屈、内翻、外翻运动。

（15）检查双足背屈、跖屈肌力。

（16）检查屈趾、伸趾运动。

（17）检查跟腱反射和踝阵挛。

（18）检查巴宾斯基征（Babinski sign）、奥本海姆征（Oppenheim sign）、戈登征（Gordon sign）。

（19）检查克尼格征（Kernig sign）、布鲁津斯基征（Brudzinski sign）。

（20）检查拉塞格征（Lasègue sign）。

八、肛门、直肠（仅必要时检查）

（1）嘱病人取左侧卧位,右腿屈曲。

（2）观察肛门、肛周、会阴区。

（3）戴上手套,示指涂润滑剂行直肠指检,观察指套有无分泌物。

九、外生殖器（仅必要时检查）

（1）解释检查的必要性,注意保护病人隐私。

（2）确认膀胱已排空,病人取截石位。

男性：①视诊阴毛、尿道外口、阴茎、冠状沟、龟头、包皮；②视诊阴囊,必要时做提睾反射；③触诊双侧睾丸、附睾、精索。

女性：①视诊尿道口及阴道口,阴毛,阴阜,大、小阴唇,阴蒂；②触诊尿道旁腺,巴氏腺,阴阜,大、小阴唇。

十、共济运动、步态与腰椎运动

（1）请病人站立,检查龙贝格征（Romberg sign）（睁眼、闭眼）。

（2）检查指鼻试验（睁眼、闭眼）、双手快速轮替运动。

（3）观察步态。

（4）检查腰椎屈伸、侧弯、旋转运动。

第三节　重点体格检查

对于住院病人需要建立完整的医疗档案,全身体格检查是必不可少,但在门诊和急诊的日常医疗工作中,时间是相当有限的,面对具体的病人,医生首先通过问诊获得相关病史资料,综合分析后做出疾病诊断的假设,对可能患病的器官系统、病变的类型已有了初步判断,在此基础上进行的体格检查具有很强的目的性,可以用较少的时间完成有重点的体格检查。长期的医疗实践证明,这样的体格检查更符合门诊和急诊工作的需要,完全能够对门诊和急诊病人提供有效的体格检查诊断资料。进行有的放矢的重点体格检查,其顺序与全身体格检查基本一致,但应根据病人的具体病情和需要,选择重点体格检查的部位和内容,尽量减少病人的不适,较快完成必要的、有针对性的检查。当然,临床疾病复杂多样,要在短时间内依据主诉和现病史对重点体格检查部位和项目做出正确抉择,需要丰富的疾病知识和临床经验,这实际上就是医生的临床诊断思维能力的反映。

第四节 老年人的体格检查

我国老年人占总人口的比例日益增加,除儿科医生外,各科都将见到越来越多的老年病人。体格检查时应注意检查技巧,并正确区分年龄改变与病态。

一、注意随着年龄增加而可能出现的老年性改变

(1)视力、听力有一定下降,记忆力减退。

(2)收缩压略升高,但仍在正常范围。

(3)皮肤弹性降低。

(4)瞳孔对光反射稍迟钝,眼球向上凝视能力下降;角膜老年环不是病理改变。

(5)与脊柱后弓和椎体下塌有关的胸腔前后径增加;胸部检查时有捻发音并不一定是疾病所造成。

(6)肠蠕动功能下降致肠鸣音较少和较弱。

(7)性器官(如男性睾丸,女性阴唇、阴道)萎缩。

(8)前列腺增大。

(9)肌肉常有轻度萎缩。

(10)步态变慢,跨步变小。

(11)神经系统检查时,踝反射可能减弱,其他深反射及肌力也可能减弱。

二、老年人体格检查的特别注意事项

(1)定期的体格检查十分必要,但老年人可能由于骨关节改变而行动不便,应根据病人实际情况,准备更多时间,耐心、细致进行检查。

(2)检查方法灵活、机动,如在交谈中有效地了解病人智力、记忆力。

(3)初步的精神状态检查可从病人"三个 a":一般状态(appearance)、情感反应(affect)及语言、行为是否适度(appropriateness),加以评价。

(4)注意病人视力、听力下降程度,一般对耳语音及高调语音分辨能力较差。

(5)血压检查最好包括坐、卧、立位,以了解循环代偿能力,并应进行双臂检查。

(6)心脏检查注意第一心音改变及第三心音可能是病态表现。

第五节 特殊情况的体格检查

由于病人病情与体位的限制,或存在心理或生理的缺陷,不能配合医生按常规方法和顺序进行全身检查,此时医生需考虑改变检查顺序或变通检查方法。有时,检查不得不在临时的检查床上或者在病人家中进行,且缺乏必要的设备条件,对此情况均应有灵活的策略和方法。

一、智力障碍的病人

病人可能由于不能理解检查意图、过去不悦的经历、恐惧或对检查方法不适应,不能配合检查。此时医生应特别耐心,创造舒适的检查环境,保护病人隐私,可以让一位亲近的家人或保健人员在场,从而使病人减少顾虑,配合检查。检查时减慢速度,尽量轻柔、细致,不得已时可分次完成。如同检查小儿一样,可能有损伤或带来恐惧感的检查应在最后完成,以免影响关键部位的检查。

二、情绪障碍或有精神疾病的病人

病人可能由于不合作、敌意而妨碍检查。家人或有经验的工作人员在场有时可抚慰病人与医生合作，借机尽量完成全身体格检查。对于全身或重点体格检查绝对必要的精神病病人，可在用镇静药物或适当约束后进行。

三、病重或生理缺陷的病人

此类病人的检查通常需要更长的时间，更轻柔的手法，变通的检查方法和顺序来完成。抬起、翻身、变动体位都可能需要助手。需要特别注意检查与主诉、现病史有关的器官系统。检查顺序需要酌情改变。

1. 卧床的病人 全身检查有时只能在卧位进行，检查者有时需要变更自己的位置来完成全部项目。如对肺部检查时，常需助手协助翻身以完成对侧胸和背部的叩诊与听诊。心脏听诊有时需要配合体位变动，而病人又不能下蹲或配合 Valsalva（瓦尔萨尔瓦）动作，此时可让病人握拳、被动抬腿或采用血压计袖带压迫双臂等增加回心血量，对心音和杂音的判断同样有效。直肠触诊可以用左侧卧位方式进行，注意屈髋、屈膝，右腿应尽量完全屈曲。检查背部，特别是检查压疮、叩诊脊柱等，也可采取左侧卧位。神经系统检查，在脑神经方面，卧位检查无困难，但不宜进行呕吐与吞咽反射的检查。

2. 轮椅上的病人 头颈部、心肺部、上下肢检查方法，与通常坐位的病人相同。腹部、直肠、外生殖器、下背部、臀部的检查，如必要，可转移至检查床上进行。

四、检查条件不佳的情景

在病人家里进行体格检查，需要携带必要的检查器械，家用床一般较医院的检查床低，光线应尽量调整充足，最好有助手或家人在场协助完成。若病人可以活动并能合作，完成检查通常无困难；若不能合作，则需助手协助检查。检查结束后应注意将所有使用过的一次性消耗物品装袋处理，其余器械整理并清点无误，经充分清洁和消毒后才可供第二次使用。

五、某些意外紧急情况下的体格检查

临床医生有时在社交场合或旅行途中等遇到一些意外的救援要求和危及生命的急诊病人，在缺乏必要器械的情况下，最重要的是有思想准备，然后灵活应对现场的情景。生命体征的检查是第一位的。在抢救期间可酌情完成一些重要器官的检查，如意识状态，瞳孔的大小和对光反射，眼球运动，心肺听诊和四肢活动状态等，不求全面、系统，但求与生命相关或创伤部位有关的体征能及时发现、准确评估，为进一步抢救或治疗提供决策依据。

（郝彩玲　李若男）

第十章 实验诊断

第一节 血液标本的采集

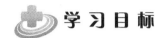

学习目标

目的要求

1.掌握毛细血管采血和真空静脉采血的方法。

2.熟悉血液标本的类型和适用检查范围,采血管的种类及用途,血浆、血清的区别。

3.了解不同部位采血对检验结果的影响。

4.具有人文关怀意识,能够进行有效的医患沟通;重视医学伦理问题,尊重和保护病人隐私;具有严谨求实、认真细致的科学态度。

实验内容

1.毛细血管采血法。

2.真空静脉采血法。

一、毛细血管采血法

【实验原理】采血针刺破毛细血管后,待血液自然流出,用微量吸管吸取一定量的血液。

【实验物品】200 mL生理盐水、一次性消毒采血针、一次性微量吸管、乳胶吸头、锐器盒、75%酒精棉球、无菌干棉球、试管、试管架等。

【操作步骤】

1.准备 取1支试管,加入2 mL生理盐水,对接一次性微量吸管与乳胶吸头,检查连接处是否漏气。

2.按摩 轻轻按摩病人左手中指或环指指尖内侧,使局部组织自然充血。

3.消毒 用75%酒精棉球擦拭消毒采血部位皮肤,待干。

4.针刺 用左手拇指和示指固定采血部位,使皮肤和皮下组织绷紧,右手持一次性消毒采血针自指尖腹内侧迅速刺入,深度为2~3 mm,立即拔出针。

5.拭血 待血液自然流出后,用无菌干棉球擦去第1滴血。

6.吸血 血液自然流出后,用一次性微量吸管吸取所需血量,然后用无菌干棉球压住伤口止血,若血流不畅,可以用左手自采血部位远端向指尖稍施压使血液流出。

7.稀释 用无菌干棉球擦净一次性微量吸管外部,将吸管伸入装有稀释液的试管底部,慢慢排出吸管内的血液,并用上清液冲洗管内余血2~3次,最后将试管内的液体混匀。

【注意事项】

（1）采血部位皮肤应完整，无炎症、水肿、烧伤等情况。

（2）消毒皮肤后，应待酒精挥发再采血，防止出现血液扩散不成滴及溶血现象。

（3）第1滴血多混有组织液，应拭去，进针深度要适当，切忌用力挤压，防止不客观结果出现。

（4）在进行多项检查时，采集血液标本的顺序为血小板计数、红细胞计数、血红蛋白测定、白细胞计数、白细胞分类。

（5）在标本采集前，病人应保持平静，住院病人尽量在清晨卧床时采血，减少药物、食物对检验结果的影响，长期服用药物无法中断时，结果分析应考虑该药物对检验结果的影响。

（6）本实验具有创伤性，必须严格遵守无菌操作规范，必须做到一人一针，避免采血部位交叉感染。

二、真空静脉采血法

【实验原理】采用采血针，一端刺入浅静脉，另一端刺入管盖进入真空采血管，利用负压吸取所需量的血液。

【实验物品】一次性无菌棉签、压脉带、一次性静脉采血针、真空采血管（表 10-1）、75％酒精棉球、锐器盒、垫枕、黄色医疗垃圾袋等。

表 10-1　真空采血管种类和主要用途

采血管帽颜色	添加剂	操作要点	主要用途
红色	无促凝剂	采血后无须混匀	生成血清，生化/免疫学实验
红色	促凝剂	采血后立即颠倒混匀 5～8 次	生成血清，生化/免疫学实验
金黄色	促凝剂/分离胶	采血后立即颠倒混匀 5～8 次	生成血清，生化/免疫学实验
绿色	肝素锂、肝素钠	采血后立即颠倒混匀 5～8 次	生成血浆，生化实验
浅绿色	肝素锂/分离胶	采血后立即颠倒混匀 5～8 次	生成血浆，生化实验
紫色	EDTA-K$_2$	采血后立即颠倒混匀 5～8 次	血常规检测
蓝色	枸橼酸钠	采血后立即颠倒混匀 3～4 次	凝血实验
黑色	枸橼酸钠	采血后立即颠倒混匀 5～8 次	红细胞沉降率测定
灰色	氟化钠	采血后立即颠倒混匀 5～8 次	血糖测定

【操作步骤】

1. 准备　仔细阅读病人申请单，决定采血量，准备每个实验所需的真空采血管，在管壁上贴上标签，注明病人姓名、项目名称、采集日期、门诊或住院号并按一定顺序排列。

2. 检查采血针　挤压采血针外包装，检查是否密封完好，核实是否在有效期内。

3. 消毒双手　采血前，操作人员衣帽整齐，戴好口罩，用肥皂或消毒液消毒双手并佩戴手套。

4. 选择静脉　病人取坐位，前臂水平伸直置于桌面垫枕上，掌心向上，卧床病人前臂伸展，暴露穿刺部位，常用采血位置是较粗大、易辨认的血管处，如肘前静脉或贵要静脉。

5. 扎压脉带　在采血部位上端约 6 cm 处，将压脉带绕手臂一圈打一活结，要求病人握紧和放松拳头几次，使静脉隆起。

6. 消毒皮肤　用 75％酒精棉球自所选静脉穿刺处从内向外，顺时针方向消毒皮肤，重复 2 次，待酒精完全挥发。

7. 穿刺　取下针头无菌帽，以左手拇指固定静脉穿刺部位下端，右手持穿刺针，示指固定针头下座。保持针头斜面和针筒刻度向上，沿静脉走向使针头与皮肤成 30°角斜行快速刺入皮肤，然后成 5°角向前穿破静脉壁进入静脉腔。确认穿刺入静脉中心位置，并沿着静脉走向将针头推入 10～15 mm。

8. 采血　见少量回血后，将刺塞针插入真空采血管，松开压脉带。负压下血液自动流入真空采血管内，到达采血量刻度后拔出即可。

9. 一针多管采集　当采血管内真空耗尽，血流便停止，此时用左手拇指和中指捏住真空采血管下部,用示指推持针器的凸缘,使管塞脱离采血针后端的针头,然后将真空采血管从持针器中取出,并按要求混匀标本,若需其他类型的样本,则重复步骤8的操作。

10. 止血 用消毒棉签按压进针部位,迅速向后拔出针头,嘱病人继续按压棉签3 min。

11. 混匀 混匀血液标本数次。

【注意事项】

(1)采血前应与病人充分沟通,以消除不必要的疑虑和恐惧心理。如遇个别病人进针或采血后发生眩晕,应立即拔出针头让其平卧休息片刻,即可自行恢复。

(2)不同检查项目选择不同颜色的真空采血管。

(3)若部分病人静脉不显露,可用左手示指经酒精消毒后,在采血部位触摸,发现静脉走向后凭手感方向与深度试探性穿刺。

(4)静脉采血前要仔细检查针头是否安装牢固,针筒内是否有空气和水分,所用针头应锐利、光滑、通气,针筒不漏气。抽血时针栓只能向外抽取,不能向静脉内推进,以免形成空气栓塞,造成严重后果。

(5)静脉采血时压脉带压迫时间不能过长、绑扎不能过紧,以避免淤血和血液浓缩,一般不超过1 min。

(6)本实验具有创伤性,必须严格遵守无菌操作规范,必须做到一人一针,避免采血部位交叉感染。

三、血浆与血清的区别

血浆与血清的区别如表10-2所示。

表 10-2 血浆与血清的区别

项目	血清	血浆
制备方法	离体血液凝固、离心后获得	离开血管的全血添加抗凝剂,离心后获得
相同点	淡黄色液体	淡黄色液体
不同点	不含纤维蛋白原	含有纤维蛋白原
	含有游离钙离子	无游离钙离子
	主要由水和各种化学成分组成,这些化学成分包括白蛋白、α_1球蛋白、α_2球蛋白、β球蛋白、γ球蛋白、甘油三酯、总胆固醇、谷丙转氨酶等	绝大部分是水(占总体积的90%),其中溶解的物质主要是血浆蛋白,还包括葡萄糖、无机盐离子、激素以及二氧化碳

> **思考题**
> 1.真空静脉采血法有哪些优点?
> 2.真空静脉采血时的分管次序及原则是什么?

扫码看答案

第二节 血涂片制备、染色与观察

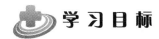
学 习 目 标

目的要求

1.熟悉血涂片制备方法,Wright(瑞特)染色方法,血涂片观察方法。

2.具有人文关怀意识,能够进行有效的医患沟通;重视医学伦理问题,尊重和保护病人隐私;具有严谨求实、认真细致的科学态度。

Note

实验内容

1.血涂片制备与染色。

2.显微镜检查。

3.结果判读。

实验物品

采血管、采血针、75％酒精棉球、一次性棉签、压脉带、锐器盒、黄色医疗垃圾袋、载玻片、推片、一次性微量吸管、乳胶吸头、一次性塑料吸管、Wright 染色液、吸水纸、蜡笔、染色架、香柏油、擦镜纸、二甲苯、显微镜等。

一、血涂片制备与染色

【实验原理】在推片的平稳推动下,载玻片上留下薄层血膜,因不同种类的细胞及细胞的不同成分与酸性及碱性染料的结合能力不同,采用复合染料染色后各种细胞呈现出各自的染色特点。

【操作步骤】

1.采血　以真空静脉采血法采集病人抗凝全血 2 mL,用一次性微量吸管吸取混匀后的血液标本置于载玻片一端距边缘 1 cm 处或载玻片的 3/4 处。

2.推片　左手持载玻片,右手持推片从血滴前方后移接触血滴,使血滴沿推片与载玻片的接触缘展开,至距边缘 5 mm 时,保持推片与载玻片成 30°～45°角,匀速、平稳地向前推至载玻片的另一端,制成血涂片(图 10-1)。

3.干燥　将血涂片在空中晃动,使其迅速干燥。

4.选片　制作多张血涂片,选择一张头体尾分明、厚薄适宜、血膜呈舌形的血涂片用于标记染色。

5.标记　在选中的载玻片的一端用蜡笔编号,并在血膜两端各画一条直线,以防染色液外溢(图 10-2)。

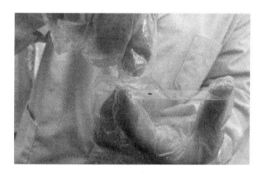
图 10-1　推片

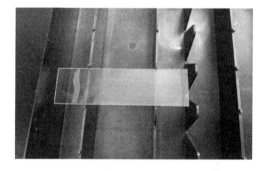
图 10-2　标记

6.染色　将血涂片平放于染色架上,滴加 Wright 染色液甲液 5～8 滴(0.2～0.5 mL),以覆盖血膜为宜,染色 30 s 后再加 Wright 染色液乙液于血膜上,用洗耳球轻吹,使两者充分混匀,染色 5～10 min(图 10-3)。

7.水洗　用细流水从血涂片一端冲去染色液,待干(图 10-4)。

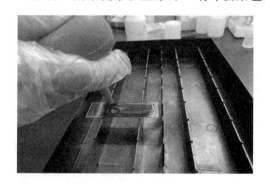
图 10-3　染色

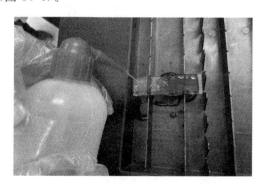
图 10-4　水洗

8.干燥 用吸水纸吸干水分,干燥后备用。

二、显微镜检查

【操作步骤】

(1)低倍镜下观察细胞染色情况(满意、偏酸、偏碱)和细胞分布情况,并找到体、尾交界处。

(2)油镜下分类计数100个白细胞,计算并报告各种白细胞所占比例。

正常成人外周血白细胞分类见表10-3。

表 10-3　正常成人外周血白细胞分类

正常成人外周血白细胞分类	百分数/(%)	绝对值/($\times 10^9$/L)
中性粒细胞(N)		
杆状核(st)	0~5	0.04~0.5
分叶核(sg)	50~70	2~7
淋巴细胞(Ly)	20~40	0.8~4
单核细胞(Mo)	3~8	0.12~0.8
嗜酸性粒细胞(Eo)	0.5~5	0.05~0.5
嗜碱性粒细胞(Ba)	0~1	0~0.1

【注意事项】

(1)载玻片需洁净、干燥,手执载玻片时注意手指对称握住两端或两侧,避免其正面沾染油脂。

(2)血滴大、血液黏滞度高、推片角度大、推片速度快容易导致血膜厚,有时还会使尾部拉长,不便于血细胞观察,反之易导致血膜较薄,也不便于计数。

(3)未干透的血膜不能染色,否则染色时容易脱落。血涂片应在制片后1 h内染色或在1 h时用无水甲醇(含水量<3%)固定后染色。

(4)加染色液应适量,过少则易蒸发沉淀,一旦染色液沉积在血涂片上,则不易冲掉,使细胞深染,不易检查。

(5)染色时间的长短与染色液浓度、染色时温度及血细胞的多少有关。染色时间与染色液浓度、染色时温度成反比,染色时间与血细胞数量成正比。

(6)冲洗时不能先倒掉染色液,应以流水冲洗,以防染色液沉着在血涂片上。时间不能过久,以防脱色。冲洗完的血涂片应立放于支架上,以防被剩余的水分浸泡而脱色。若血涂片上有染料颗粒沉积,可用甲醇溶解,但需立即用水冲掉甲醇,以免脱色。

> **思考题**
>
> 影响血涂片血膜厚薄的主要因素有哪些?

扫码看
答案

第三节　全自动血细胞分析仪

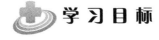

学习目标

目的要求

1.掌握血常规各参数的临床意义。

2.熟悉全自动血细胞分析仪的检测原理。

Note

3.具有人文关怀意识,能够进行有效的医患沟通;重视医学伦理问题,尊重和保护病人隐私;具有严谨求实、认真细致的科学态度。

实验内容

1.真空静脉采血法采集全血。

2.使用全自动血细胞分析仪检测血细胞。

3.分析血常规报告单。

实验物品

全自动血细胞分析仪、采血管、采血针、75%酒精、棉签、压脉带、锐器盒、黄色医疗垃圾袋等。

【实验原理】全自动血细胞分析仪综合应用电学和化学原理,测定血细胞和血红蛋白。检测原理包括电阻抗原理、射频电导法原理、激光散射法原理、分光光度法原理。

(1)红细胞和血小板计数:电阻抗原理。

电阻抗原理:根据血细胞不导电的性质,悬浮在电解质溶液中的血细胞颗粒在负压作用下通过小孔时,电极能感应到一个瞬间的电阻变化,并将其转换成脉冲,脉冲的数量代表细胞数量,脉冲大小反映细胞体积大小。

(2)血红蛋白测定:分光光度法原理。

(3)白细胞三分群:电阻抗原理(脱水后体积)。

三分群检测原理:将血液进行稀释后,加入的溶血剂不仅能使红细胞迅速溶解,同时还能使白细胞膜通透性改变,使胞质经细胞膜渗出、脱水,胞膜紧裹在细胞核周围。脱水后白细胞体积与自然体积无关,取决于脱水后白细胞内有形物质的多少。基于电阻抗原理,白细胞脉冲信号的大小与细胞体积有关。白细胞可分为大细胞、中等大小细胞和小细胞三群。

(4)白细胞五分类:电阻抗原理、激光散射法原理、流式细胞术原理与核酸荧光染色法原理。

五分类原理:将稀释、染色(化学染色或核酸荧光染色)、球形化的细胞(或颗粒)悬液注入鞘流液中央,进入流动室,当细胞被激光束照射时,细胞因大小、细胞成分、细胞核形状、染色情况等不同,可阻挡或改变激光束方向,产生与细胞特征相对应的各种角度的散射光。信号检测器可接收特征各异的散射光,根据散射光信号分辨出各类细胞。

【检验单示例】见图 10-5。

检验项目:血常规	类型:全血							
备注:女性						申请医生:张*		
名称	结果	参考范围	单位	名称	结果		参考范围	单位
白细胞	7.55	4～10	10^9/L	嗜酸性粒细胞百分比	0.10	↓	0.5～5.0	%
红细胞	4.54	3.5～5.0	10^{12}/L	嗜碱性粒细胞百分比	0.1		0.0～1.0	%
血红蛋白	138	110～150	g/L	淋巴细胞计数	0.71	↓	1.20～3.70	10^9/L
红细胞压积	41.90	40～50	%	中性粒细胞计数	6.53	↑	1.50～6.10	10^9/L
红细胞平均体积	92.3	80～100	fL	单核细胞计数	0.29		0.20～0.80	10^9/L
平均血红蛋白量	30.4	27～34	pg	嗜酸性粒细胞计数	0.01	↓	0.05～0.5	10^9/L
平均血红蛋白浓度	329	320～360	g/L	嗜碱性粒细胞计数	0.01		0.00～0.10	10^9/L
血小板	220	100～300	10^9/L	红细胞分布宽度 CV	12.8		11.5～14.5	%
淋巴细胞百分比	9.42	↓ 20～40	%	血小板压积	22.00		11～28	%
中性粒细胞百分比	86.61	↑ 50～70	%	平均血小板体积	10.10		9～13	fL
单核细胞百分比	3.8	3～8	%	血小板分布宽度	11.9	↓	15～18	%

图 10-5　检验单示例

一、红细胞系列参数

红细胞系列参数如表 10-4 所示。

表 10-4　红细胞系列参数

项目	人群	数值
红细胞计数	成年男性	$(4.0\sim5.5)\times10^{12}/L$
	成年女性	$(3.5\sim5.0)\times10^{12}/L$
	新生儿	$(6.0\sim7.0)\times10^{12}/L$
血红蛋白	男性	$120\sim160\ g/L$
	女性	$110\sim150\ g/L$
	新生儿	$170\sim200\ g/L$

红细胞系列参数临床意义如下。

(1)红细胞的检测及血红蛋白的测定:单位体积全血中红细胞数量和红细胞主要内容物血红蛋白的变化,可反映机体生成红细胞的能力并能协助诊断与红细胞有关的疾病(表 10-5)。

表 10-5　红细胞及血红蛋白改变的临床意义

项目		临床意义
红细胞及血红蛋白增多	相对性增多	严重呕吐、腹泻、大面积烧伤、慢性肾上腺皮质功能减退、尿崩症、甲亢危象、糖尿病酮症酸中毒等(失水为主,红细胞相对性增多)
	绝对性增多	(1)继发性红细胞增多症,如高原居民、慢性缺氧性心肺疾病、异常血红蛋白病、肾癌、肝细胞癌、子宫肌瘤、肾盂积水、多囊肾等 (2)真性红细胞增多症
红细胞及血红蛋白减少		15 岁以下儿童、部分老年人、妊娠中晚期可出现生理性减少,病理性减少见于各种贫血

(2)红细胞体积分布宽度(RDW):红细胞体积异质性的参数,用于描述红细胞体积大小的均匀程度的客观指标(表 10-6)。RDW 多采用 RDW-CV 和 RDW-SD 表示。

表 10-6　RDW、MCV 对贫血分类和鉴别诊断的临床意义

MCV	RDW	分类	意义
减小	正常	小细胞均一性	轻型 β 珠蛋白生成障碍性贫血
减小	增大	小细胞不均一性	缺铁性贫血、慢性失血性贫血、铁粒幼细胞性贫血
正常	正常	正细胞均一性	白血病、再生障碍性贫血
正常	增大	正细胞不均一性	骨髓纤维化、铁粒幼细胞性贫血
增大	正常	大细胞均一性	骨髓增生异常综合征
增大	增大	大细胞不均一性	巨幼细胞贫血、恶性贫血

①RDW-CV:红细胞在体积分布曲线上 1 个标准差的分布宽度与平均红细胞体积(MCV)的比值。RDW-CV 易受 MCV 大小的影响,小红细胞增多是因为 MCV 减小,RDW-CV 发生改变。

②RDW-SD:独立于 MCV 的 RDW 表示方法。

(3)网织红细胞:晚幼红细胞脱核后的红细胞阶段,胞质内还残存核糖体等碱性物质,煌焦油蓝或新亚甲蓝染色后呈现浅蓝色或深蓝色的网织状细胞,故而得名。网织红细胞的参考值和临床意义如表 10-7所示。

表 10-7　网织红细胞的参考值和临床意义

参考值	百分数	$0.5\%\sim1.5\%$
	绝对数	$(24\sim84)\times10^9/L$

续表

临床意义	网织红细胞增多	见于溶血性贫血、急性失血;缺铁性贫血、巨幼细胞贫血及某些贫血病人治疗后
	网织红细胞减少	见于再生障碍性贫血、急性白血病

二、白细胞系列参数临床意义

1. 白细胞 白细胞总数小于 $4×10^9/L$ 为白细胞减少症,中性粒细胞绝对值小于 $1.5×10^9/L$ 为粒细胞减少症,中性粒细胞绝对值小于 $0.5×10^9/L$ 为粒细胞缺乏症。

(1)中性粒细胞增多:常见于化脓性感染、严重组织损伤、急性大出血、急性中毒或类风湿性关节炎应用糖皮质激素后、白血病、骨髓增殖性疾病及恶性肿瘤等。

(2)中性粒细胞减少:常见于伤寒、革兰阴性杆菌感染、病毒感染、再生障碍性贫血、巨幼细胞贫血、阵发性睡眠性血红蛋白尿、物理化学因素损伤、脾功能亢进、自身免疫性疾病、肝硬化等。

(3)核左移:常见于各种病原体所致感染、急性失血、大面积烧伤、大手术、白血病和恶性肿瘤晚期等。

(4)核右移:常见于巨幼细胞贫血和恶性贫血、应用抗代谢药物等,多提示预后不良。

2. 嗜酸性粒细胞增多 常见于过敏性疾病、寄生虫病、皮肤病、猩红热和血液病等。

3. 嗜碱性粒细胞增多 常见于过敏性疾病、转移癌和血液病等。

4. 淋巴细胞增多 常见于病毒感染、肿瘤、移植物抗宿主病等。

5. 淋巴细胞减少 常见于应用肾上腺皮质激素、烷化剂治疗和放射线损伤者。

6. 单核细胞增多 常见于疟疾、急性感染恢复期、活动性肺结核和一些血液病等。

三、血小板系列参数

1. 参考值 $(100～300)×10^9/L$。

2. 临床意义

(1)血小板改变的临床意义(表 10-8)。

表 10-8　血小板改变的临床意义

项目	临床意义
血小板减少	常见于血小板生成障碍如再生障碍性贫血、急性白血病、巨幼细胞贫血;血小板破坏或消耗增多见于原发性血小板减少性紫癜、系统性红斑狼疮(SLE)、弥散性血管内凝血(DIC)、血栓性血小板减少性紫癜(TTP)、输血后血小板减少症等
血小板增多	常见于骨髓增殖性疾病、慢性粒细胞白血病、急性感染、急性溶血和癌症病人

(2)平均血小板体积:平均血小板体积(MPV)与血小板数量呈非线性负相关,与血小板功能呈正相关。该指标与血小板计数(PLT)、大血小板比率(P-LCR)和血小板体积分布宽度(PDW)等指标联合应用意义更大。

①鉴别血小板减少的病因:骨髓增生功能良好而外周血液血小板破坏过多(如原发免疫性血小板减少症、脾功能亢进、系统性红斑狼疮等)时,MPV 正常或增高;再生障碍性贫血时 MPV 正常或减小;骨髓病变(如急性白血病、骨髓增生异常综合征等)时,则 MPV 减小。

②评估骨髓造血功能:a. 当白血病化疗和骨髓移植病人的骨髓受抑制时,MPV 减小早于 PLT 减少;白血病缓解、骨髓功能恢复时,MPV 增高又早于 PLT 增多 1～2 天。b. 原发免疫性血小板减少症时,MPV 增大表示预后良好;当原发免疫性血小板减少症缓解、PLT 恢复正常时,MPV 逐渐恢复正常。c. MPV 持续减少和 PLT 持续减少,为骨髓造血衰竭征兆。

③判断病情变化:可作为脓毒症(减低)、新生儿菌血症(增高)、心绞痛(MPV 增大,血管狭窄危险性增高)、急性心肌炎(是复发的独立危险因素)等疾病过程变化的判断指标。

④MPV、P-LCR 和 PDW:有利于原发性血小板增多症(MPV 增大,PDW 正常或降低)与反应性血小板增多症(MPV 减小,PDW 正常或增大)的鉴别。

(3)血小板体积分布宽度(PDW):有血管阻塞危象的镰形红细胞贫血、新生儿菌血症病人 PDW 增大。原发免疫性血小板减少症时的 MPV、P-LCR、PDW 高于再生障碍性贫血,灵敏度和特异性高。P-LCR 和 PDW 对于诊断原发免疫性血小板减少症非常可靠。

思考题

试述中性粒细胞增多的临床意义。

扫码看
答案

第四节 APTT、PT、TT、D-二聚体检测

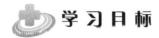 学习目标

目的要求

1.掌握:APTT、PT、TT、D-二聚体检测指标的临床意义。

2.了解:APTT、PT、TT、D-二聚体检测的原理、方法。

3.具有人文关怀意识,能够进行有效的医患沟通;重视医学伦理问题,尊重和保护病人隐私;具有严谨求实、认真细致的科学态度。

实验内容

1.APTT、PT、TT、D-二聚体检测的操作方法及注意事项。

2.结果判读。

实验物品

PT 试剂、APTT 试剂、TT 试剂、D-二聚体试剂、秒表、试管、微量加样器、枪头、采血管、采血针、75%酒精、棉签、压脉带、锐器盒、恒温水浴箱、黄色医疗垃圾袋等。

【检验单示例】见图 10-6。

名称	参考范围	单位	名称	参考范围	单位
活化部分凝血活酶时间(APTT)	22~38	s	血浆凝血酶原时间(PT)	10~14	s
血浆凝血酶时间(TT)	16~18	s	D-二聚体	<0.5	μg/mL

图 10-6 APTT、PT、TT、D-二聚体检验报告单

一、活化部分凝血活酶时间测定

【实验原理】37 ℃条件下,以白陶土(固相激活剂)激活凝血因子ⅩⅠ和ⅩⅡ,以脑磷脂代替血小板,在 Ca^{2+} 参与下,观察血浆凝固所需时间,即为活化部分凝血活酶时间(activated partial thromboplastin time,APTT)。它是内源性凝血系统较为灵敏和最为常用的筛选实验。

【操作步骤】手工测定。

(1)常规静脉采血,置于 109 mmol/L 枸橼酸钠抗凝液中,轻轻颠倒混匀后,以 3000 r/min 离心 15 min,收集上层液于另一塑料试管内备用。

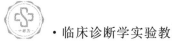

（2）取待测血浆 0.1 mL，加入 37 ℃预温 APTT 试剂 0.1 mL 混匀，37 ℃水浴 5 min，其间轻轻振摇数次。

（3）加入 37 ℃预温 0.025 mol/L 氯化钙溶液 0.1 mL，立即启动秒表，不断振摇并观察（倾斜 30°）出现纤维蛋白丝的时间（光线要充足，APTT 终点的计算以出现浑浊的初期凝固为准）并记录。一般重复 2 次，取平均值，同时做正常对照。

【参考值】不同方法、不同试剂检测的结果有较大差异。本实验需设立正常对照值，测定值较正常对照值延长 10 s 以上才有病理意义。

【临床意义】

1. APTT 延长　常见于凝血因子（Ⅻ、Ⅺ、Ⅸ、Ⅷ、Ⅹ、Ⅴ、Ⅱ）、PK（激肽释放酶原）、HMWK（高分子量激肽原）和纤维蛋白原缺乏，特别是凝血因子Ⅷ、Ⅸ、Ⅺ缺乏及它们的抗凝物质增多。此外，APTT 是监测普通肝素和诊断狼疮抗凝物（lupus anticoagulant，LA）的常用实验。

2. APTT 缩短　常见于血栓性疾病和血栓前状态，但灵敏度和特异度差。

二、血浆凝血酶原时间测定

【实验原理】在受检血浆中加入过量的含钙组织凝血活酶（含 Ca^{2+}、组织因子和脂质），启动外源性凝血途径，激活凝血酶原，形成凝血酶。凝血酶使纤维蛋白原转变为纤维蛋白，观察血浆凝固所需要的时间即为血浆凝血酶原时间（prothrombin time，PT）。它是外源性凝血系统较为灵敏和最为常用的筛选实验。

【操作步骤】

（1）常规静脉采血，置于 109 mmol/L 枸橼酸钠抗凝液中，轻轻颠倒混匀，3000 r/min 离心 15 min，收集上层液于另一塑料试管内备用。

（2）取待测血浆 0.1 mL，37 ℃水浴预温 3 min。

（3）加入 37 ℃预温 PT 试剂 0.2 mL，立即启动秒表计时（光线要充足，PT 终点的计算以出现浑浊的初期凝固为准）并记录。一般重复 2 次，取平均值，同时做正常对照。

【参考值】

（1）以测定秒数表示：不同方法、不同试剂检测的结果有较大差异。本实验需设立正常对照值，测定值较正常对照值延长 3 s 以上才有病理意义。

（2）凝血酶原时间比值（PTR）= 病人凝血酶原时间(s)/正常对照凝血酶原时间(s)。参考值：0.82~1.15 s。

（3）国际标准化比值（INR）= PTR^{ISI}（式中 ISI 为国际敏感度指数）。ISI 值越低，INR 越准确。

【临床意义】

1. PT 延长　先天性凝血因子Ⅰ（纤维蛋白原）、Ⅱ（凝血酶原）、Ⅴ、Ⅶ、Ⅹ 缺乏；获得性凝血因子缺乏，如严重肝病、维生素 K 缺乏、纤溶亢进（hyperfibrinolysis）、DIC、使用抗凝药物（如口服抗凝剂）和异常抗凝血物质等。

2. PT 缩短　血液高凝状态（HCS）如 DIC 早期、心肌梗死、脑血栓形成、深静脉血栓形成（deep venous thrombosis，DVT）、多发性骨髓瘤等，但敏感性和特异性差。

3. PTR 及 INR　监测口服抗凝剂的首选指标。WHO 推荐用 INR，国内病人的 INR 以 2.0~2.5 为宜，一般不要大于 3.0，也不要小于 1.5。

三、血浆凝血酶时间测定

【实验原理】待测血浆加入"标准化"凝血酶溶液，到开始出现纤维蛋白丝所需的时间，即为待测血浆凝血酶时间（thrombin time，TT）。

【操作步骤】

（1）常规静脉采血，置于 109 mmol/L 枸橼酸钠抗凝液中，轻轻颠倒混匀，3000 r/min 离心 15 min，收集上层液于另一塑料试管内备用。

（2）取 37 ℃ 预温血浆 0.2 mL，加入 TT 试剂 0.2 mL，记录凝固时间。

【参考值】16～18 s。本实验需设立正常对照值，测定值较正常对照值延长 3 s 以上才有病理意义。

【临床意义】TT 延长：①肝素增多或类肝素物质存在，如 SLE、肝病、肾病等；②低（无）纤维蛋白原血症、异常纤维蛋白原血症、异常球蛋白血症等疾病。

四、血浆 D-二聚体测定

【实验原理】D-二聚体（D-dimer）是鼠抗人单克隆抗体包被的载体乳胶颗粒悬液。与含有 D-二聚体的血浆标本混合时，若血浆中 D-二聚体含量大于 0.5 μg/mL，可产生肉眼可见的凝集反应，即为阳性反应。

【操作步骤】

（1）常规静脉采血，置于 109 mmol/L 枸橼酸钠抗凝液中，轻轻颠倒混匀，3000 r/min 离心 15 min，收集上层液于另一塑料试管内备用。

（2）其加样方法如表 10-9 所示。

表 10-9 血浆 D-二聚体测定加样方法

项目	标记测试板圆环序号		
	1	2	3
病人标本	15	—	—
阳性参照/μL	—	15	—
阴性参照/μL	—	—	15
乳胶颗粒悬液/μL	15	15	15

（3）分别用混合棒将标本与乳胶颗粒悬液混匀，然后轻轻转动测试板 120 s，在 180～200 s 观察结果。

（4）结果判断。分别用阳性参照、阴性参照与每一环节结果比较，在较强光线下肉眼观察结果，出现凝集颗粒者即为阳性（D-二聚体含量≥0.5 μg/mL），无凝集颗粒者为阴性（D-二聚体含量＜0.5 μg/mL）。

【参考值】D-二聚体含量＜0.5 μg/mL。

【临床意义】

1. 生理性增高 老年人（80 岁以上）、妊娠者可较基础值高 3～4 倍。

2. 病理性增高 处于癌症、感染、炎症、血肿、急性心梗、肾病综合征及肾衰竭状态时显著升高，与肝病、组织损伤严重程度呈正相关。

3. 诊断价值 ①排除深静脉血栓形成和肺栓塞的最好实验室参数，其可靠率达 100%。②高凝状态、血栓性疾病和 DIC 时 D-二聚体水平明显增高，是诊断 DIC 的重要依据。

4. 疗效观察 肝素治疗初期，D-二聚体含量明显降低，通过一个连续、缓慢过程降低到正常范围；治疗期间持续较高，说明治疗无效；含量再升高，预示血栓再发生。

5. 血栓形成但 D-二聚体阴性 罕见（＜2%）；可见于远中少量血栓形成（如牙部位）、血栓症状与血液标本收集相隔时间太长或纤溶异常等；陈旧性血栓形成时 D-二聚体含量不增加。

> **思考题**
>
> 如何保证凝血功能检测结果的准确性？

扫码看
答案

（焉兆玥）

第五节 尿液检测

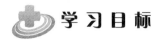 学习目标

目的要求

1.掌握:尿液检测指标的临床意义。

2.熟悉:尿沉渣非染色法显微镜检查的内容和方法,尿液干化学分析仪的检测原理,尿沉渣分析仪的操作程序、结果报告和质量控制。

3.了解:尿沉渣中各类管型、上皮细胞等的形态。

4.具有人文关怀意识,能够进行有效的医患沟通;重视医学伦理问题,尊重和保护病人隐私;具有严谨求实、认真细致的科学态度。

实验内容

1.尿液干化学分析仪、尿沉渣分析仪的操作步骤。

2.结果判读。

3.显微镜观察尿沉渣成分种类。

实验物品

尿液干化学试带、载玻片、试管、一次性塑料吸管、盖玻片、黄色医疗垃圾袋、尿液干化学分析仪、尿沉渣分析仪及配套试剂、显微镜、离心机等。

【检验单示例】见图 10-7。

检验项目:尿液分析								标本号:9177	
备注:								申请医生:张*	
名称	结果	提示	参考范围	单位	名称	结果	提示	参考范围	单位
颜色(Colour)	淡黄色		淡黄色		真菌孢子	阴性			
透明度(CLA)	透明		透明		尿红细胞(RBC)	2		0~17	个/μL
尿胆原(URO)	Normal 3.4		Normal 3.4	μmol/L	尿白细胞(WBC)	5		0~28	个/μL
胆红素(BIL)	Neg		Neg		白细胞团(WBCC)	0		0~2	个/μL
酮体(KET)	Neg		Neg	mmol/L	鳞状上皮细胞(SQEP)	3		0~28	个/μL
尿隐血(BLD)	Neg		Neg		非鳞状上皮细胞(NSE)	0		0~6	个/μL
尿蛋白质(PRO)	Neg		Neg		透明管型(HYAL)	0		0~1	个/μL
亚硝酸盐(NIT)	Neg		Neg		病理管型(UNCC)	0		0~1	个/μL
尿葡萄糖(GLU)	Neg		Neg		细菌(BACT)	2		0~7	个/μL
尿白细胞(LEU)	Neg		Neg	/μL	未分类结晶(UNCX)	0		0~28	个/μL
比重(SG)	1.010		1.003~1.030		酵母(BYST)	0		0	个/μL
酸碱度(pH)	6.0		4.5~8.0		黏液丝(MUCE)	0		0~28	个/μL
抗坏血酸(V_c)	0		0	mmol/L	尿液精子数(SPERM)	0		0~6	个/μL
微白蛋白(MALB)	Neg		<0.15						

图 10-7 尿液检验报告单

一、尿沉渣非染色法显微镜检查

【实验原理】在显微镜下观察离心后尿液中细胞、管型、结晶等有形成分的特征,识别并记录其在显微镜一定视野内的数量。

【实验步骤】

(1)取离心管 1 支加入 10 mL 尿液。

(2)1500 r/min 离心 5 min。

(3)弃去上层尿液,保留 0.2 mL 尿沉渣。

(4)混匀离心管底部的尿沉渣,取 1 滴置于载玻片上,加盖玻片后镜检:①先用低倍镜观察有形成分全貌和管型;②高倍镜鉴定细胞成分,检查细胞时用高倍镜观察 10 个视野;③检查管型时低倍镜观察 20 个视野,记录结果。

【结果报告】

1. 细胞 用最低~最高个数/高倍视野(HPF)或平均值/HPF 表示。有时采用+~++++表示;+,5~10 个/HPF;++,10~15 个/HPF;+++,15~20 个/HPF;++++,>20 个/HPF。

2. 管型 用最低~最高个数/低倍视野(LPF)或平均值/LPF 表示,也可用+~++++表示。

3. 结晶 (—)表示无结晶;(+)表示结晶占 1/4 视野;(++)表示结晶占 2/4 视野;(+++)表示结晶占 3/4 视野;(++++)表示结晶满视野。

【参考值】WBC<5 个/HPF;RBC<3 个/HPF;扁平上皮少许/HPF;透明管型偶见/LPF;结晶少许/HPF。

显微镜下各有形成分的形态及临床意义如下。

(一)细胞

1. 红细胞 未染色的正常红细胞为双凹圆盘形,淡黄色,直径 6~9 μm。离心尿液中红细胞数量增多,超过 3 个/HPF,且外观无血色的尿液称为镜下血尿。尿液红细胞形态变化受渗透压、pH 及在体外放置的时间等因素的影响:①在高渗尿液中:红细胞皱缩,体积变小,形似锯齿。②在低渗尿液中:红细胞胀大,血红蛋白外溢,仅留下细胞膜,成为大小不等的空环形,称为影形红细胞、环形红细胞。③在酸性尿液中:红细胞膜脂质内层面积增加,体积变小。④在碱性尿液中:红细胞膜脂质外层面积增加,细胞肿胀,边缘不规则,容易溶解破裂。根据尿液中红细胞的形态可将血尿分为以下 3 种。

(1)均一性红细胞血尿:多为非肾小球性血尿,大部分红细胞(70%以上)为正常红细胞或单一形态红细胞。红细胞外形及大小正常,呈双凹圆盘形,细胞膜完整。偶见影形红细胞或棘形红细胞,但异常形态红细胞不超过 2 种。主要见于肾小球以下部位和泌尿道毛细血管破裂的出血,红细胞未受肾小球基底膜挤压,故形态正常。来自肾小管的红细胞虽受 pH 及渗透压变化的影响,但因时间短暂,变化轻微,故也呈均一性红细胞血尿。

临床意义:以红细胞增多为主,而尿蛋白不增多或增多不明显,多见于泌尿系统(除肾小球以外)出血。①暂时性镜下血尿,见于健康人,尤其是青少年剧烈运动、冷水浴、站立时间长或重体力劳动后;②泌尿系统疾病,如泌尿系统炎症、肿瘤、结核病、创伤等;③生殖系统疾病,如前列腺炎等。

(2)非均一性红细胞血尿:多为肾小球性血尿,即变形红细胞血尿。尿液中畸形红细胞(70%以上)在 2 种以上。表现为红细胞大小改变、形态异常和红细胞内血红蛋白分布及含量变化。红细胞体积可相差 3~4 倍,可见大红细胞、小红细胞、畸形红细胞等,其血红蛋白含量不一。

临床意义:常见于急性、慢性肾小球肾炎,肾病综合征,慢性肾盂肾炎等;常伴有尿蛋白增多和颗粒管型、红细胞管型、肾小管上皮细胞等。

(3)混合性血尿:尿液中出现均一性和非均一性两种红细胞。

临床意义:提示出血可能不是起源于一个部位,有肾小球性,也可伴有非肾小球性。引起混合性血尿的疾病不多,IgA 肾病居首位。

2. 白细胞 健康成人尿液中的白细胞主要为中性粒细胞(正常尿液离心后每个高倍视野内不超过

5个),也可出现淋巴细胞、单核细胞及嗜酸性粒细胞。在炎症过程中死亡或被破坏的白细胞称为脓细胞,正常尿液内无脓细胞。如果尿液白细胞数量过多,超过 5 个/HPF,称为镜下脓尿。

临床意义如下。

(1)中性粒细胞大量增多:①常见于泌尿系统炎症,如肾盂肾炎、膀胱炎、前列腺炎、尿道炎、肾结核等,也可见于肾肿瘤。②可见于尿液被女性生殖系统炎症(如阴道炎、宫颈炎等)分泌物污染。③在低渗尿液中,中性粒细胞吸水肿胀,胞质内的颗粒呈布朗运动,由于光的折射,在油镜下可见灰蓝色发光现象,称为闪光细胞,常见于肾盂肾炎、膀胱炎。

(2)淋巴细胞和单核细胞增多:常见于肾移植后排斥反应、新月体性肾小球肾炎、应用抗生素及抗癌药物等。尿液中淋巴细胞增多,还可见于病毒感染。

(3)嗜酸性粒细胞增多:常见于间质性肾炎、变态反应性泌尿系统炎症。

3.上皮细胞　尿液中上皮细胞来源于肾小管、肾盂、输尿管、膀胱、尿道等。将上皮细胞进行组织学和形态学分类,对泌尿系统病变的定位诊断有重要的意义,如肾小管上皮细胞、移行上皮细胞、鳞状上皮细胞。

参考区间:无肾小管上皮细胞,移行上皮细胞偶见。鳞状上皮细胞:男性偶见/HPF,女性 0～5 个/HPF。

临床意义如下。

(1)肾小管上皮细胞:尿液中肾小管上皮细胞数量增多提示肾小管出现病变,常见于急性肾小球肾炎、急进性肾炎、肾小管坏死。

(2)移行上皮细胞:移行上皮细胞增多提示相应部位的病变,如膀胱炎时可见大量大圆形上皮细胞。

(3)鳞状上皮细胞:健康人尿液中可见少量鳞状上皮细胞,如大量增多并伴有白细胞增多,则提示有泌尿系统炎症(如尿道炎等)。

(二)管型

各种管型及其临床意义见表 10-10。

表 10-10　各种管型及其临床意义

项目	临床意义
透明管型	①健康成人尿液中偶见透明管型。当肾脏有轻度或暂时性功能改变,如剧烈运动后、心力衰竭时,可见少量透明管型,老年人尿液中也见增多 ②透明管型明显增多常见于肾实质性病变,如急性或慢性肾小球肾炎、肾病综合征等
颗粒管型	①健康人尿液中一般无颗粒管型,在剧烈运动后、脱水和发热时尿液中偶见细颗粒管型 ②颗粒管型的增多提示肾脏有实质性病变,如急性或慢性肾小球肾炎、肾病综合征、肾小球硬化症、慢性肾盂肾炎等 ③在急性肾衰竭的多尿早期,尿液中可有大量颗粒管型 ④慢性肾炎晚期出现颗粒管型提示预后不良 ⑤颗粒管型与透明管型常同时出现,多见于急性或慢性肾小球肾炎、肾病综合征、肾小球硬化症、慢性肾盂肾炎、严重感染及肾动脉硬化症
红细胞管型	红细胞管型是由肾小球或肾小管出血所致。见于急性肾小球肾炎、慢性肾炎急性发作、肾出血等,亦可见于狼疮性肾炎、IgA 肾病等
白细胞管型	常提示肾实质有感染性病变,如急性肾盂肾炎、肾脓肿、急性肾小球肾炎等,也可见于肾病综合征
蜡样管型	健康人尿液中无蜡样管型。提示肾小管有严重病变,可见于慢性肾小球肾炎晚期、尿毒症等
肾衰竭管型	肾衰竭管型提示肾脏病变严重。急性肾衰竭多尿早期,病人尿液中可出现宽大管型,随着肾功能改变而逐渐减少、消失

(三)结晶

各类结晶及其临床意义见表 10-11。

表 10-11 各类结晶及其临床意义

项目	临床意义
草酸钙结晶	新鲜尿液中有大量草酸钙结晶,并伴有红细胞增多,提示肾脏或膀胱结石
尿酸结晶	大量尿酸结晶见于高尿酸肾病及尿酸结石,也可见于急性痛风、慢性间质性肾炎等
磷酸盐结晶	一般无临床意义,感染引起结石时,尿液中出现磷酸铵镁结晶
碳酸钙结晶	若长期见到大量碳酸钙结晶,应排除甲状旁腺功能亢进、肾小管酸中毒
胆红素结晶	常见于胆汁淤积性黄疸、肝硬化、肝癌、暴发性肝衰竭、急性磷中毒等
胱氨酸结晶	健康人尿液中少见,大量胱氨酸结晶是肾脏或膀胱结石的先兆
亮氨酸结晶	亮氨酸结晶由蛋白质分解而来,少见,常与酪氨酸结晶同时出现,见于急性磷中毒、氯仿中毒、暴发性肝衰竭、肝硬化等
酪氨酸结晶	少见,常与亮氨酸结晶同时出现,多见于组织大量坏死,如急性磷中毒、氯仿中毒、暴发性肝衰竭、肝硬化等
胆固醇结晶	健康人尿液中少见,可见于膀胱炎及肾盂肾炎

二、尿沉渣分析仪检查

仪器型号:FUS-100。

检测原理:流式细胞术原理、电阻抗原理、荧光染色原理、高速摄影成像原理。

操作流程:开机→放入调焦液聚焦→放入标本→点击启动按钮→打印报告单。

尿液有形成分定量分析及临床意义见表 10-12。

表 10-12 尿液有形成分定量分析及临床意义

项目	参考范围/μL	临床意义
白细胞(WBC)	男:0~13.2 女:0~16.9	炎症时出现大量的白细胞,大多为脓细胞,淋巴细胞多见于肾移植排异反应,间质性肾炎可见较多嗜酸性粒细胞
红细胞(RBC)	男:0~13.6 女:0~22.7	常见于肾炎、膀胱炎、肾结核、肾结石、肾盂肾炎等
上皮细胞(EC)	男:0~5.2 女:0~39.67	大量出现可因感染或器械刺激而致,也可因阴道分泌物污染尿液而增多
管型(CAST)	男:0~0.40 女:0~0.56	正常时可有少量透明管型,无临床意义,病理管型种类较多,提示肾的不同部位发生病变
结晶(X'TAL)	—	分为生理性和病理性结晶,生理性结晶一般无临床意义,病理性结晶可由药物代谢异常或疾病因素导致
小圆上皮细胞(SRC)	—	尿液中出现肾小管上皮细胞,以急性肾小球肾炎时最为多见,成堆出现时,提示肾小管有坏死性病变
黏液丝	正常可见	大量存在时提示尿道受刺激或有炎症反应
细菌(BACT)	男:0~26.4 女:0~130.7	当 $WBC>10/\mu L$、$BACT>10^5/\mu L$ 时提示存在泌尿系统感染

三、尿液干化学分析仪

仪器型号：优利特-500B。

检测原理：当试带进入尿液干化学分析仪比色槽时，各试剂模块依次受到仪器光源照射并产生不同的反射光，仪器接收不同强度的光信号后，将其转换为相应的电信号，经微电脑处理，计算出各检测参数的反射率，与标准曲线比较校正，最后以定性方式自动输出结果。

其检测参数及反应原理见表10-13。

表 10-13 尿液干化学分析仪检测参数及反应原理

参数	英文缩写	反应原理	参考区间
酸碱度	pH	酸碱指示剂法	随机尿：4.5～8.0
比重	SG	多聚电解质离子解离法	1.015～1.025
蛋白质	PRO	pH指示剂蛋白质误差法	阴性
葡萄糖	GLU	葡萄糖氧化酶-过氧化物酶法	阴性
尿胆红素	BIL	偶氮反应法	阴性
尿胆原	URO	醛反应	阴性或弱阳性
酮体	KET	亚硝基铁氰化钠法	阴性
亚硝酸盐	NIT	Griess法	阴性
隐血	BLD	血红蛋白亚铁血红素类过氧化物酶法	阴性
白细胞	WBC	酯酶法	阴性
维生素C	V_C	吲哚酚法	阴性

【操作步骤】

(1)留取新鲜尿液标本。

(2)取尿液干化学试带1条。

(3)完全浸入尿液中1～2 s再取出。

(4)与标准比色板目视比色，判断结果。

(5)放于尿液干化学分析仪上检测，打印结果。

【注意事项】

(1)应该使用新鲜尿液进行检查，尿量应该在5 mL以上。

(2)一般在低倍镜图像下观察和计数管型等较大成分，在高倍镜图像下辨认血细胞等比较小的成分。

(3)当图像不够清晰并无法准确判断时，应采用传统离心法，在显微镜下仔细观察和镜检复查。

(4)每日需使用专用质控物对仪器进行质控测定，结果在允许范围内时才可进行常规尿沉渣分析。

(5)仪器显示"REVIEW"信息时，需人工镜检复核标本。

(6)仪器不能对管型、结晶、上皮细胞进行细致分类，如出现阳性，需人工镜检鉴定类型。

> **思考题**
>
> 解释干化学分析、尿沉渣分析和显微镜检查三者结果不一致的原因。

扫码看
答案

Note

第六节 肾功能检查

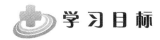 学习目标

目的要求

1. 掌握尿素氮、肌酐、β_2-微球蛋白(BMG)等肾功能指标的临床意义。

2. 了解血清尿素的检测原理及实验步骤。

3. 具有人文关怀意识,能够进行有效的医患沟通;重视医学伦理问题,尊重和保护病人隐私;具有严谨求实、认真细致的科学态度。

实验内容

1. 尿素检测方法。

2. 尿素氮、肌酐、β_2-微球蛋白、尿酸的临床意义判读。

实验物品

采血管、采血针、75%酒精、棉签、压脉带、试剂盒、锐器盒、黄色医疗垃圾袋、722型分光光度计等。

【检验单示例】见图 10-8。

标本类型:血清							
检验项目:肾功能						标本号:193	
备注:						申请医生:张*	
名称	结果	参考范围	单位	名称	结果	参考范围	单位
肌酐	39.5 ↓	41~81	$\mu mol/L$	尿素氮	3.37	3.2~7.1	$\mu mol/L$
尿酸	337.4	155~357	$\mu mol/L$	β_2-微球蛋白	1.28	1~2	$\mu g/mL$

图 10-8 肾功能检验报告单

【实验原理】尿素检测:在酸性条件下加热可使样品中的尿素与二乙酰一肟反应生成红色的二嗪化合物,在 510 nm 波长处测定吸光度,跟同样处理的标准品比较,通过朗伯-比尔定律计算尿素含量。

【实验步骤】

(1)常规采血,离心,获得血清。

(2)工作试剂的配制:R1 和 R2 等量混合即为工作试剂。

(3)按照表 10-14 加入试剂。

表 10-14 尿素检测加样方法

加入物	空白管	标准管	血清管
生理盐水	10 μL	—	—
标准液	—	10 μL	—
血清	—	—	10 μL
工作试剂	2 mL	2 mL	2 mL

（4）混匀，置于水中加热，持续沸腾 10 min 后取出，用冷水冲凉上机测定。用空白管调零，在 510 nm 波长处读取标准管和血清管的吸光度。

（5）计算公式：

$$C_{样}=\frac{A_{样}}{A_{标}}\times C_{标}$$

【临床意义】

（一）尿素氮

参考区间：3.2～7.1 mmol/L（不同医院仪器设备参考区间略有不同）。

尿素氮浓度增高见于器质性肾功能损伤，如各种慢性肾脏性疾病发展到后期引起的肾衰竭。尿素氮不能作为早期肾功能损伤的指标，但对慢性肾衰竭，尤其是尿毒症病人，尿素氮增高程度通常与病情严重性一致。

（1）肾功能不全的代偿期尿素氮浓度轻度升高（＞7 mmol/L）。

（2）肾衰竭失代偿期尿素氮浓度中度升高（17.9～21.4 mmol/L）。

（3）尿毒症时尿素氮浓度大于 21.4 mmol/L。

血尿素氮浓度增高还见于肾前性和肾后性因素，前者包括严重脱水、大量腹水、心脏循环功能衰竭等，后者见于输尿管结石等疾病引起的尿路阻塞。

血尿素氮浓度可作为肾衰竭透析充分性的判断指标。

（二）肌酐

参考区间：全血，88.4～176.8 μmol/L；血清或血浆，男性为 53～106 μmol/L、女性为 44～97 μmol/L（不同医院仪器设备参考区间略有不同）。

肌酐浓度增高见于各种原因引起的肾小球滤过功能减退，如急性肾衰竭、慢性肾衰竭。肌酐浓度可用于鉴别肾前性少尿和肾实质性少尿。

（1）器质性肾衰竭，血肌酐浓度常超过 200 μmol/L。

（2）肾前性少尿，如心力衰竭、脱水、肝肾综合征、肾病综合征等所致的有效血容量下降，肾血流量减少，血肌酐浓度上升多不超过 200 μmol/L。

（三）β_2-微球蛋白

参考区间：1～2 mg/L（不同医院仪器设备参考区间略有不同）。

β_2-微球蛋白浓度增高提示肾小球滤过功能受损，可见于 IgG 肾病、恶性肿瘤，以及多种炎性疾病，如肝炎、类风湿性关节炎等。

（四）尿酸

参考区间：成人酶法血清（浆）尿酸浓度男性为 150～416 μmol/L，女性为 89～357 μmol/L（不同医院仪器设备参考区间略有不同）。

1. 增高 ①肾小球滤过功能损伤：尿酸浓度比血肌酐和血尿素氮浓度在反映早期肾小球滤过功能损伤方面更敏感。②体内尿酸生成异常增多：常见于遗传性酶缺陷所致的原发性痛风，以及多种血液病、恶性肿瘤等因细胞大量破坏所致的继发性痛风。

2. 减低 可见于各种原因致肾小管重吸收功能受损，尿液中大量丢失，以及肝功能严重受损。

> **思考题**
>
> 如何鉴别肾前性少尿和肾实质性少尿？

Note

第七节 肝功能检查

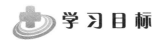 学习目标

目的要求

1.掌握:血清总蛋白检测、血清白蛋白检测、血清丙氨酸氨基转移酶(ALT)检测、血清天冬氨酸氨基转移酶(AST)检测、血清胆红素检测的临床意义。

2.了解:血清总蛋白、血清白蛋白、血清ALT、血清AST、血清胆红素的检测原理及使用方法。

3.具有人文关怀意识,能够进行有效的医患沟通;重视医学伦理问题,尊重和保护病人隐私;具有严谨求实、认真细致的科学态度。

实验内容

1.血清总蛋白检测、血清白蛋白检测、血清ALT检测、血清AST检测、血清胆红素检测的操作方法及注意事项。

2.结果判读。

实验物品

采血管、采血针、75%酒精、棉签、压脉带、试剂盒、锐器盒、黄色医疗垃圾袋、722型分光光度计等。

【检验单示例】见图10-9。

标本类型:血清

检验项目:肝功能   标本号:1124

备注: 申请医生:张*

分析报告	结果	提示	参考范围	单位	分析报告	结果	提示	参考范围	单位
丙氨酸氨基转移酶	9.60		5～40	U/L	球蛋白	26.90		20～30	g/L
天冬氨酸氨基转移酶	19.10		8～40	U/L	白球比	1.63		1.5～2.5	
碱性磷酸酶	60.00		50～135	U/L	总胆红素	2.90		3.4～17.1	μmol/L
谷氨酰转移酶	17.00		7～32	U/L	直接胆红素	1.50		0～6.8	μmol/L
总蛋白	70.80		60～80	g/L	间接胆红素	2.40		1.7～10.2	μmol/L
白蛋白	43.90		40～55	g/L					

图10-9 肝功能检验报告单

一、血清总蛋白检测

【检测方法】双缩脲法。

【实验原理】蛋白质中的两个相邻肽键(—CO—NH)在碱性溶液中能与二价铜离子作用产生稳定的紫红色络合物,这种紫红色络合物在546 nm波长处有明显的吸收峰,吸光度在一定范围内与血清总蛋白(serum total protein,STP)含量成正比,经与同样处理的蛋白质标准液比较,即可求得血清总蛋白含量。

【实验步骤】

(1)常规静脉抽血,离心,获得血清。

(2)按照表 10-15 加入试剂。

表 10-15 血清总蛋白检测加样方法

加入物	空白管	标准管	样品管
工作液	2.0 mL	2.0 mL	2.0 mL
生理盐水	50 μL	—	—
标准液	—	50 μL	—
样品	—	—	50 μL

(3)混合均匀,在 37 ℃保温 6 min 后,在 546 nm 波长处,以空白管调零,分别测定标准管和样品管的吸光度,并记录。

【参考区间】成人 60～80 g/L,新生儿 46～70 g/L。

【临床意义】

1.增高 常见于血清水分减少使单位容积总蛋白浓度增加而全身总蛋白含量未增加,如各种原因导致的血液浓缩(严重脱水、休克、饮水量不足等);还可见于慢性炎症等所致的多克隆免疫球蛋白增多,以及浆细胞病时单克隆免疫球蛋白的显著增多。

2.降低 常见于肝细胞损害(如亚急性重症肝炎、肝硬化等)、营养不良(如蛋白质摄入不足或消化吸收不良)、蛋白质丢失过多(如肾病综合征、严重烧伤、急性大失血等)、消耗增加(如甲状腺功能亢进症、恶性肿瘤等)、血清水分增加(如水钠潴留或静脉补充过多的晶体溶液等),少数是由免疫球蛋白含量明显下降而引起。

二、血清白蛋白检测

【检测方法】溴甲酚绿法。

【实验原理】阴离子染料溴甲酚绿能与白蛋白结合,产物为蓝绿色复合物,在 630 nm 波长处有吸收峰,其颜色深浅与白蛋白浓度成正比,与同样处理的白蛋白标准品比较,求得血清白蛋白(albumin,Alb 或 A)含量。

【实验步骤】

(1)常规静脉抽血,离心,获得血清。

(2)按照表 10-16 加入试剂。

表 10-16 血清白蛋白检测加样方法

加入物	空白管	标准管	样品管
工作液	2.0 mL	2.0 mL	2.0 mL
生理盐水	10 μL	—	—
标准液	—	10 μL	—
样品	—	—	10 μL

(3)混合均匀,在 37 ℃保温 5 min 后,在 630 nm 波长处,以空白管调零,分别测定标准管和样品管的吸光度,并记录。

【参考区间】40～55 g/L;白球比(A/G)为(1.2～2.4)∶1(球蛋白＝总蛋白－白蛋白)。

【临床意义】

1.增高 血清白蛋白浓度增高仅见于严重失水时,没有重要的临床意义。

2.降低

(1)肝功能下降:慢性肝脏疾病,如慢性肝炎、肝硬化及重症肝炎早期等。

（2）白蛋白丢失：①由尿液中丢失；②胃肠道丢失；③皮肤丢失。

（3）白蛋白分解代谢增加：组织损伤、感染性炎症疾病。

（4）白蛋白的分布异常：肝硬化。

（5）无白蛋白血症：极少见的遗传性缺陷。

（6）蛋白质营养不良或吸收不良：见表 10-17。

表 10-17 白蛋白作为营养指标的评价标准

含量/(g/L)	分度
>35	正常
28~34	中度缺乏
21~27	轻度缺乏
<21	严重缺乏

三、丙氨酸氨基转移酶检测

【检测方法】2,4-二硝基苯肼法。

【实验原理】血清中丙氨酸氨基转移酶（alanine aminotransferase，ALT）作用于 L-丙氨酸和 α-酮戊二酸反应生成丙酮酸和谷氨酸，丙酮酸与 2,4-二硝基苯肼在碱性条件下显色，在 510 nm 波长处测定吸光度，计算其活性。

【实验步骤】

（1）常规静脉抽血，离心，获得血清。

（2）按照表 10-18 加入试剂。

表 10-18 丙氨酸氨基转移酶检测加样方法

加入物	空白管	标准管	样品管
基质液	500 μL	500 μL	500 μL
生理盐水	100 μL	—	—
标准液	—	100 μL	—
样品	—	—	100 μL

（3）混合均匀，37 ℃水浴 30 min，然后各管加入显色剂 500 μL，37 ℃水浴 20 min，再分别加入稀释的 NaOH 溶液 5 mL，室温放置 3 min 后上机测定，在 510 nm 波长处以空白管调零，分别读取标准管和样品管的吸光度。

【参考区间】成人 5~40 U/L。

【临床意义】急性肝损伤（如各种急性病毒性肝炎、药物或急性中毒性肝炎）时，血清 ALT 活性在黄疸等临床症状出现前就会急剧升高，并且以细胞质中的 ALT 为主。一般情况下，急性肝炎血清中 ALT 活性与临床病情严重程度相关，往往是恢复期才降至正常水平，是判断急性肝炎恢复程度的重要指标。

四、天冬氨酸氨基转移酶检测

【检测方法】2,4-二硝基苯肼法。

【实验原理】血清中天冬氨酸氨基转移酶（aspartate aminotransferase，AST）作用于 L-天冬氨酸和 α-酮戊二酸反应生成草酰乙酸和谷氨酸，草酰乙酸转化为丙酮酸，丙酮酸与 2,4-二硝基苯肼在碱性条件下显色，在 510 nm 波长处测定吸光度，计算其活性。

【实验步骤】

(1)常规静脉抽血,离心,获得血清。

(2)按照表 10-19 加入试剂。

表 10-19　天冬氨酸氨基转移酶检测加样方法

加入物	空白管	标准管	样品管
基质液	500 μL	500 μL	500 μL
生理盐水	100 μL	—	—
标准液	—	100 μL	—
样品	—	—	100 μL

(3)混合均匀,37 ℃水浴 30 min,然后各管加入显色剂 500 μL,37 ℃水浴 20 min,再分别加入稀释的 NaOH 溶液 5 mL,室温放置 3 min 后上机测定,在 510 nm 波长处以空白管调零,分别读取标准管和样品管的吸光度。

【参考区间】成人 8~40 U/L。

【临床意义】

1.急性病毒性肝炎　ALT 与 AST 活性均显著升高,可为正常上限的 20~50 倍,甚至 100 倍,但 ALT 活性升高更明显。通常 ALT>300 U/L、AST>200 U/L,ALT/AST<1,是诊断急性病毒性肝炎的重要指标。在肝炎病毒感染后 1~2 周,转氨酶活性达高峰,在第 3 周到第 5 周逐渐下降,DeRitis 比值(ALT/AST)逐渐恢复正常。但转氨酶活性的升高程度与肝脏损伤的严重程度无关。在急性肝炎恢复期,如转氨酶活性不能降至正常或再上升、DeRitis 比值有升高倾向提示急性病毒性肝炎转为慢性。急性重症肝炎时,病程初期转氨酶活性升高。以 AST 活性升高显著,如在症状恶化时,黄疸进行性加深,酶活性反而降低,即出现"胆酶分离"现象,提示肝细胞严重坏死,预后不佳。

2.慢性病毒性肝炎　转氨酶活性轻度上升(100~200U/L)或正常,DeRitis 比值<1,若 AST 升高较 ALT 显著,即 DeRitis 比值>1,提示慢性肝炎可能进入活动期。

3.酒精性肝病、药物性肝炎、脂肪肝、肝癌等非病毒性肝病　转氨酶活性轻度升高或正常,且 DeRitis 比值>1,其中肝癌时 DeRitis 比值≥3。

4.肝硬化　转氨酶活性取决于肝细胞进行性坏死程度。DeRitis 比值≥2,终末期肝硬化转氨酶活性正常或降低。

5.肝内、外胆汁淤积　转氨酶活性通常正常或轻度上升。

6.急性心肌梗死　急性心肌梗死后 6~8 h,AST 活性升高,18~24 h 达高峰,其值可为参考值上限的 4~10 倍,与心肌坏死范围和程度有关,4 天后恢复,若再次增高提示梗死范围扩大或有新的梗死灶。

7.其他疾病　患骨骼肌疾病(皮肌炎、进行性肌萎缩)、肺梗死、肾梗死、胰梗死、休克及传染性单核细胞增多症,转氨酶活性可轻度升高(50~200 U/L)。

五、血清胆红素检测

【检测方法】重氮法。

【实验原理】直接胆红素(direct bilirubin,DBIL)(也称结合胆红素)是与葡萄糖醛酸结合的胆红素,可与重氮苯磺酸在酸性条件下直接完成重氮反应显色,在 578 nm 波长处测定吸光度,计算其含量。

【实验步骤】

(1)常规静脉抽血,离心,获得血清。

(2)工作试剂的配制:R1 5 mL 加 R2 0.1 mL 混合均匀。

(3)按照表 10-20 加入试剂。

表 10-20 血清胆红素检测加样方法

加入物	空白管	标准管	样品管
工作试剂	1.5 mL	1.5 mL	1.5 mL
生理盐水	100 μL	—	—
标准液	—	100 μL	—
样品	—	—	100 μL

(4)混合均匀,37 ℃水浴 3 min,在 578 nm 波长处以空白管调零,分别读取标准管和样品管的吸光度。

【参考区间】0~6.8 μmol/L。

【临床意义】结合胆红素与总胆红素比值可用于黄疸类型的鉴别:①小于 20% 提示溶血性黄疸;②20%~50% 提示肝细胞性黄疸;③大于 50% 提示梗阻性黄疸。

> **思考题**
> 1. γ-谷氨酰转移酶检查的临床意义是什么?
> 2. 碱性磷酸酶检查的临床意义是什么?

扫码看
答案

第八节 血清葡萄糖检测

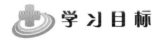
学习目标

实验目的

1. 掌握:血清葡萄糖检测的临床意义。

2. 了解:血清葡萄糖的检测原理及使用方法。

3. 具有人文关怀意识,能够进行有效的医患沟通;重视医学伦理问题,尊重和保护病人隐私;具有严谨求实、认真细致的科学态度。

实验内容

1. 葡萄糖氧化酶法检测。

2. 结果判读。

实验用品

采血管、采血针、75% 酒精、棉签、压脉带、试剂盒、锐器盒、黄色医疗垃圾袋、722 型分光光度计等。

【检验单示例】见图 10-10。

标本类型:血清

检验项目:葡萄糖

标本号:1087

申请医生:张*

备注:

名称	结果		参考范围	单位	名称	结果	参考范围	单位
血葡萄糖	6.27	↑	3.9~6.1	mmol/L				

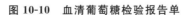

图 10-10 血清葡萄糖检验报告单

【检测方法】葡萄糖氧化酶法。

【实验原理】血清中葡萄糖在葡萄糖氧化酶的作用下生成过氧化氢,过氧化氢在过氧化物酶的作用下分解出游离态的氧,将4-氨基安替比林和酚氧化为红色的醌类化合物,在510 nm 波长处测定吸光度,计算其含量。

【实验步骤】

(1)常规静脉抽血,离心,获得血清。

(2)按照表 10-21 加入试剂。

表 10-21　血清葡萄糖检测加样方法

加入物	空白管	标准管	样品管
工作液	2.0 mL	2.0 mL	2.0 mL
生理盐水	20 μL	—	—
标准液(5.5 mmol/L)	—	20 μL	—
样品	—	—	20 μL

(3)混匀,37 ℃水浴 10 min,用空白管调零,在 510 nm 波长处比色,记录原始数据。

【参考值】3.9～6.1 mmol/L。

【临床意义】

1. 生理性增高　餐后 1～2 h、高糖饮食、剧烈运动、情绪激动、倾倒综合征等。

2. 病理性增高　①各型糖尿病。②内分泌疾病:如甲状腺功能亢进症、巨人症、肢端肥大症、皮质醇增多症、嗜铬细胞瘤和胰高血糖素瘤等。③应激性因素:如颅内压增高、颅脑损伤、中枢神经系统感染、心肌梗死、大面积烧伤、急性脑血管病等。④药物影响:如噻嗪类利尿剂、口服避孕药、泼尼松等。⑤肝脏和胰腺疾病:如严重的肝病、坏死性胰腺炎、胰腺癌等。⑥其他:如高热、呕吐、腹泻、脱水、麻醉和缺氧等。

3. 生理性降低　饥饿、长期剧烈运动、妊娠期等。

4. 病理性降低　①胰岛素过多:如胰岛素用量过大、口服降糖药、胰岛 β 细胞增生或肿瘤等。②对抗胰岛素的激素分泌不足:如肾上腺皮质激素、生长激素等。③肝糖原储存缺乏:如急性重型肝炎、急性肝炎、肝癌、肝淤血等。④急性酒精中毒。⑤先天性糖原代谢酶缺乏:如Ⅰ型、Ⅲ型糖原贮积症等。⑥消耗性疾病:如严重营养不良、恶病质等。⑦非降糖药影响:如磺胺药、水杨酸、吲哚美辛等。⑧特发性低血糖。

思考题

1. 血清葡萄糖检测的意义是什么?

2. 某病人清晨空腹血清葡萄糖值为 6.27 mmol/L,该病人可能存在什么疾病?

(李　慧)

扫码看
答案

Note

第十一章　心电图检查与分析

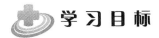学习目标

目的要求

1.掌握心电图机的基本操作,能够熟练使用心电图机描记心电图;掌握心电图各波段的组成,正常心电图波形的特点和正常范围,能够正确识别正常窦性心律心电图。

2.熟悉常见异常心电图的特点(如房室肥大、心肌缺血与心肌梗死、心律失常等);熟悉心电图的分析步骤,能对心电图进行初步测量和分析。

3.了解心电图报告的书写格式。

4.具有严谨的工作态度、人文关怀意识,能够进行有效的医患沟通;重视医学伦理问题,尊重和保护病人隐私。

实验内容

1.心电图机的使用、心电图导联连接及心电图描记。

2.心电图测量方法和分析步骤。

3.书写心电图分析报告。

实验用品

心电图机(主机、电源线、导联线、地线)、心电图纸、酒精喷雾(或纯净水/酒精棉球)、纸巾、分规、直尺、平均心电轴表等。

第一节　心电图检查

心脏机械收缩之前,先产生电激动,心房和心室的电激动可经人体组织传导到体表。利用心电图机从体表记录心脏每一心动周期所产生电活动变化的曲线图形,称为心电图(electrocardiogram,ECG)。

一、心电图导联体系

在人体不同部位放置电极,并通过导联线与心电图机电流计的正负极相连,这种记录心电图的电路连接方法称为心电图导联。目前广泛采纳的国际通用导联体系称为常规 12 导联体系,包括肢体导联(6个)和胸导联(6个)。必要时可再加做部分胸导联,称为附加导联。常用的附加导联 6 个,与常规 12 导联合称临床 18 导联(表 11-1)。通常需在人体表面安放 10 个电极,电极通过不同颜色的导联线与心电图机(图 11-1)相连接。

表 11-1　临床 18 导联

导联体系		导联名称	正极	负极	电极位置	
肢体导联	标准肢体导联	Ⅰ	L	R	借助夹子安放于四肢	红色电极:右上肢手腕部(R) 黄色电极:左上肢手腕部(L) 绿色电极:左下肢足踝部(F) 黑色电极:右下肢足踝部(RF) (注:部分心电图机无黑色电极)
		Ⅱ	F	R		
		Ⅲ	F	L		
	加压肢体导联	aVR	R	L+F		
		aVL	L	R+F		
		aVF	F	R+L		
胸导联		V₁	对应电极位置即为正极位置	中心电端	借助吸球安放于胸壁	红色电极:胸骨右缘第 4 肋间
		V₂				黄色电极:胸骨左缘第 4 肋间
		V₃				绿色电极:V₂ 与 V₄ 两点连线的中点处
		V₄				棕色电极:胸骨左缘第 5 肋间锁骨中线处
		V₅				黑色电极:左腋前线 V₄ 水平
		V₆				紫色电极:左腋中线 V₄ 水平
附加导联		V₇				左腋后线 V₄ 水平
		V₈				左肩胛线 V₄ 水平
		V₉				左脊旁线 V₄ 水平
		V₃ᵣ				右胸部与 V₃ 对称处
		V₄ᵣ				右胸部与 V₄ 对称处
		V₅ᵣ				右胸部与 V₅ 对称处

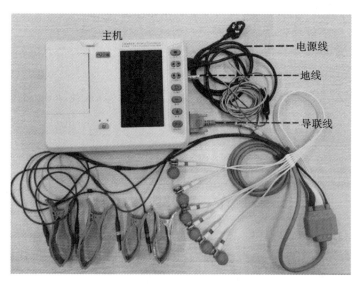

图 11-1　心电图机

　　1. 肢体导联　包括标准肢体导联Ⅰ、Ⅱ、Ⅲ和加压肢体导联 aVR、aVL、aVF。常借助 4 个电极完成记录,对分析心电图有价值的电极是 3 个,分别位于右上肢手腕部(R)、左上肢手腕部(L)和左下肢足踝部(F)。Ⅰ、Ⅱ、Ⅲ导联的正、负极位置见表 11-1。aVR 导联的正极位于 R,负极由 L 和 F 共同组成;aVL 导联的正极位于 L,负极由 R 和 F 共同组成;aVF 导联的正极位于 F,负极由 R 和 L 共同组成。

　　2. 胸导联　包括 V₁~V₆导联。其正极(探查电极)分别位于胸壁规定部位(表 11-1);负极为中心电端,由肢体导联三个电极 R、L 和 F 分别通过 5 kΩ 电阻后共同组成,该处电位接近于零且较稳定。

　　3. 附加导联　疑有后壁心肌梗死时,可加做 V₇、V₈、V₉导联,其探查电极分别位于左腋后线 V₄ 水平、左肩胛线 V_4 水平和左脊旁线 V_4 水平。疑有右心室肥大、右心室心肌梗死,可加做 $V_{3R} \sim V_{5R}$ 导联;右位心时,则常需加做 $V_{3R} \sim V_{6R}$ 导联,探查电极位于右胸部与 $V_3 \sim V_6$ 对称处。

在每个标准导联的正、负极间均可画出一条假想的直线,方向从负极指向正极,称导联轴。为便于表明导联轴间的位置关系,在保证导联轴方向不变的前提下,将所有导联轴均经过坐标图轴中心点,此中心点将每个导联轴分为正负两端。我们可以用实线描记每个导联轴,其方向从负极指向正极,在正极端加箭头表示;也可以用实线描记正极一端,用虚线描记负极一端。据此我们可以勾画出额面的肢体导联轴系统和横面的胸导联轴系统(图 11-2)。各导联位置以度数表示,以正左侧为 $0°$,正右侧为 $\pm180°$,顺钟向角度为正($0° \sim +180°$),逆钟向角度为负($0° \sim -180°$),相邻两个导联之间夹角为 $30°$(胸导联 V_3 除外)。

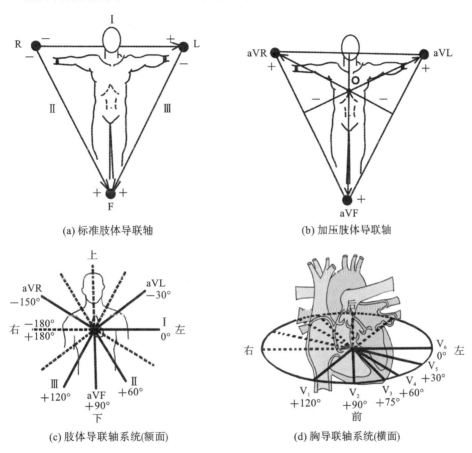

(a) 标准肢体导联轴

(b) 加压肢体导联轴

(c) 肢体导联轴系统(额面)

(d) 胸导联轴系统(横面)

图 11-2 导联轴系统

二、心电图检查的操作方法

(1)检查操作台周围环境,排除各种可能存在的影响因素。

(2)正确安装心电图纸,连接心电图机电源、地线,打开开关,识别心电图机面板上各种标志,正确设置数据。

(3)病人准备:向病人简单介绍检查过程并征得病人同意后,嘱病人稳定情绪后平卧,充分暴露手腕、足踝和胸部(注意环境温度适宜和保护病人隐私)。

(4)按顺序依次将 10 个电极安放于四肢和胸壁相应位置(图 11-3),安装前需在接触电极板的皮肤处涂抹导电液(酒精或温水)。电极通过导联线与心电图机相连接,为了快速连接心电图机各个导联,人为规定了导联线的颜色:

①借助 4 个夹子将 4 个电极依次安放于肢体手腕和足踝部位:右上肢(R,红色)→左上肢(L,黄色)→左下肢(F,绿色)→右下肢(RF,黑色)。

②借助 6 个吸球将 6 个电极依次安放于胸壁规定的部位,基本按照自右向左的顺序安放:胸骨右缘第 4 肋间(红色)→胸骨左缘第 4 肋间(黄色)→胸骨左缘第 5 肋间锁骨中线处(棕色)→V_2 与 V_4 两点连

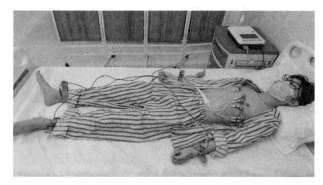

(a) 常规12导联连接方法

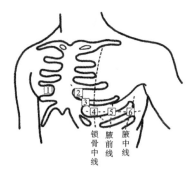

(b) 胸导联电极位置示意图

图 11-3   心电图导联连接

线的中点处(绿色)→左腋前线 V₄ 水平(黑色)→左腋中线 V₄ 水平(紫色)。

(5)按下心电图机面板上的启动键(启动前再次核查并确认各电极安放位置正确、电极无脱落),完成各导联的心电图描记。

(6)操作完毕,确认检查心电图纸准确无误后,取下。

(7)告知病人检查完毕,同时取下电极,必要时用纸巾拭去病人皮肤上残留的导电液,帮助其整理衣物,协助其起身和下床,感谢病人对检查的配合。

(8)关闭电源开关,整理后放置原处。

三、心电图的标记方法

在心电图纸的起始部位标记作图时间,以及病人姓名、性别、年龄(注意标记的内容不要影响心电图的识读)。

第二节   心电图测量和正常数据

一、心电图测量

心电图描记在特殊的记录纸上(图 11-4)。心电图纸由横线和纵线分割成各个 1 mm² 的小方格。

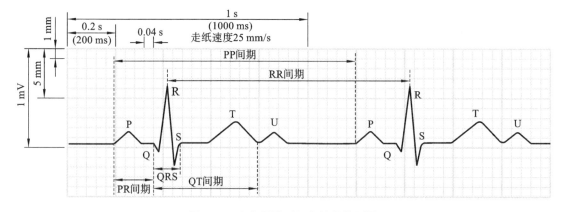

图 11-4   心电图波形与各波段的测量

1.纵坐标   代表电压。通常情况下,标准电压 1 mV＝10 mm,纵向 1 小格＝1 mm＝0.1 mV。

(1)正向波电压的测量:从基线的上缘垂直测量至波的顶端。

(2)负向波电压的测量:从基线的下缘垂直测量至波的底端。

2.横坐标 代表时间,通常采用走纸速度 25 mm/s,横向 1 小格=1 mm=0.04 s,1 大格=5 mm=0.2 s。

(1)各波段时间的测量:自波形起点内缘测量至波形终点内缘。

(2)心率测量和计算:用分规测量 RR 间期(或 PP 间期)的时间(s),然后用 60 除以该值即为心率。心律规则时,只需要测量 1 个 RR 间期的时间;心律不规则时,可以先测量连续 5 个或 10 个 RR 间期的总时间后再计算平均每个 RR 间期的时间;或可以数 6 s 的心搏数,再乘以 10 作为心率。

3.平均心电轴 通常指平均 QRS 电轴,是心室除极过程中全部瞬间向量的综合,代表心室除极过程中平均电势的方向和强度。心电轴是空间性的,但心电图学中多指它投影在额面上的心电轴,一般采用心电轴与Ⅰ导联正侧端所形成的角度来表示。正常心电轴的范围为$-30°\sim+90°$,心电轴的偏移可以受年龄、体型及心脏在胸腔内的解剖部位、两侧心室的质量比、心室内传导系统的功能、激动在心室内的传导状态等因素的影响。平均心电轴范围及临床意义见表 11-2。平均心电轴测量方法主要包括以下 3 种。

表 11-2 平均心电轴范围及临床意义

平均心电轴	范围	测量方法(目测法) QRS 主波方向	临床意义
心电轴不偏	$-30°\sim+90°$	Ⅰ导联向上,aVF 导联向上或Ⅰ导联向上,aVF 导联向下,Ⅱ导联向上	正常人或某些病理情况
心电轴右偏	$+90°\sim+180°$	Ⅰ导联向下,aVF 导联向上	右心室肥大、左后分支阻滞等
心电轴左偏	$-30°\sim-90°$	Ⅰ导联向上,aVF 导联向下,Ⅱ导联向下	左心室肥大、左前分支阻滞等
不确定电轴	$-90°\sim-180°$	Ⅰ导联向下,aVF 导联向下	正常人(正常变异)、肺心病、冠心病等

注:不确定电轴曾被称为电轴极度右偏,其范围按顺钟向可记录为$+180°\sim+270°$。

(1)目测法:最常用。主要观察Ⅰ导联、aVF 导联 QRS 波群主波(QRS 波群中振幅最大的波)方向,需要时再观察Ⅱ导联 QRS 波群主波方向,可粗略估测心电轴范围(图 11-5)。

(2)振幅法:分别测量并计算Ⅰ、Ⅲ导联 QRS 波群正向波和负向波振幅的代数和,然后分别在Ⅰ、Ⅲ导联代数和位置向各自导联轴作垂线,两垂线相交于一点,电轴中心 O 点与交点的连线即为心电轴,测量该轴与Ⅰ导联正侧端夹角的度数即为心电轴的度数。举例:Ⅰ导联为 QR 波,$Q=-1$ mV,$R=+10$ mV,其代数和 $QRS_Ⅰ=+9$ mV;Ⅲ导联为 RS 波,$R=+10$ mV,$S=-1$ mV,其代数和 $QRS_Ⅲ=+9$ mV。如图 11-6 所示,分别从Ⅰ、Ⅲ导联正极端 9 mV 位置向各自导联轴作垂线相交于 A 点,OA 即为平均心电轴,测量其与Ⅰ导联正侧端夹角的度数为$+60°$,心电轴不偏。

(3)查表法:同振幅法一样,先分别测算Ⅰ、Ⅲ导联 QRS 波群正向波和负向波振幅的代数和,从心电轴计算表(图 11-7)中可以直接查到心电轴度数。举例:QRS 波群正、负向波振幅的代数和在Ⅰ、Ⅲ导联分别为$+3$ mV 和-5 mV,通过查表,两数据垂直相交处心电轴度数为$-53°$,心电轴左偏。

二、心电图的波形特点和正常值

正常 12 导联心电图如图 11-8 所示。

(一)P 波

P 波代表左、右心房除极过程的电位变化。

1.形态与方向 P 波的形态在大部分导联上呈钝圆形,可以有轻度的切迹。正常心脏电活动起源于窦房结,P 向量指向左、前、下,P 波的方向在Ⅰ、Ⅱ、aVF、$V_4\sim V_6$导联直立,aVR 导联倒置,其余导联直立、倒置或双向均可。

2.大小 P 波时间小于 0.12 s;P 波电压在肢体导联小于 0.25 mV,在胸导联小于 0.20 mV。

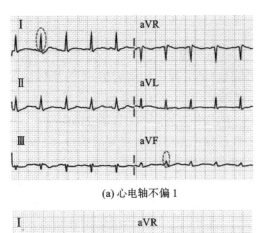

(a) 心电轴不偏 1

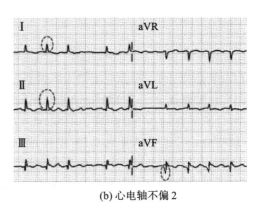

(b) 心电轴不偏 2

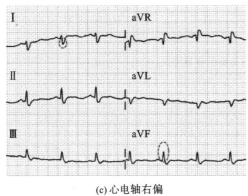

(c) 心电轴右偏

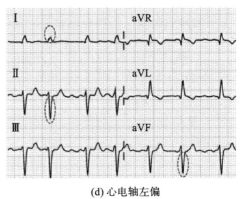

(d) 心电轴左偏

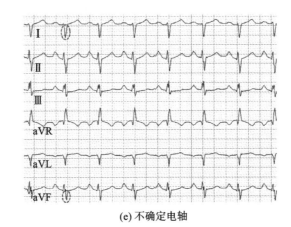

(e) 不确定电轴

图 11-5 平均 QRS 电轴(目测法)

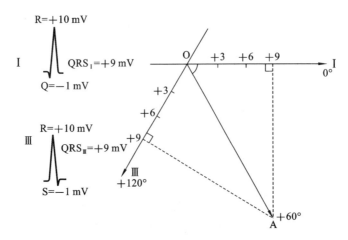

图 11-6 平均心电轴测量方法(振幅法)

III\I	−10	−9	−8	−7	−6	−5	−4	−3	−2	−1	0	1	2	3	4	5	6	7	8	9	10
−10	240°	242°	244°	246°	248°	251°	254°	257°	261°	265°		−84°	−78°	−72°	−66°	−60°	−53°	−47°	−41°	−35°	−30°
−9	238°	240°	242°	244°	247°	249°	252°	256°	260°	264°		−83°	−77°	−70°	−63°	−56°	−49°	−42°	−36°	−30°	−25°
−8	236°	238°	240°	242°	245°	247°	251°	255°	259°	263°		−82°	−75°	−68°	−59°	−51°	−43°	−37°	−30°	−24°	−19°
−7	234°	236°	238°	240°	243°	245°	249°	253°	257°	262°		−81°	−73°	−64°	−55°	−45°	−37°	−30°	−23°	−17°	−13°
−6	232°	234°	235°	237°	240°	243°	246°	251°	256°	261°		−80°	−70°	−60°	−49°	−39°	−30°	−22°	−16°	−11°	−7°
−5	229°	231°	233°	235°	237°	240°	244°	248°	254°	260°	−90°	−77°	−65°	−53°	−41°	−30°	−19°	−14°	−9°	−4°	0°
−4	226°	228°	230°	231°	234°	236°	240°	244°	251°	258°		−74°	−58°	−43°	−30°	−19°	−11°	−5°	0°	3°	6°
−3	223°	225°	226°	228°	230°	232°	235°	240°	246°	250°		−68°	−50°	−30°	−15°	−7°	0°	4°	8°	11°	13°
−2	220°	221°	222°	223°	224°	227°	230°	234°	240°	250°		−54°	−30°	−10°	0°	6°	11°	13°	16°	18°	19°
−1	215°	216°	217°	218°	219°	220°	222°	225°	230°	240°		−30°	0°	8°	14°	18°	20°	21°	22°	23°	24°
0					210°											30°					
1	206°	204°	203°	202°	200°	198°	194°	187°	180°	150°		60°	49°	44°	42°	40°	39°	38°	37°	36°	35°
2	199°	197°	195°	193°	190°	185°	180°	168°	150°	124°		70°	60°	52°	50°	47°	45°	42°	42°	41°	40°
3	192°	190°	188°	184°	180°	173°	163°	150°	132°	112°		75°	66°	60°	56°	52°	50°	48°	46°	44°	43°
4	186°	184°	180°	175°	169°	161°	150°	137°	120°	106°		78°	70°	65°	60°	56°	54°	52°	50°	48°	47°
5	180°	176°	172°	166°	159°	150°	139°	127°	114°	103°	90°	80°	74°	68°	64°	60°	57°	55°	53°	51°	49°
6	173°	169°	164°	158°	150°	141°	130°	120°	110°	100°		82°	76°	71°	67°	63°	60°	58°	56°	54°	52°
7	167°	162°	157°	150°	143°	134°	125°	116°	107°	99°		83°	77°	73°	69°	65°	63°	60°	58°	56°	51°
8	161°	156°	150°	144°	136°	129°	120°	112°	105°	98°		83°	79°	75°	71°	68°	65°	62°	60°	58°	56°
9	155°	150°	145°	138°	131°	125°	116°	110°	103°	97°		84°	80°	76°	73°	70°	67°	64°	62°	60°	58°
10	150°	145°	140°	135°	127°	120°	114°	108°	101°	96°		85°	81°	77°	74°	71°	68°	66°	64°	62°	60°

图 11-7　心电轴计算表

注：I、III 导联 QRS 波群正、负向波振幅的代数和在 ±10 mV 以内。

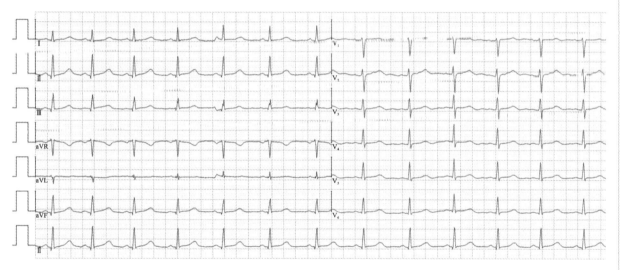

图 11-8　正常 12 导联心电图

3. P 波改变的意义　P 波时间延长可见于左心房肥大、房内传导阻滞、各种原因引起的左心房负荷增加等；P 波电压增大见于右心房肥大、各种原因引起的右心房负荷增加等；P 波既增宽又增高可见于双侧心房肥大。

（二）PR 间期

PR 间期是自 P 波起点至 QRS 波起点的时间，代表心房开始除极至心室开始除极的时间。其大小可受心率快慢的影响，正常心率范围内，PR 间期为 0.12～0.20 s；幼儿和心动过速病人，PR 间期可相应缩短；老年人和心动过缓病人，PR 间期可稍延长，一般不超过 0.22 s。病理情况下 PR 间期缩短尚可见于预激综合征；PR 间期延长见于房室传导阻滞。

（三）QRS 波群

QRS 波群代表心室除极的电位变化。

1. QRS 波群的命名　QRS 波群形态比较复杂，命名原则如下：首个出现于基线以上的正向波称 R 波，R 波之前的负向波称 Q 波，R 波之后第一个负向波称 S 波，S 波之后的正向波称 R′波，R′波之后的负向波称 S′波。至于命名中英文字母大小写的采用,取决于各波电压的大小,通常振幅<0.5 mV,用小写字母 q、r、s 表示;振幅≥0.5 mV,则用大写字母 Q、R、S 表示。但若 QRS 波群只有负向波,不论电压大小,均称为 QS 波。QRS 波群命名如图 11-9 所示。

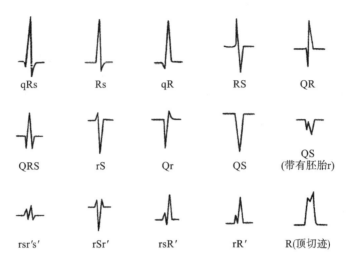

图 11-9　QRS 波群命名示意图

2. 时间　正常人多在 0.06～0.10 s,一般不超过 0.11 s。QRS 波群时间延长可见于左心室肥大、室内传导阻滞、室性早搏、预激综合征等。

3. 形态和方向　正常人 QRS 波群主波在肢体导联 I、II 导联一般向上,aVR 导联向下(可呈 Qr、rS、rSr′或 QS 型)。在胸导联,R 波从 V_1～V_5 逐渐增高,通常 R_{V_6}<R_{V_5};S 波则基本相反,通常 V_2 的 S 波较深,V_2～V_6 S 波逐渐变小。V_1、V_2 导联 R/S<1,多呈 rS 型,其前不应出现 Q 波,偶尔可呈 QS 型;V_5、V_6 导联 R/S 或 R/Q>1,多呈 qR、qRs、Rs 或 R 型;而在 V_3 或 V_4 导联,R/S≈1,R 波和 S 波的振幅大致相等,为左、右心室过渡区波形。自心尖部朝向心底部方向观察(图 11-10(a)),设想心脏可循其长轴发生顺钟向或逆钟向转位。顺钟向转位时,过渡区波形转向左心室方向,出现在 V_5 或 V_6 导联;逆钟向转位时,过渡区波形转向右心室方向,则出现在 V_1 或 V_2 导联(图 11-10(b))。心脏循长轴顺钟向转位可见于右心室肥大,而逆钟向转位可见于左心室肥大,二者均可见于正常人。

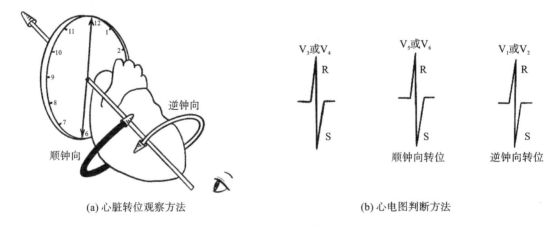

(a) 心脏转位观察方法　　　　　　　　　　　　(b) 心电图判断方法

图 11-10　心脏钟向转位观察和心电图判断方法示意图

4. 电压　正常人 QRS 波群电压(测量 R 波电压)在各导联的正常范围如下:①R_{aVR}<0.5 mV;②R_{aVL}<1.2 mV;③R_I<1.5 mV;④R_{aVF}<2.0 mV;⑤R_{V_1}<1.0 mV;⑥R_{V_5}<2.5 mV。若电压增大超过正常范围,称为 QRS 波群电压增大(QRS 高电压)。QRS 波群振幅的正向波和负向波的绝对值之和在各肢体导联不小于 0.5 mV,胸导联不小于 0.8 mV,否则称为低电压。QRS 高电压常见于心室肥大、束支传导阻滞等;QRS 低电压常见于肺气肿、心包积液、冠心病等;QRS 高电压和低电压均可见于正常人。

5. R 峰时间（R peak time，Rpt） 又称室壁激动时间（ventricular activation time，VAT），是指 QRS 起点至 R 波顶端垂线的间距。若 R 波有切迹或呈双峰，则应测量至其第二峰；若有 R′波，应测量至 R′峰（图 11-11）。R 峰时间正常值在 V₁、V₂ 导联一般不超过 0.03 s，V₅、V₆ 导联一般不超过0.05 s。R 峰时间延长可见于心室肥大、室内传导阻滞、预激综合征等。

6. Q 波 正常人各导联若有 Q 波，其振幅一般不超过同导联 R 波的 1/4，时间一般不超过 0.03 s。V₁、V₂ 导联不出现 Q 波，偶尔可呈 QS 型。Ⅲ导联 Q 波时间可达到 0.04 s，aVR 导联 QRS 波群主波向下，可以出现较深的 Q 波。Q 波增宽（时间≥0.03 s）或加深（振幅≥R/4），称为异常 Q 波或坏死型 Q 波，常见于心肌梗死。

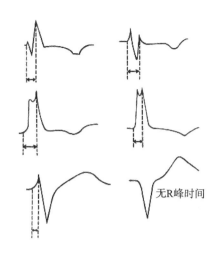

无R峰时间

图 11-11 R 峰时间测量方法

（四）J 点

J 点是指 QRS 波群的终末与 ST 段开始之交界处，标志心室除极结束，复极开始。J 点大多位于等电位线上，通常随 ST 段的偏移而发生移位。若心室肌复极提前，J 点可上移；心动过速时，J 点则可下移。

（五）ST 段

ST 段是指 QRS 波群终点与 T 波起点之间的线段，代表心室的缓慢复极过程。正常人 ST 段大多为一等电位线，可有轻微偏移。但在任一导联，ST 段下移应小于 0.05 mV。ST 段抬高在 V₂、V₃ 导联较明显，可达到 0.2 mV 或更高，其余导联抬高一般不超过 0.1 mV。ST 段明显抬高或压低常提示心肌损伤。

（六）T 波

T 波代表心室晚期快速复极时的电位改变。正常 T 波形态表现为两支不对称，前支的坡度比后支小；T 波的方向多与 QRS 波群的主波方向一致；在以 R 波为主的导联上，T 波振幅一般不应低于同导联 R 波的 1/10。若 T 波表现两支对称、方向与主波方向相反或电压低于同导联 R 波的 1/10，常提示心肌缺血。正常 T 波及常见 T 波改变如图 11-12 所示。

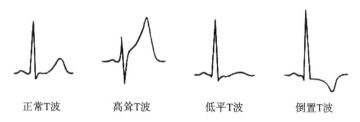

正常T波　　　高耸T波　　　低平T波　　　倒置T波

图 11-12 正常 T 波及常见 T 波改变示意图

（七）QT 间期

QT 间期是指 QRS 波群起点至 T 波终点的间距，代表心室肌除极和复极全过程所需的时间。QT 间期的长短受心率影响很大，心率越快，QT 间期越短，反之则越长。心率在 60～100 次/分时，QT 间期的正常范围为 0.32～0.44 s。由于 QT 间期受心率影响很大，因此常采用校正的 QT 间期（QTc），就是 RR 间期为 1 s（心率 60 次/分）时的 QT 间期。QTc 正常上限值为 0.44 s。

（八）U 波

U 波是在 T 波后 0.02～0.04 s 出现的小波，其方向与 T 波一致，形态与 T 波相反，振幅很小，一般在胸导联较易见到，尤以 V₂、V₃ 导联较明显。U 波振幅大小受到心率影响，心率增快，U 波降低或消失；心率减慢，U 波增高。U 波明显增高常见于低钾血症；U 波倒置可见于高钾血症、冠心病等。

Note

第三节 临床常见异常心电图分析

一、心房、心室肥大

(一)心房肥大

心房肥大的心电图主要表现为 P 波电压、时间及形态的改变,具体特点与鉴别见表 11-3。

表 11-3 心房肥大心电图特点

心房肥大	心电图特点
右心房肥大 (图 11-13)	(1)P 波高尖,电压≥0.25 mV,以Ⅱ、Ⅲ、aVF 导联明显(又称"肺型 P 波") (2)V₁导联:P 波直立,电压≥0.15 mV 　　　　　　P 波双向,电压算术和≥0.20 mV (3)P 波电轴右移超过 75°
左心房肥大 (图 11-14)	(1)P 波增宽,时间≥0.12 s;或 P 波呈双峰,两峰间距≥0.04 s,以Ⅰ、Ⅱ、aVL 导联明显(又称 "二尖瓣型 P 波") (2)V₁导联:P 波双向,先正后负,负向波宽而深,其时间和振幅的乘积,称为 P 波终末电势 (P-wave terminal force,Ptf)(图 11-15)。PtfV₁绝对值≥0.04 mm·s (3)PR 间期缩短,P 波时间与 PR 间期时间之比>1.6
双心房肥大	(1)P 波增宽增高,时间≥0.12 s,电压≥0.25 mV (2)V₁导联:P 波高大双向,上下振幅均超过正常范围

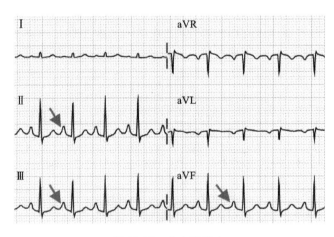

图 11-13 右心房肥大

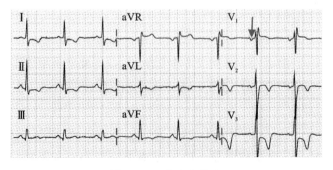

图 11-14 左心房肥大

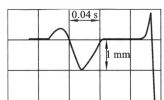

图 11-15 PtfV₁测量方法示意图

右侧公式区内容：
V₁P波终末电势
=V₁P波终末部分时间
×V₁P波终末部分振幅
0.04 s×(−1.0 mm)=−0.04 mm·s

(二)心室肥大

心室肥大的心电图改变主要在 QRS 波群,主要表现为 QRS 高电压,其他可以出现平均心电轴偏移、QRS 波群时间或 R 峰时间延长,严重肥大时可因心肌供血相对不足而出现继发性 ST-T 改变。在符合一项或几项 QRS 波群电压增大标准的基础上,再结合其他阳性指标之一,常可做出心室肥大的诊断,阳性指标越多,诊断可靠性越高。不同心室肥大的心电图特点及鉴别见表 11-4。

表 11-4　心室肥大心电图特点

心室肥大	心电图特点
左心室肥大 (图 11-16)	(1)左心室 QRS 高电压 ①胸导联:R_{V_5} 或 R_{V_6}>2.5 mV;$R_{V_5}+S_{V_1}$>4.0 mV(男)或>3.5 mV(女) ②肢体导联:R_{aVL}>1.2 mV;R_{I}>1.5 mV;R_{aVF}>2.0 mV;$R_{I}+S_{III}$>2.5 mV ③Cornell 标准:$R_{aVL}+S_{V_3}$>2.8 mV(男)或>2.0 mV(女) (2)额面 QRS 心电轴左偏 (3)QRS 波群时间延长,为 0.10~0.11 s (4)继发性 ST-T 改变:以 R 波为主的导联(V_5、V_6)ST 段下斜型压低 0.05 mV 以上,T 波低平、双向或倒置;以 S 波为主的导联(V_1)T 波则表现直立
右心室肥大 (图 11-17)	(1)右心室 QRS 高电压 ①定性指标:V_1导联 R/S≥1,呈 R 或 Rs 型;V_5导联 R/S≤1 或 S 波加深;aVR 导联 R/q 或 R/S≥1 ②定量指标:$R_{V_1}+S_{V_5}$>1.05 mV(重症>1.2 mV);R_{aVR}>0.5 mV (2)额面 QRS 心电轴右偏≥+90°(重症可>+110°) (3)继发性 ST-T 改变:右胸导联(V_1、V_2)ST 段压低、T 波倒置 (诊断右心室肥大,定性诊断比定量诊断更有价值)
双心室肥大	可以表现为三种情况: (1)大致正常心电图 (2)单侧心室肥大心电图 (3)双侧心室肥大心电图

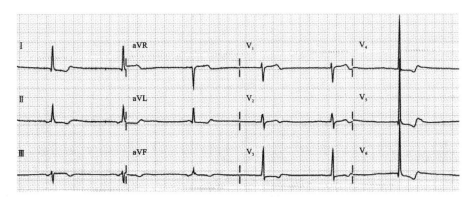

图 11-16　左心室肥大

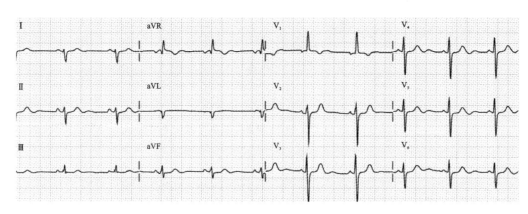

图 11-17　右心室肥大

二、心肌缺血与心肌梗死

心肌的血液供应来自左、右冠状动脉(图 11-18),心肌缺血与心肌梗死常常是在冠状动脉粥样硬化的基础上发生的。当心肌某一部分发生缺血时,将影响心室复极的正常进行,并可使缺血区相关导联发生 ST-T 异常改变。心肌缺血时心电图改变的特点取决于缺血发生的部位、严重程度及持续时间。若冠状动脉供血中断,随着时间的推移,心电图上可先后出现缺血型、损伤型和坏死型三种图形改变。心肌缺血心电图特点见表 11-5。典型心绞痛急性发作时,ST 段压低 0.1 mV 以上和(或)T 波倒置,呈现典型心肌缺血心电图,如图 11-19 所示,多导联 ST 段明显压低。急性心肌梗死发生后,随着心肌缺血、损伤、坏死的发展与恢复,心电图会呈现一定演变规律(图 11-20),根据其演变过程和演变时间将心肌梗死分为四期:超急性期、急性期、亚急性期和陈旧期,各期心电图主要特点见表 11-6。心肌梗死的部位主要根据心电图坏死型图形所出现的导联做判断。心肌梗死的发生多由冠状动脉闭塞导致,根据心电图确定的心肌梗死部位可大致推断与梗死相关的病变血管(表 11-7)。

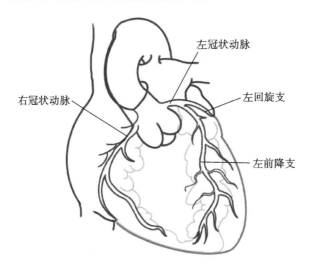

图 11-18　心的血管示意图

表 11-5　心肌缺血心电图特点

心肌缺血		心电图特点(缺血区相关导联)
缺血型心电图改变	心内膜下心肌缺血	T 波高耸直立
	心外膜下心肌缺血 (包括透壁性心肌缺血)	以 R 波为主的导联 T 波倒置

续表

心肌缺血		心电图特点（缺血区相关导联）
损伤型心电图改变	心内膜下心肌损伤	ST 段压低
	心外膜下心肌损伤 （包括透壁性心肌缺血）	ST 段抬高

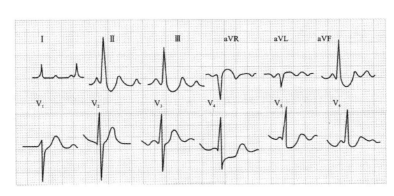

图 11-19 典型心肌缺血心电图

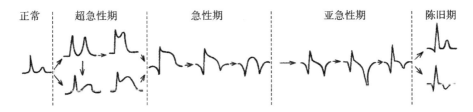

图 11-20 典型急性心肌梗死的临床分期与图形演变示意图

表 11-6 急性心肌梗死图形演变与分期

分期	出现及持续时间	心电图特点（面向病变区相关导联）
超急性期	急性心肌梗死发病数分钟后出现	（1）T 波高耸直立 （2）ST 段上斜型或弓背向上型抬高
急性期 （图 11-21）	梗死后数小时或数日出现，可持续至数周	（1）坏死型 Q 波开始出现 （2）损伤型 ST 段弓背向上型抬高，与直立的 T 波可形成单向曲线 （3）T 波由直立开始倒置并逐渐加深 （此期坏死型 Q 波、损伤型 ST 段抬高和缺血型 T 波倒置三种图形可同时存在）
亚急性期 （近期）	梗死后数周至数月	以缺血和坏死型图形为主要特点 （1）抬高的 ST 段恢复至基线 （2）坏死型 Q 波持续存在 （3）缺血型倒置 T 波逐渐变浅
陈旧期 （愈合期）	急性心肌梗死 3 个月之后或更久	（1）ST-T 恢复正常或 T 波持续倒置、低平，趋于恒定不变 （2）坏死型 Q 波持续存在

Note

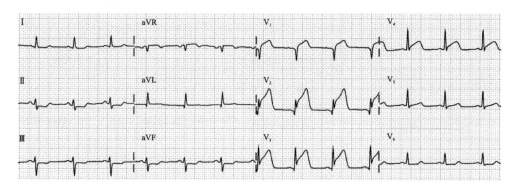

图 11-21　急性期心肌梗死

表 11-7　心肌梗死的定位诊断与梗死相关血管的判断

出现坏死型图形的导联	心肌梗死部位	冠状动脉病变部位
II、III、aVF	下壁	右冠状动脉或左回旋支
I、aVL	高侧壁	左前降支或左回旋支
V$_5$、V$_6$	前侧壁	左前降支或左回旋支
I、aVL、V$_5$、V$_6$	侧壁	左前降支或左回旋支
V$_1$～V$_3$	前间壁	左前降支
V$_3$～V$_5$	前壁	左前降支
V$_1$～V$_5$	广泛前壁	左前降支
V$_7$～V$_9$	后壁	左回旋支或右冠状动脉
V$_{3R}$、V$_{4R}$	右心室	右冠状动脉

三、心律失常

正常人心脏激动起源于窦房结,冲动通过心脏特殊传导系统顺序激动心房和心室。心脏激动起源异常或(和)传导异常,称为心律失常。心律失常按激动起源分为窦性心律失常和异位心律;按传导异常分为生理性干扰与脱节、病理性传导阻滞和预激综合征。

1. 窦性心律　凡起源于窦房结的心律,均称为窦性心律。正常窦性心律与窦性心律失常心电图特点见表 11-8。

表 11-8　窦性心律心电图特点

心律	心电图特点
正常窦性心律 (图 11-22)	(1)窦性心律:激动起源于窦房结,P 波方向在 I、II、aVF 导联直立,aVR 导联倒置 (2)P 波规律出现:同一导联中 PP 间期差异≤0.12 s (3)激动传导通路正常,PR 间期 0.12～0.20 s (4)心率 60～100 次/分
窦性心动过速 (图 11-23)	(1)窦性心律 (2)心率>100 次/分(成人) (3)PR 间期、QT 间期都相应缩短,有时可伴有继发性 ST 段轻度压低和 T 波振幅降低
窦性心动过缓 (图 11-24)	(1)窦性心律 (2)心率<60 次/分(成人)
窦性心律不齐 (图 11-25)	(1)窦性心律 (2)同一导联中 PP 间期差异>0.12 s

心律	心电图特点
窦性停搏 (图 11-26)	(1)规则的窦性心律中突然出现较长的间歇,形成长 PP 间期 (2)长 PP 间期不是基本 PP 间期的整数倍 (3)间歇过长时可能出现逸搏或逸搏性心律
病态窦房结综合征 (SSS)	(1)基本心律:持续性窦性心动过缓 (2)慢快综合征:显著窦性心动过缓与室上性快速心律失常交替出现 (3)窦性停搏或窦房传导阻滞 (4)双结病变:病变同时累及房室交界区,可出现房室传导阻滞

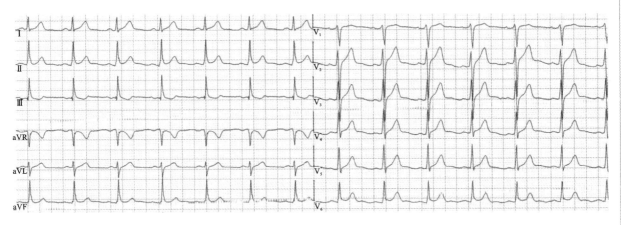

图 11-22 正常窦性心律

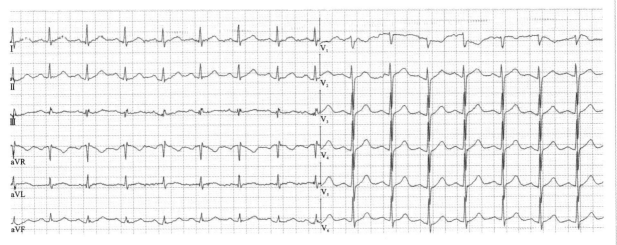

图 11-23 窦性心动过速

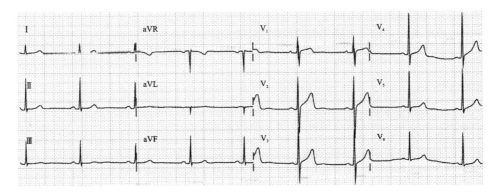

图 11-24 窦性心动过缓

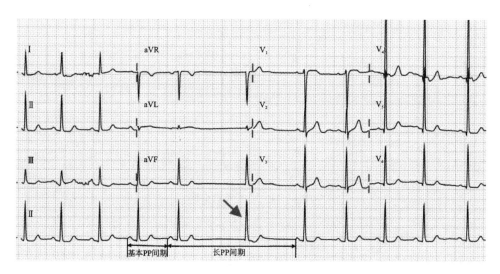

图 11-25　窦性心律不齐

图 11-26　窦性停搏(出现逸搏)

2. 期前收缩　又称过早搏动,是心律失常中最常见的类型,属于异位心律。根据异位起搏点位置,期前收缩分为房性、交界性和室性三种类型,以室性期前收缩最常见。三种类型期前收缩的心电图特点见表 11-9。

表 11-9　期前收缩分类和心电图特点

类型	心电图特点
房性期前收缩 (图 11-27)	(1)期前出现异位 P′波,形态不同于窦性 P 波,P′R 间期>0.12 s (2)QRS 波群形态大多正常 (3)多为不完全性代偿间歇
交界性期前收缩 (图 11-28)	(1)期前出现 QRS-T 波,其前无窦性 P 波,QRS 波群形态基本正常 (2)出现逆行 P′波(P′波方向在 Ⅰ、Ⅱ、aVF 导联倒置,aVR 导联直立),P′波位置可在 QRS 波群之前、之后或与 QRS 波群重叠 (3)多为完全性代偿间歇
室性期前收缩 (图 11-29)	(1)期前出现 QRS-T 波,其前无 P 波或无与之相关的 P 波 (2)QRS 波群宽大畸形,时间>0.12 s,T 波方向多与 QRS 主波方向相反 (3)多为完全性代偿间歇

注:①完全性代偿间歇:联律间期+代偿间歇=基本心动周期的 2 倍。不完全性代偿间歇:联律间期+代偿间歇<基本心动周期的 2 倍。②联律间期:异位搏动与其前窦性搏动之间的时距。房性期前收缩的联律间期从异位 P 波起点测量至其前窦性 P 波起点;室性期前收缩的联律间期从异位 QRS 波群起点测量至其前窦性 QRS 起点。③若期前收缩的出现有特殊规律,如期前收缩与窦性心搏交替出现称为二联律(图 11-30),每 2 个窦性心搏后出现 1 次期前收缩称为三联律,每 3 个窦性心搏后出现 1 次期前收缩称为四联律,以此类推。

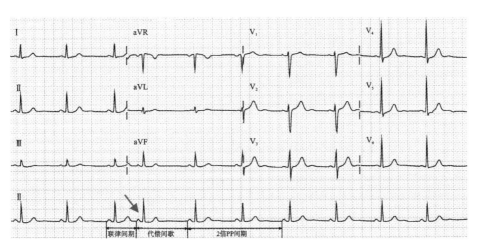

图 11-27 房性期前收缩

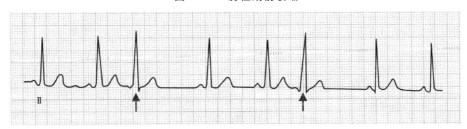

图 11-28 交界性期前收缩

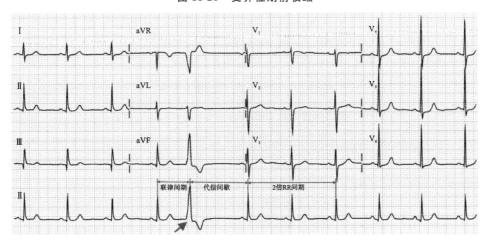

图 11-29 室性期前收缩

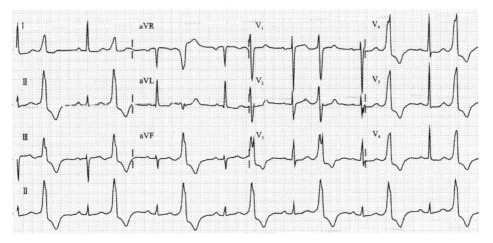

图 11-30 室性期前收缩二联律

3. 异位性心动过速 由异位起搏点兴奋性增高或折返激动引起的快速异位心律。临床上常见的是阵发性室上性心动过速(图 11-31)和室性心动过速(图 11-32),其心电图特点见表 11-10。

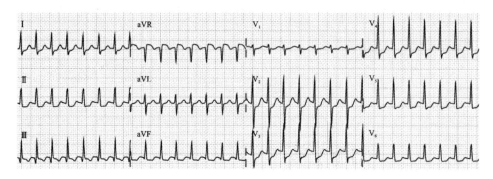

图 11-31 阵发性室上性心动过速

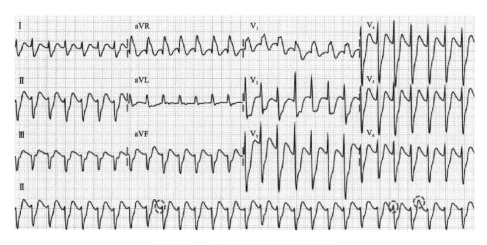

图 11-32 室性心动过速(房室分离)

表 11-10 阵发性室上性心动过速和室性心动过速心电图特点

类型	心电图特点
阵发性室上性 心动过速(简称室上速)	(1)发作呈突发、突止的特点 (2)心率多在 160~250 次/分,节律规则 (3)QRS 波群形态大多正常 (4)异位 P′波隐匿于 QRS 波群,不易辨别
室性心动过速	(1)心率多在 140~200 次/分,节律规则或略不规则 (2)QRS 波群宽大、畸形,时间>0.12 s,伴继发性 ST-T 改变 (3)房室分离:若发现 P 波,P 波频率较 QRS 频率慢,PR 无固定关系 (4)偶发心室夺获或室性融合波

4. 扑动与颤动 发生于心房或心室,其形成与环形激动及多发微折返激动有关。心室扑动和心室颤动是心律失常中极严重的致死性心律失常。心室扑动和心室颤动发生时,心脏处于无效电活动状态,丧失了排血功能,体格检查意识丧失,呼吸停止,心音消失。扑动与颤动的心电图特点见表 11-11。

表 11-11 扑动与颤动的心电图特点

类型	心电图特点
心房扑动 (图 11-33)	(1)P 波消失,代之以 F 波(形态、间距及振幅规则的锯齿样的心房扑动波),F 波间无等电位线,频率为 240~350 次/分 (2)心室律规则(房室传导比例恒定)或不规则(房室传导比例不恒定或伴有文氏现象) (3)QRS 波群形态大多正常

类型	心电图特点
心房颤动 (图 11-34)	(1)P 波消失,代之以 f 波(大小不等、形状各异的心房颤动波),通常在 V_1 导联较明显;f 波频率为 350～600 次/分 (2)心室律绝对不规则 (3)QRS 波群形态大多正常
心室扑动	P-QRS-T 波群消失,代之以心室扑动波(连续快速而相对规整的大振幅波),频率为 200～250 次/分
心室颤动 (图 11-35)	P-QRS-T 波群消失,代之以心室颤动波(大小不等、极不规整的低小波),频率为 200～500 次/分

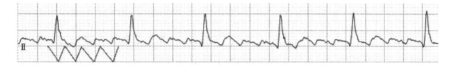

图 11-33　心房扑动(4∶1 传导)

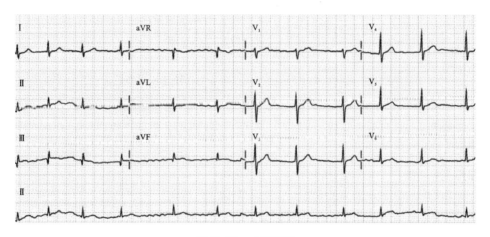

图 11-34　心房颤动

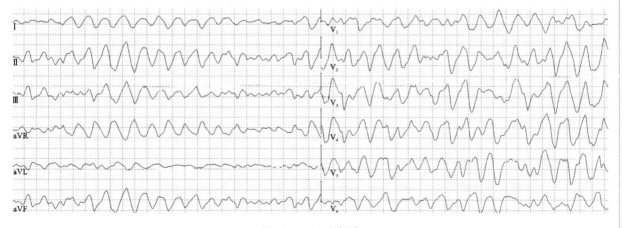

图 11-35　心室颤动

5. 房室传导阻滞　心传导系统由具有自律性和传导性的特殊心肌细胞组成,包括窦房结、结间束、房室交界区、房室束、左右束支和浦肯野纤维网(图 11-36)。心脏传导阻滞的病因可以是传导系统器质性病变、迷走神经张力增高所致功能性抑制或药物作用等。根据阻滞发生部位分为窦房传导阻滞、房内传导阻滞、房室传导阻滞和室内传导阻滞。根据阻滞程度分为一度阻滞(传导延缓)、二度阻滞(部分传导中断)和三度阻滞(完全传导中断)。根据阻滞发生情况分为永久性、暂时性、交替性和渐进性。房室传导阻滞是临床常见的类型,多数由器质性心脏病导致,少数见于迷走神经张力增高的正常人,其心电图特点见表 11-12。

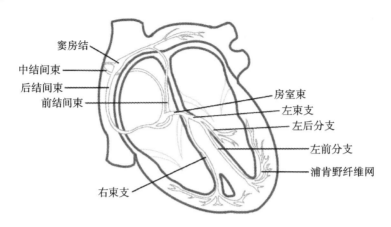

图 11-36　心传导系统示意图

表 11-12　房室传导阻滞心电图特点

类型		心电图特点
一度房室传导阻滞 (图 11-37)		PR 间期延长,每个 P 波后,均有 QRS 波群: PR 间期>0.20 s,或>0.22 s(老年人) 或前后两次心电图检查中,心率基本相等,PR 间期延长 0.04 s 以上
二度房室传导阻滞	二度Ⅰ型房室传导阻滞 (莫氏Ⅰ型)	P 波规律出现,PR 间期逐渐延长,直至 P 波后 QRS 波群脱漏,漏搏后的第一个 PR 间期最短,以后又逐渐延长,直至 P 波后再次出现 QRS 波群脱漏,如此周而复始(文氏现象)(图 11-38)
	二度Ⅱ型房室传导阻滞(莫氏Ⅱ型)	(1)PR 间期恒定(可正常或延长) (2)部分 P 波后无 QRS 波群(QRS 波群脱漏)(图 11-39)
	高度房室传导阻滞	连续出现两次或两次以上 QRS 波群脱漏(图 11-40)
三度房室传导阻滞 (完全性房室传导阻滞)		P 波均不能下传,P 波与 QRS 波群无相关性(房室分离): (1)心房率大于心室率,心房律可为窦性心律或异位心律 (2)心室律由交界区或心室自主起搏点维持,出现交界性逸搏心律(图 11-41)(QRS 波群形态正常,心率 40~60 次/分)或室性逸搏心律(图 11-42)(QRS 波群宽大畸形,心率 20~40 次/分)

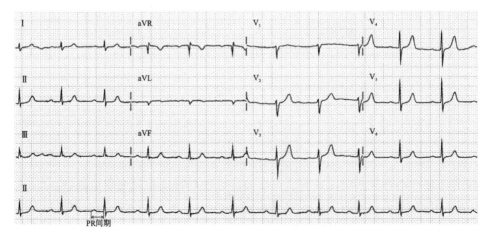

图 11-37　一度房室传导阻滞

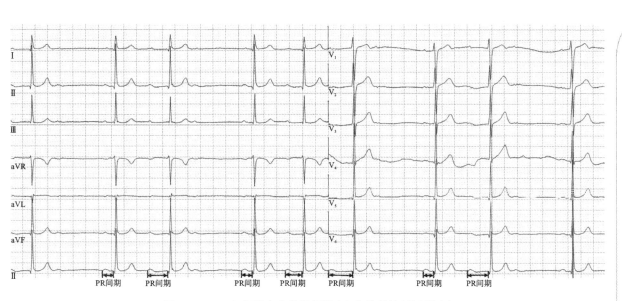

图 11-38 二度Ⅰ型房室传导阻滞(房室传导比例不恒定)

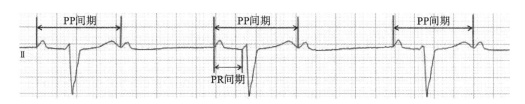

图 11-39 二度Ⅱ型房室传导阻滞(PR 间期延长,2∶1 传导)

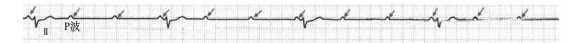

图 11-40 高度房室传导阻滞(3∶1 传导)

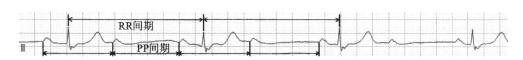

图 11-41 三度房室传导阻滞(交界性逸搏心律)

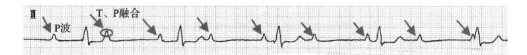

图 11-42 三度房室传导阻滞(室性逸搏心律)

6. 室内传导阻滞 室上性激动在心室内(房室束分叉以下)的传导发生异常,使 QRS 波群时间延长、形态改变。根据阻滞发生的部位室内传导阻滞可分为右束支、左束支、左前分支、左后分支传导阻滞等。束支传导阻滞根据 QRS 波群时间是否≥0.12 s 又分为完全性和不完全性束支传导阻滞。室内传导阻滞的心电图特点见表 11-13。

表 11-13 室内传导阻滞心电图特点

类型	心电图特点
右束支传导阻滞 (RBBB)	(1)右胸导联:①V_1 或 V_2 导联出现宽大 R 波,可呈 rsR′型或 M 型(最具特征性);②aVR 导联呈 QR 型,R 波宽而有切迹;③V_1 导联 R 峰时间(Rpt_{V_1})>0.05 s (2)左胸导联:Ⅰ、V_5、V_6 导联 S 波宽阔(时间≥0.04 s)

Note

类型	心电图特点
右束支传导阻滞 （RBBB）	（3）继发性 ST-T 改变：V_1、V_2 导联 ST 段轻度压低，T 波倒置 （4）QRS 波群时间≥0.12 s，完全性右束支传导阻滞（图 11-43） QRS 波群时间＜0.12 s，不完全性右束支传导阻滞
左束支传导阻滞 （LBBB）	（1）左胸导联：①Ⅰ、aVL、V_5、V_6 导联出现 R 波增宽、粗钝或有切迹；②Ⅰ、V_5、V_6 导联无 q 波； ③V_5、V_6 导联 R 峰时间（$Rpt_{V_{5\sim6}}$）＞0.06 s （2）右胸导联：V_1、V_2 导联呈 rS 型（r 波极小，S 波深而宽）或 QS 型 （3）继发性 ST-T 改变：ST-T 方向与 QRS 波群主波方向相反 （4）QRS 波群时间≥0.12 s，完全性左束支传导阻滞（图 11-44） QRS 波群时间＜0.12 s，不完全性左束支传导阻滞
左前分支传导阻滞 （LAFB） （图 11-45）	（1）平均心电轴左偏（$-45°\sim-90°$） （2）Ⅱ、Ⅲ、aVF 导联 QRS 波群呈 rS 型；Ⅰ、aVL 导联呈 qR 型 （3）aVL 导联 R 峰时间（Rpt_{aVL}）＞0.045 s （4）QRS 波群时间轻度延长，但不超过 0.12 s
左后分支传导阻滞 （LPFB）	（1）平均心电轴右偏（$+90°\sim+180°$） （2）Ⅰ、aVL 导联 QRS 波群呈 rS 型；Ⅲ、aVF 导联呈 qR 型 （3）QRS 波群时间轻度延长，但不超过 0.12 s

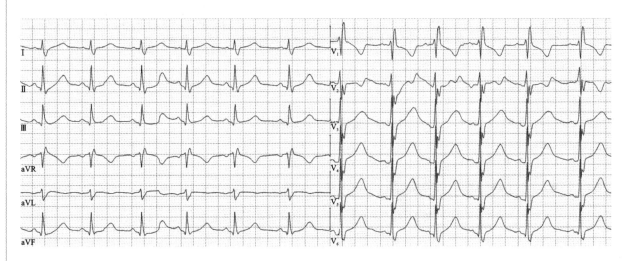

图 11-43　完全性右束支传导阻滞

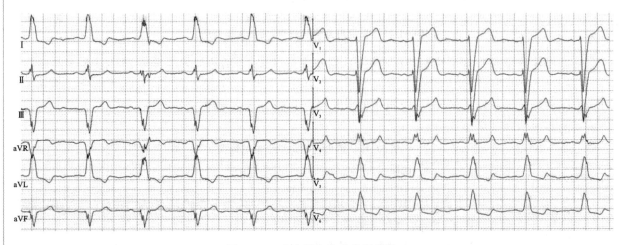

图 11-44　完全性左束支传导阻滞

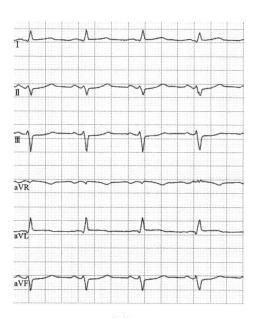

图 11-45 左前分支传导阻滞

7.预激综合征 属传导途径异常引起的心律失常,是指除正常房室结传导途径外,在房室环周围还存在附加的房室传导束(旁路)。最常见的旁路是房室旁道(Kent 束),直接连接心房与心室,使窦房结激动或心房激动经此快速通路下传预先激动部分心室肌,同时亦经正常房室结途径下传激动其他部分心室肌,形成特殊心电图特征(图 11-46),称为经典型预激综合征,亦称 WPW 综合征。预激综合征多见于健康人,其主要危害是常可引发房室折返性心动过速。预激综合征的类型和心电图特点见表 11-14。

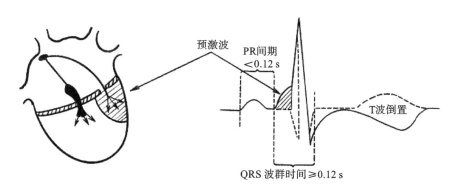

图 11-46 WPW 综合征的特殊心电图特征示意图

表 11-14 预激综合征的类型和心电图特点

类型	心电图特点
WPW 综合征	(1)PR 间期缩短,<0.12 s (2)QRS 波群增宽,QRS 波群时间≥0.12 s (3)QRS 波群升支起始部粗钝,称为预激波(delta 波) (4)常伴有继发性 ST-T 改变 (5)PJ 间期(P 波起点至 J 点)正常(<0.26 s) (6)左侧旁路:V_1 导联预激波正向且 QRS 主波向上(图 11-47)。右侧旁路:V_1 导联预激波负向或 QRS 主波向下(图 11-48)
LGL 综合征	(1)PR 间期缩短,<0.12 s (2)QRS 波群正常,无预激波和 ST-T 改变

续表

类型	心电图特点
Mahaim 型预激综合征	(1)PR 间期正常或延长 (2)QRS 波群增宽,可以有预激波 (3)常伴有继发性 ST-T 改变

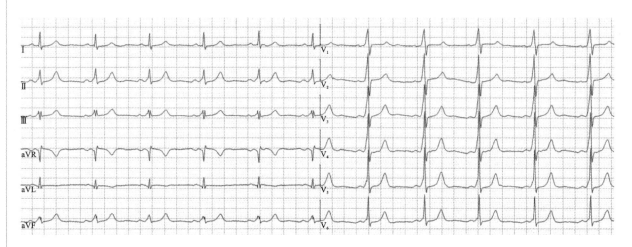

图 11-47　WPW 综合征(左侧旁路)

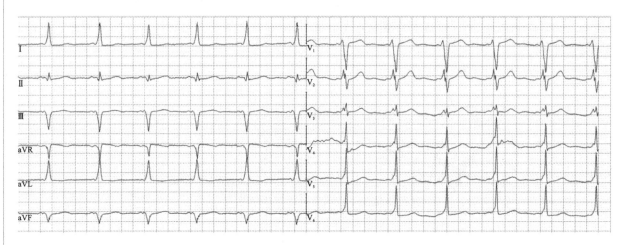

图 11-48　WPW 综合征(右侧旁路)

第四节　心电图的分析方法及报告方式

一、心电图的分析方法

心电图对各种心律失常的诊断具有肯定价值,对急性心肌缺血和心肌梗死具有快速诊断作用。房室肥大、某些药物(如洋地黄等)作用、电解质紊乱、肺栓塞等均会引起心电图异常,也有助于诊断。熟练掌握心电图分析方法和技巧,并密切结合临床资料,才能更好地对心电图做出正确的诊断。心电图分析按照"先全面后具体"的顺序进行,具体分析时建议依心电图波形产生的先后顺序进行,以便全面收集心电图数据,避免漏诊。心电图分析步骤见表 11-15。

表 11-15　心电图分析步骤

步骤		分析内容
了解病史		(1)是否有心脏病史 (2)既往或现在是否有胸闷、胸痛、心悸、气促等表现 (3)是否使用对心脏有影响的药物或酗酒、饱餐等
全面阅图		(1)导联连接是否准确 (2)有无伪差(基线不稳定或干扰波) (3)基础数据设定值(导联前定标电压是否为 1 mV/10 mm;走纸速度是否为 25 mm/s)
基本测量		(1)确定主导心律(窦性心律或异位心律) (2)计算心率 (3)判断 P 波与 QRS 波群有无相关性(二者出现是否规律,PP 间期与 RR 间期是否相等) (4)确定心电轴 (5)观察有无心脏循长轴转位
具体波、段和间期的测量	P 波	(1)观察和测量 P 波形态、方向、时间和电压 (2)比较同一导联 PP 间期差异
	PR 间期	测量时间,比较 P 波与 QRS 波群有无相关性
	QRS 波群	(1)QRS 波群的形态、时间和电压 (2)Q 波时间和电压 (3)R 峰时间(V_1、V_5 导联)
	ST 段	移动范围和形状
	T 波	(1)T 波形态、电压 (2)T 波方向与 QRS 主波方向的关系
	QT 间期	测量时间
	U 波	电压、方向
综合分析		结合临床资料(病人性别、年龄、临床表现等)及心电图诊断标准做出诊断

二、心电图的报告方式

心电图报告首先须按要求完成报告中各个项目的填写,如病人的姓名、性别、年龄、科室、临床诊断、心电图检查时间、发报告时间、心电图诊断、报告医生、审核医生等。心电图诊断格式在不同医院会略有不同,主要包括:①心律类别(窦性心律/异位心律);②心电轴(有偏移时记录偏移类型和度数);③心电位类型;④钟向转位;⑤心电图类型及具体诊断(正常心电图、正常范围心电图、可疑心电图、异常心电图)。

> **举例:**
> 1.心电图正常　诊断为:①窦性心律;②正常心电图。
> 2.心电图异常　第二个及以后的诊断,次要诊断先写,主要诊断(包括意义大,但又不完全明确者)写在最后;次要诊断中若有心律失常要先写。书写完诊断后,若有特殊建议(如建议做 24 h 动态心电图,查心脏超声心动图,查血清心肌酶等)可写明。如:①窦性心律;②频发房性早搏(部分成对);③左前分支传导阻滞;④心电轴左偏(−52°);⑤ST-T 改变;⑥建议做 24 h 动态心电图。

(郝彩玲)

第十二章 临床常用诊断技术和基本急救技能

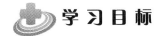 学习目标

目的要求

1.掌握临床常用穿刺术的操作程序,能够规范操作。掌握胸外心脏按压、人工呼吸和电除颤基本操作方法。

2.熟悉临床常用穿刺术的目的及操作注意事项。

3.了解心肺复苏的概念。

4.具有人文关怀意识,能够进行有效的医患沟通;重视医学伦理问题,尊重和保护病人隐私。

实验内容

1.胸膜腔穿刺术。

2.腹膜腔穿刺术。

3.腰椎穿刺术。

4.骨髓穿刺术。

5.心包穿刺术。

6.动脉穿刺术。

7.静脉穿刺术。

8.成人心肺复苏术。

9.电除颤。

实验用品

一次性使用无菌穿刺包、消毒用品、麻醉药品、其他必需物品等。

第一节 胸膜腔穿刺术

一、操作目的

胸膜腔穿刺术(thoracentesis)是一种比较常见而且方便易行的诊断和治疗方法,常用于检查胸腔积液的性质,以及通过穿刺给病人进行抽液、抽气减压或通过穿刺进行胸膜腔内给药。

二、胸膜腔的解剖知识

胸膜腔为胸膜的脏、壁两层在肺根处相互转折移行所形成一个密闭的、潜在的腔隙,左右各一、互不相通(图12-1)。腔内有少量浆液,可减少呼吸时的摩擦。腔内为负压,有利于肺的扩张。

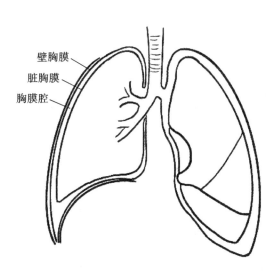

图 12-1　胸膜腔的结构

三、胸膜腔穿刺术的适应证和禁忌证

(一)适应证

1. 协助诊断及鉴别诊断　原因不明的胸腔积液做诊断性穿刺抽取胸腔积液后,可进行胸腔积液的常规、生化、微生物学以及细胞学检测,从而明确积液性质,寻找引起积液的病因。

2. 缓解压迫症状　胸腔大量积液或因气胸引起呼吸困难等压迫症状时,可通过抽出胸膜腔内积液或积气,以减轻积液或积气对肺组织或大血管的压迫,使肺组织复张,缓解呼吸循环障碍。

3. 治疗性胸腔注药　结核或恶性肿瘤等疾病时,可通过穿刺向胸膜腔内注入抗结核药、抗生素、促进胸膜粘连药物以及抗癌药物等。

4. 胸腔冲洗　急性脓胸时,除可进行治疗性胸腔注药外,还可通过穿刺抽吸胸膜腔内的脓液,进行胸腔冲洗,减轻中毒,防止脓胸进一步发展。

(二)禁忌证

(1)血小板低于 50×10^9/L 及其他原因导致出凝血功能障碍者,未纠正前不宜穿刺。

(2)体质衰弱、病情危重难以耐受穿刺手术者。

(3)有精神疾病或不能合作者。

(4)麻醉药物过敏者。

(5)疑似胸腔棘球蚴病者,穿刺可引起感染扩散,不宜穿刺。

(6)穿刺部位或附近有感染者,未纠正前不宜穿刺。

四、操作步骤

胸膜腔穿刺术操作步骤如表 12-1 所示。

表 12-1　胸膜腔穿刺术操作步骤

操作流程	操作步骤
术前准备	1.医生准备 (1)熟悉病人病情,核对病人床号、姓名、性别、年龄、临床初步诊断及实验室检查结果等信息,确认符合穿刺适应证、排除禁忌证(图 12-2) (2)戴帽子、口罩(规范佩戴,头发、鼻孔不外露) (3)规范洗手(七步洗手法)

续表

操作流程	操作步骤
术前准备	2.病人准备 (1)医患充分沟通:向病人及家属交代检查的必要性,说明穿刺目的、大致过程、可能出现的并发症等,缓解其紧张情绪,签署知情同意书。叮嘱病人术中避免咳嗽、讲话或转动身体,配合做屏气动作 (2)对于精神紧张者,必要时可于术前 30 min 给予地西泮(安定)10 mg 或苯巴比妥 30 mg 或可待因30 mg 以镇静止痛 (3)剧烈咳嗽者可给予止咳剂(如氨酚待因) 3.手术用品准备 (1)消毒用品:皮肤消毒剂(如 1%碘伏),无菌棉球或棉签,换药碗或弯盘,泡镊桶,卵圆钳或镊子等 (2)麻醉及急救用品:2%盐酸利多卡因注射液,0.1%肾上腺素,5 mL 无菌注射器等 (3)一次性使用胸膜腔穿刺包(图 12-3),内有 12 号或 16 号带有乳胶管的胸膜腔穿刺针(图 12-4)、无菌手套、无菌纱布、无菌洞巾、5 mL 注射器、50 mL 注射器、无菌标本送检试管数支(盛装常规、生化、细菌、病理等标本用,盛装过程中必要时加抗凝剂) (4)其他必需物品:器械车、标记笔、镊子、止血钳、胶布、污物桶、锐器盒等
选择体位	(1)嘱病人取坐位,面向椅背,协助病人将双手臂置于椅背上,并将前额伏于前臂上(图 12-5) (2)重症、气胸病人或无法起床病人可取半卧位,协助病人将患侧前臂上举抱于枕部(图 12-6)
选择穿刺点并定位	1.宜取叩诊实音(液气胸)或鼓音(气胸)最明显处(图 12-7) (1)穿刺抽液:一般选择肩胛线或腋后线第 7、8 肋间隙,或腋中线第 6、7 肋间隙,或腋前线第 5 肋间隙 (2)穿刺抽气:取锁骨中线第 2 肋间隙,或腋中线第 4、5 肋间隙 (3)包裹性积液和局限性积气穿刺部位应根据 X 射线透视或超声检查定位 2.确定穿刺点后用标记笔在穿刺点处皮肤做标记(图 12-8)
消毒、铺巾	(1)常规皮肤消毒(图 12-9):以穿刺点为中心,自内向外消毒局部皮肤 2～3 遍,直径约 15 cm,不留白,每次消毒范围均应小于上一次,最后消毒范围要大于无菌洞巾直径 (2)检查穿刺包是否在有效期内且灭菌完全,规范打开无菌胸膜腔穿刺包(图 12-10),戴无菌手套,铺无菌洞巾(图 12-11) (3)清点穿刺包内物品,检查胸膜腔穿刺针针尖是否锐利、有无带钩,管腔是否通畅、是否有漏气情况等
局部麻醉	(1)助手协助检查并打开麻醉药品(2%盐酸利多卡因注射液)安瓿(图 12-12),术者以 5 mL 注射器抽取 2%盐酸利多卡因注射液 2～3 mL(图 12-13) (2)在穿刺部位先斜行进针做一皮丘(穿刺点为肩胛线或腋后线时,在所选肋间隙的下位肋骨上缘进针;穿刺点为腋中线或腋前线时,取两肋之间进针),然后垂直进针自皮肤至胸膜壁层做逐层浸润麻醉,注意边进针边回抽有无鲜血,以免误入血管(图 12-14) (3)回抽出积液或积气时证明已进入胸膜腔,记下进针长度(作为胸膜腔穿刺针深度的参考)并拔出注射器针头
穿刺	(1)将胸膜腔穿刺针尾部的乳胶管的开关关闭或另取一止血钳夹闭,保证闭合紧密不漏气 (2)左手固定穿刺部位的皮肤,右手持胸膜腔穿刺针,在麻醉处缓缓刺入(图 12-15),当达到预估深度、针尖抵抗感突然消失时,说明到达胸膜腔,助手用止血钳协助固定穿刺针,以防进针过深损伤肺组织,术者连接 50 mL 注射器后,松开止血钳或打开乳胶管开关,抽吸胸腔积液(图 12-16)。过程中询问并观察病人反应 (3)注射器抽满后,先关闭乳胶管开关或夹紧止血钳,然后卸下注射器将液体注入无菌试管或其他容器(图 12-17),气体则排入空气中,排空后可再连接乳胶管。如此循环操作反复抽吸,以防止外界空气进入胸腔
拔针	(1)抽液结束后夹闭乳胶管,左手取无菌纱布置于针孔处,右手在病人呼气时拔出穿刺针(图 12-18) (2)稍用力压迫穿刺点片刻(1～2 min),碘伏消毒穿刺点后覆盖无菌纱布,以胶布固定(图 12-19)

续表

操作流程	操作步骤
术后处理	（1）嘱病人卧位或半卧位休息 30 min，测量血压并观察病情有无变化 （2）根据临床需要填写检验单，标本及时送检 （3）清洁器械及操作场所 （4）做好穿刺记录

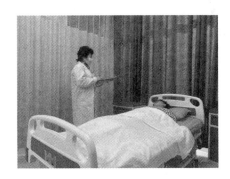

图 12-2　核对病人信息

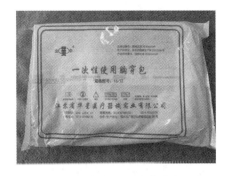

图 12-3　一次性使用胸膜腔穿刺包

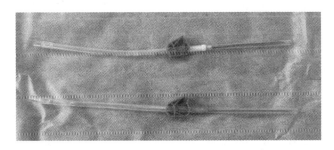

图 12-4　胸膜腔穿刺针

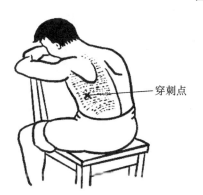

图 12-5　坐位

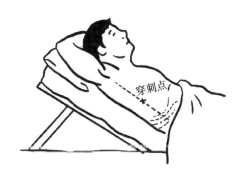

图 12-6　半卧位

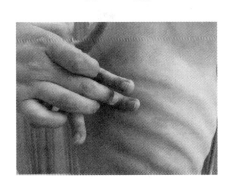

图 12-7　确定穿刺点

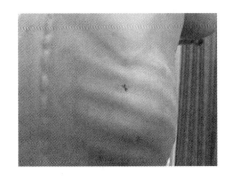

图 12-8　标记穿刺点

Note

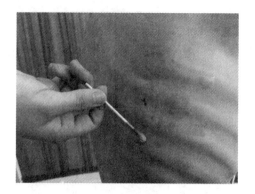

图 12-9　常规皮肤消毒

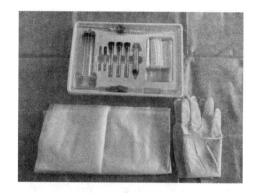

图 12-10　打开胸膜腔穿刺包

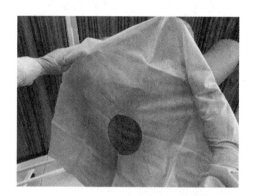

图 12-11　铺无菌洞巾

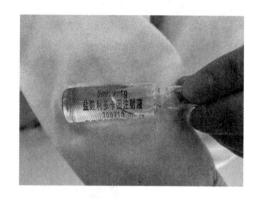

图 12-12　检查麻醉药品

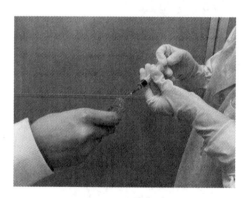

图 12-13　抽取麻醉药品

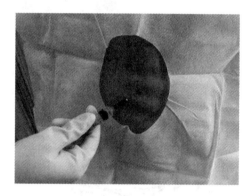

图 12-14　局部麻醉

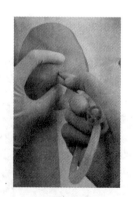

图 12-15　夹闭乳胶管、穿刺

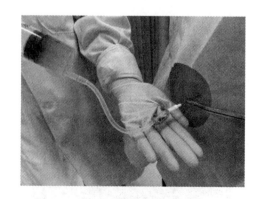

图 12-16　打开乳胶管、抽液

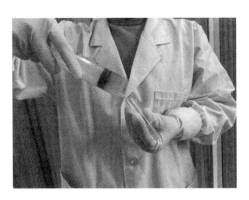

图 12-17　留取标本

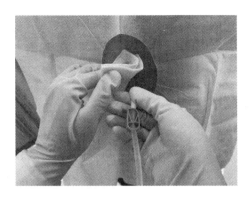

图 12-18　夹闭乳胶管、拔针

五、注意事项

（1）严格执行无菌操作，操作中要防止空气进入胸膜腔，始终保持胸膜腔负压。

（2）应避免在第 9 肋间隙以下穿刺，以免穿透膈肌损伤腹腔脏器。

（3）操作中应密切观察病人的反应。若出现头晕、面色苍白、出汗、心悸、胸部压迫感或剧痛、昏厥等胸膜反应，或出现连续性咳嗽、气短、咳泡沫痰等症状时，应立即停止抽液，嘱病人平卧，并皮下注射 0.1% 肾上腺素 0.3~0.5 mL 或进行其他对症处理。

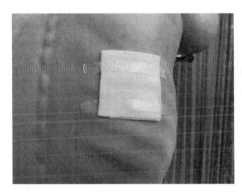

图 12-19　覆盖、固定纱布

（4）一次抽液不宜过多、过快。诊断性抽液 50~100 mL 即可；减压抽液，首次不超过 600 mL，以后每次不超过 1000 mL，两次抽液的间隔时间一般为 5~7 天，积液量大时可每周进行 2~3 次；如为脓胸，每次尽量抽尽脓液，疑为化脓性感染时，助手用无菌试管留取标本，行涂片革兰染色镜检、病原体培养及药敏试验。做细胞学检查（如肿瘤细胞）至少需 50 mL，并应立即送检，以免细胞自溶。

（5）恶性胸腔积液时，可在胸膜腔内注入抗肿瘤药或硬化剂诱发化学性胸膜炎，促使脏层与壁层胸膜粘连，闭合胸膜腔。

（6）术后严密观察有无气胸、血胸、肺水肿及胸膜腔感染等并发症，并做相应处理。

扫码看答案

思考题

1. 胸膜腔穿刺时，进针点为何选择在下一肋骨的上缘？
2. 若胸膜腔穿刺抽液抽出了血性胸膜腔积液，应考虑为何种疾病？

【考核】

题目：病人，男，43 岁。因胸闷 1 个月、加重 4 天来院就诊。胸片示右侧胸腔积液，为明确诊断，请你为该病人抽取胸腔积液做进一步检查

准备工作 （15 分）	着装整洁，佩戴口罩、帽子，规范洗手，语言文明，态度和蔼	5 分
	核对病人床号、姓名、性别、年龄、临床初步诊断及实验室检查结果；确认符合穿刺适应证、排除禁忌证	5 分
	医患充分沟通，向病人说明穿刺目的及注意事项，签署知情同意书	5 分

Note

续表

操作步骤 (65分)	体位	协助病人取坐位,面向椅背,双手臂置于椅背上,前额伏于前臂上	5分
	定位穿刺点	确定穿刺点(肩胛线或腋后线第7、8肋间隙处),并在穿刺点皮肤上做标记	5分
	准备用物	完整准备所需物品,检查穿刺包是否在有效期内且灭菌完全	5分
	常规消毒	以穿刺点为中心,自内向外消毒局部皮肤2~3遍,直径约15 cm,不留白,每次消毒范围均应小于上一次	5分
	铺无菌洞巾	规范打开无菌胸膜腔穿刺包,戴无菌手套,铺无菌洞巾	5分
	局部麻醉	核对麻醉药品(2%盐酸利多卡因注射液)无误,自皮肤至胸膜壁层做逐层浸润麻醉(边进针边回抽)	5分
	穿刺	夹闭乳胶管,左手固定穿刺部位皮肤,右手持穿刺针经麻醉处垂直刺入,逐层进入胸腔	5分
	固定穿刺针	抽液时须固定穿刺针(助手协助完成)	5分
	抽吸积液	术者连接50 mL注射器,开放乳胶管,抽吸胸腔积液50~100 mL;过程中询问并观察病人反应	5分
	留取标本	抽取积液后,先夹闭乳胶管,然后卸下注射器将液体注入无菌试管准备送检	5分
	拔针	夹闭乳胶管,左手取无菌纱布置于针孔处,右手在病人呼气时将针拔出	5分
	加压固定	稍用力按压穿刺点1~2 min,碘伏消毒穿刺点后覆盖无菌纱布,以胶布固定(可由助手协助完成)	5分
	术后处理	嘱病人卧位或半卧位休息30 min,测量血压并观察病情有无变化;整理用物,填写检验单并送检,做好穿刺记录	5分
相关问题 (任选1~2题) (10分)		胸膜腔穿刺的适应证、禁忌证有哪些	10分
		胸膜反应的表现及处理原则	
		胸膜腔穿刺点有哪些	
职业素质(10分)		操作时注意无菌观念,动作轻柔,操作熟练,关爱病人	5分
		结束后能告知病人注意事项,注重医患沟通	5分
总分			100分

(崔晓杰)

第二节　腹膜腔穿刺术

一、操作目的

腹膜腔穿刺术,又称腹腔穿刺术(abdominocentesis)是借助穿刺针直接从腹前壁刺入腹膜腔的一项诊疗技术。有腹水的病人可通过腹腔穿刺术抽取积液来诊断疾病和治疗疾病。

二、腹膜腔穿刺术的适应证和禁忌证

(一)适应证

(1)协助诊断及鉴别诊断:原因不明的腹水做诊断性穿刺抽取腹水后,可进行腹水的实验室检测,进而明确腹水的性质,寻找引起腹水的病因。

(2)缓解压迫症状:腹腔大量积液引起腹胀、少尿、严重胸闷、呼吸困难等症状时,可通过抽出适量腹水以缓解压迫症状、减少静脉血液回流阻力、改善血液循环。

(3)诊断性或治疗性腹腔灌洗、给药(如抗生素和化疗药),或腹膜透析等。

(4)各种诊断或治疗性腹腔置管。

(5)人工气腹:肺结核空洞大出血时,可通过向腹腔注入一定量的空气以增加腹压,使膈肌上升,间接压迫两肺,减小肺活动度,促进肺空洞愈合,从而达到止血的目的。

(二)禁忌证

(1)因既往手术或炎症等原因引起的广泛腹膜粘连者。

(2)腹腔内病灶被内脏粘连包裹者。

(3)大量腹水伴有严重水、电解质紊乱者。

(4)腹腔内巨大肿瘤(尤其是动脉瘤)病人。

(5)有肝性脑病先兆、棘球蚴病、严重胃肠胀气、肠梗阻肠管扩张显著者。

(6)巨大卵巢囊肿及妊娠中后期的病人。

(7)穿刺部位或附近有感染者,未纠正前不宜穿刺。

(8)躁动或不能合作者。

三、操作步骤

腹膜腔穿刺术操作步骤如表12-2所示。

表12-2 腹膜腔穿刺术操作步骤

操作流程	操作步骤
术前准备	**1.医生准备** (1)了解、熟悉病人病情,核对病人床号、姓名、性别、年龄、临床初步诊断及实验室检查结果等信息,确认符合穿刺适应证、排除禁忌证(图12-20) (2)戴帽子、口罩(规范佩戴,头发、鼻孔不外露) (3)规范洗手(七步洗手法) **2.病人准备** (1)医患充分沟通:向病人及家属交代检查的必要性,说明穿刺目的、大致过程、可能出现的并发症等,缓解其紧张情绪,签署知情同意书 (2)术前测血小板和出凝血时间,测量血压、脉搏、腹围,检查腹部体征(叩诊移动性浊音,确认有腹水),必要时查心、肝、肾功能。穿刺前一周停服抗凝药,腹腔胀气明显者服用泻药或进行清洁灌肠 (3)穿刺前排空膀胱,以免穿刺时损伤 **3.手术用品准备(图12-21)** (1)消毒用品:皮肤消毒剂(如1%碘伏),无菌棉球或棉签,换药碗或弯盘,泡镊桶,卵圆钳或大镊子等 (2)麻醉及急救用品:2%利多卡因,0.1%肾上腺素,5 mL无菌注射器等 (3)一次性使用腹膜腔穿刺包(图12-22),内有腹膜腔穿刺针(8号或9号针头、尾部连接乳胶管)、无菌手套、无菌纱布、无菌洞巾、5 mL注射器、50 mL注射器、镊子、胶布、无菌标本送检试管数支(盛装常规、生化、细菌、病理等标本用,盛装过程中必要时加抗凝剂)等 (4)其他必需物品:皮尺、多头腹带、盛腹水容器、量杯、500 mL生理盐水、腹腔内注射所需药品、器械车、标记笔、镊子、止血钳、污物桶、锐器盒等
选择体位	嘱病人取平卧(图12-23)、半卧、稍左侧卧位,或协助病人坐在靠背椅上

179

操作流程	操作步骤
选择穿刺点并定位	(1)结合腹部叩诊浊音最明显区域和超声探查结果选择适宜穿刺点： ①左下腹脐与髂前上棘连线中外1/3交点处,此处不易损伤腹壁动脉 ②脐与耻骨联合连线中点上方1 cm、偏左或偏右1～1.5 cm处,此处无重要器官且易愈合 ③侧卧位时,取脐水平线与腋前线或腋中线相交处,此处常用于诊断性穿刺 ④少量或包裹性腹水,在超声引导下定位穿刺 ⑤急腹症选择压痛和肌紧张最明显部位 (2)确定穿刺点后用标记笔在穿刺点处皮肤做标记(图12-24)
消毒、铺巾	(1)常规皮肤消毒(图12-25)：以穿刺点为中心,自内向外消毒局部皮肤2～3遍,直径约15 cm,不留白,每次消毒范围均应小于上一次,最后消毒范围要大于无菌洞巾直径 (2)检查穿刺包是否在有效期内且灭菌完全,规范打开无菌穿刺包,戴无菌手套,铺无菌洞巾(图12-26) (3)清点穿刺包内物品,检查穿刺针针尖是否锐利、有无带钩,管腔是否通畅、是否有漏气情况等
局部麻醉 (图12-27)	(1)助手协助检查并打开2%利多卡因安瓿,术者以5 mL注射器抽取2%利多卡因2～3 mL (2)在穿刺部位先斜行进针做一皮丘,然后垂直进针自皮肤至腹膜壁层做逐层浸润麻醉,注意边进针边回抽有无鲜血,以免误入血管 (3)有突破感且回抽出腹水时证明针尖已穿过腹膜壁层到达腹腔,记下进针长度(作为腹膜腔穿刺针深度的参考)并拔出注射器针头
穿刺	(1)将腹膜腔穿刺针尾部的乳胶管的夹闭器关闭或另取一止血钳夹闭,保证闭合紧密不漏气 (2)左手固定穿刺部位的皮肤,右手持穿刺针以45°角经麻醉处缓缓刺入皮肤进入皮下后,稍向周围移动穿刺针头,并使穿刺针与腹壁呈垂直角度刺入腹腔(图12-28),当针头达到预估深度、针尖抵抗感突然消失时,说明到达腹腔,助手用止血钳协助固定穿刺针,术者连接50 mL注射器后松开止血钳或打开夹闭器,即可抽取或引流腹水(图12-29)。过程中询问并观察病人反应 (3)注射器抽满后,先关闭夹闭器或夹紧止血钳,然后卸下注射器将液体注入无菌试管或其他容器(图12-30),排空后可再连接乳胶管。如此循环操作反复抽液,以防止外界空气进入腹腔
拔针	(1)抽液结束后夹闭乳胶管,左手取无菌纱布置于针孔处,右手拔出穿刺针(图12-31) (2)稍用力按压穿刺点1～2 min,碘伏消毒穿刺点后覆盖无菌纱布,以胶布固定(图12-32),并用多头腹带包扎腹部
术后处理	(1)术后嘱病人平卧休息1～2 h,并使穿刺孔位于上方以免腹水继续漏出,测量血压、脉搏、腹围,并观察病情有无变化 (2)根据临床需要填写检验单,标本及时送检 (3)清洁器械及操作场所 (4)做好穿刺记录

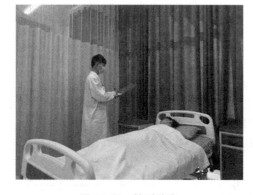

图 12-20 核对信息

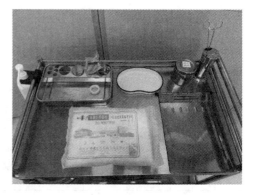

图 12-21 准备手术用品

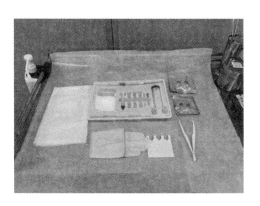

图 12-22 一次性使用腹膜腔穿刺包

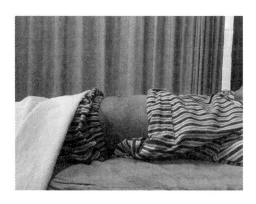

图 12-23 病人取平卧位

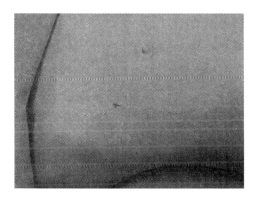

图 12-24 定位穿刺点

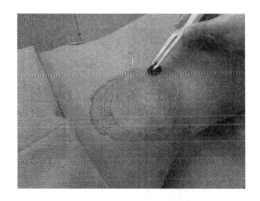

图 12-25 常规皮肤消毒

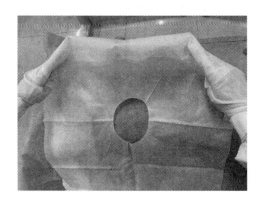

图 12-26 铺无菌洞巾

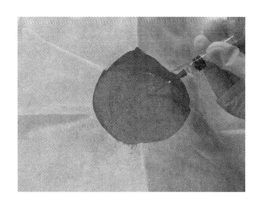

图 12-27 局部麻醉

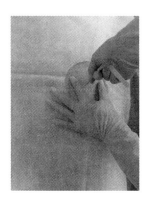

图 12-28 夹闭乳胶管、穿刺

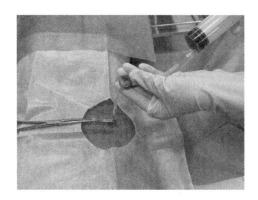

图 12-29 打开夹闭器、抽液

Note

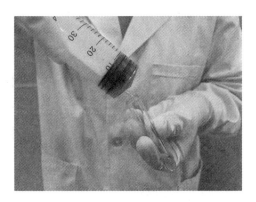

图 12-30　留取标本

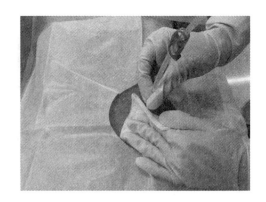

图 12-31　拔针

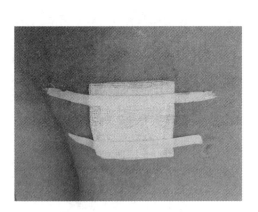

图 12-32　覆盖、固定纱布

四、注意事项

（1）严格执行无菌操作，防止腹腔感染。术后严密观察有无出血和继发感染等并发症。

（2）术中密切观察病人呼吸、脉搏及面色等，随时询问病人有无头晕、心悸、恶心等症状，若有异常应立即停止操作，并进行对症处理。

（3）抽液前后均应测量腹围、脉搏、血压并检查腹部体征，以观察病情变化。

（4）抽液不宜过快、过多，治疗性抽液一般初次不宜超过 1000 mL，以后一般每次不超过 6000 mL；肝硬化病人一次抽液一般不超过 3000 mL，抽液过多可诱发肝性脑病和电解质紊乱。但在补充大量白蛋白的基础上，也可以大量抽液，一般抽液 1000 mL，需补充白蛋白 6～8 g。抽液过程中要注意腹水的颜色变化，针尖避开腹壁下动脉，血性腹水留取标本后停止抽液。

（5）大量抽取腹水后，需用预先绑在腹部的多头腹带逐渐收紧包扎腹部，以防腹压骤降、内脏血管扩张而发生血压下降甚至休克等现象。

（6）抽液时若腹水流出不畅，可将穿刺针稍做移动或稍变换体位。

思考题

1.腹膜腔穿刺时，如何防止大量腹水病人穿刺后腹水渗漏？

2.腹膜腔穿刺时，如果抽出物为胃肠内容物时如何处理？

【考核】

题目:病人，男，44 岁。因腹胀进行性加重 2 周来院就诊，诊断为肝硬化、腹水，请你为该病人行腹膜腔穿刺术抽取腹水做常规检查

准备工作 （15 分）	着装整洁，佩戴口罩、帽子，规范洗手，语言文明，态度和蔼	5 分
	核对病人床号、姓名、性别、年龄、临床初步诊断及实验室检查结果；确认符合穿刺适应证、排除禁忌证	5 分
	医患充分沟通，向病人说明穿刺目的及注意事项，签署知情同意书	5 分

续表

操作步骤 (65分)	体位	嘱病人排尿并协助其摆好仰卧位	5分
	确定穿刺点	寻找左下腹穿刺点(脐与左侧髂前上棘连线中外 1/3 交界处),并在穿刺点皮肤上做标记	5分
	准备用物	完整准备所需物品,检查穿刺包是否在有效期内且灭菌完全	5分
	常规消毒	以穿刺点为中心,自内向外消毒局部皮肤 2～3 遍,直径约 15 cm,不留白,每次消毒范围均应小于上一次	5分
	铺无菌洞巾	规范打开无菌腹膜腔穿刺包,戴无菌手套,铺无菌洞巾	5分
	局部麻醉	核对麻醉药品(2%利多卡因)无误,自皮肤至腹膜壁层做逐层浸润麻醉(边进针边回抽)	5分
	穿刺	夹闭乳胶管,左手固定穿刺部位皮肤,右手持针经麻醉处先以 45°角刺入皮下再垂直腹壁刺入腹腔	5分
	抽液	抽液时须固定穿刺针(助手协助完成)	5分
		术者连接 50 mL 注射器后开放乳胶管,抽吸腹水 50 mL 舍弃,再抽取 50 mL 送检;过程中询问并观察病人反应	5分
		抽液后,先夹闭乳胶管,然后卸下注射器将液体注入无菌试管准备送检	5分
	拔针	抽液完成后,需夹闭乳胶管,左手取无菌纱布置于针孔处,右手将穿刺针拔出	5分
	加压固定	稍用力按压穿刺点 1～2 min,碘伏消毒穿刺点后覆盖无菌纱布,以胶布固定(可由助手协助完成)	5分
	术后处理	嘱病人卧位或半卧位休息 1～2 h,测血压并观察病情有无变化;整理用物,填写检验单并送检,做好穿刺记录	5分
相关问题 (任选 1～2 题) (10分)		腹膜腔穿刺术的适应证有哪些	10分
		腹膜腔穿刺术的禁忌证有哪些	
		腹膜腔穿刺点有哪些	
职业素质(10分)		注意无菌观念,动作轻柔,操作熟练,关爱病人	5分
		结束后能告知病人注意事项,注重医患沟通,有体现关爱病人的动作	5分
总分			100

(周　毅)

第三节　腰椎穿刺术

一、操作目的

腰椎穿刺术(lumbar puncture)常用于检查脑脊液性质,对脑膜炎、脑炎等颅内感染以及蛛网膜下腔出血、脑膜瘤等神经系统疾病的诊断和治疗有重要价值,也可用于测定颅内压,了解蛛网膜下腔是否阻塞,用于鞘内注射药物等。该技术简便易行,也比较安全,是神经科临床常用的检查方法之一,但如果适应证掌握不当,轻者可加重原有病情,重者甚至危及病人生命安全。

Note

二、腰椎穿刺术的适应证和禁忌证

（一）适应证

（1）检测脑脊液的性质，协助诊断中枢神经系统的炎症或出血性疾病（脑膜炎、脑炎等颅内感染以及蛛网膜下腔出血、脑膜瘤等）。

（2）测定颅内压（必要时进行脑脊液动力学检查），了解蛛网膜下腔有无阻塞。

（3）做其他辅助检查，如气脑造影、空气或碘水脊髓造影、脑室脑池放射性核素扫描等。

（4）对颅内出血、炎症或颅脑手术后，引流有刺激性脑脊液可降低颅内压，改善临床症状。

（5）进行腰椎麻醉或鞘内注射药物治疗。

（二）禁忌证

（1）可疑颅内高压者必须先做眼底检查，如有明显视乳头水肿或有脑疝先兆者，禁忌穿刺。

（2）处于休克、衰竭或濒危状态的病人及颅后窝有占位性病变者，禁忌穿刺。

（3）血小板低于 $50 \times 10^9/L$ 及其他出凝血功能障碍者。

（4）穿刺部位或附近有感染者，未纠正前不宜穿刺。

（5）出血或颅内压增高者，禁忌脑脊液动力学检查。

（6）体质衰弱、病情危重难以耐受穿刺术者。

（7）有精神疾病或不能合作者。

三、操作步骤

腰椎穿刺术操作步骤如表12-3所示。

表 12-3　腰椎穿刺术操作步骤

操作流程	操作步骤
术前准备	1.医生准备 （1）了解、熟悉病人病情，核对病人床号、姓名、性别、年龄、临床初步诊断及实验室检查结果等信息，确认符合穿刺适应证、排除禁忌证（图 12-33） （2）戴帽子、口罩（规范佩戴，头发、鼻孔不外露） （3）规范洗手（七步洗手法） 2.病人准备 （1）医患充分沟通：向病人及家属交代检查的必要性，说明穿刺目的、大致过程、可能出现的并发症等，缓解其紧张情绪，签署知情同意书 （2）清洁皮肤，用肥皂、清水擦洗干净穿刺部位 （3）嘱病人排空膀胱 3.手术用品准备 （1）消毒用品：皮肤消毒剂（如 1%碘伏），无菌棉球或棉签，换药碗或弯盘，泡镊桶，卵圆钳或镊子等 （2）麻醉及急救用品：2%利多卡因，0.1%肾上腺素，5 mL 无菌注射器等 （3）一次性使用腰椎穿刺包（图 12-34），内有腰椎穿刺针（图 12-35）、测压管、无菌手套、无菌纱布、无菌洞巾、无菌注射器、无菌标本送检试管数支（盛装常规、生化、细菌、病理等标本用）等 （4）其他必需物品：无菌收集瓶、器械车、标记笔、镊子、止血钳、胶布、污物桶、锐器盒等
选择体位	嘱病人侧卧于硬板床上，背部与床面垂直，头尽量向前胸部屈曲，两手抱膝紧贴腹部，使躯干尽可能弯曲呈弓形（图 12-36）；或由助手站在术者对面，用一只手抱住病人头部，另一只手挽住双下肢腘窝处并用力抱紧，使脊柱尽量后凸以增宽椎间隙，便于进针

操作流程	操作步骤
选择穿刺点并定位	(1)一般取两侧髂嵴最高点连线与后正中线的交会处为穿刺点,此处相当于第 3、4 腰椎棘突间隙。必要时也可取上一或下一腰椎棘突间隙为穿刺点 (2)确定穿刺点后用标记笔在穿刺点处皮肤做标记(图 12-37)
消毒、铺巾	(1)常规皮肤消毒:以穿刺点为中心,自内向外消毒局部皮肤 2~3 遍,直径约 15 cm,不留白,每次消毒范围均应小于上一次,最后消毒范围要大于无菌洞巾直径(图 12-38) (2)检查穿刺包是否在有效期内且灭菌完全,规范打开无菌穿刺包,戴无菌手套,铺无菌洞巾(图 12-39) (3)清点穿刺包内物品,检查穿刺针是否合适、通畅等。一般成人选用 20 号穿刺针,儿童选用 21~22 号穿刺针
局部麻醉 (图 12-40)	(1)助手协助检查并打开 2% 利多卡因安瓿,术者以 5 mL 注射器抽取 2% 利多卡因 2~3 mL (2)在穿刺部位先斜行进针做一皮丘,然后垂直进针自皮肤至椎间韧带做逐层浸润麻醉,注意边进针边回抽有无鲜血,以免误入血管
穿刺 (图 12-41)	(1)左手固定穿刺部位的皮肤,右手持穿刺针,在麻醉处以垂直背部、针尖稍斜向头部的方向缓缓刺入,成人进针深度 4~6 cm,儿童 2~4 cm (2)当穿刺针头穿过韧带与硬脑膜时,穿刺针尖抵抗感突然消失,此时将穿刺针针芯慢慢抽出(防止脑脊液迅速流出造成脑疝),可见脑脊液流出
测量脑脊液压力 (图 12-42)	(1)在放液前先接上测压管测量脑脊液压力。测定压力时须嘱病人放松,并缓慢将双下肢伸直,以免因病人腹压增高而导致脑脊液压力测量值高于真实水平。正常侧卧位脑脊液压力为 80~180 mmH₂O。穿刺全过程中要注意询问并观察病人反应 (2)怀疑蛛网膜下腔阻塞者行奎肯施泰特试验(又称压颈试验或梗阻试验),即在测初压后,由助手先压迫一侧颈静脉约 10 s,再压迫另一侧,最后同时压迫双侧颈静脉。正常时压迫颈静脉后,脑脊液压力立即迅速升高 1 倍左右,解除压迫后 10~20 s 迅速降至原来水平,称为压颈试验阴性,提示蛛网膜下腔通畅;若压迫颈静脉后,不能使脑脊液压力升高,则为压颈试验阳性,提示蛛网膜下腔完全阻塞;若施压后压力缓慢上升,放松后又缓慢下降,提示有不完全阻塞。但是对颅内压增高或怀疑颅后窝肿瘤的病人,禁做此试验,以免发生脑疝
留取标本	(1)撤去测压管,收集脑脊液 2~5 mL(图 12-43)并送检 (2)如需做培养,应用无菌试管留标本
拔针	(1)将穿刺针针芯插入(图 12-44)后,拔出穿刺针(图 12-45) (2)稍用力按压穿刺点 1~3 min,碘伏消毒穿刺点后覆盖无菌纱布并用胶布固定(图 12-46)
术后处理	(1)嘱病人去枕平卧 4~6 h,以免引起术后低颅内压性头痛;观察病情有无变化 (2)根据临床需要填写检验单,标本及时送检 (3)清洁器械及操作场所 (4)做好穿刺记录

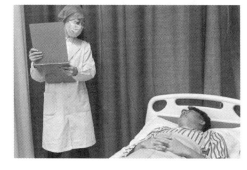

图 12-33 核对信息

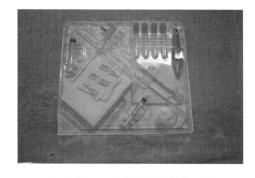

图 12-34 一次性使用腰椎穿刺包

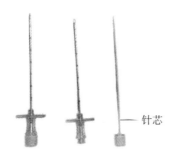

图 12-35　腰椎穿刺针

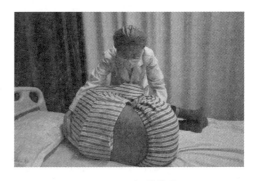

图 12-36　摆放体位

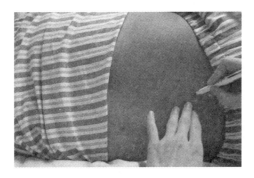

图 12-37　定位穿刺点

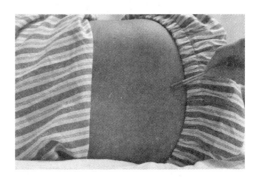

图 12-38　常规皮肤消毒

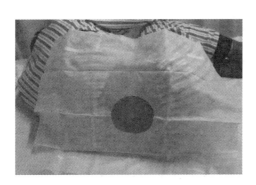

图 12-39　铺无菌洞巾

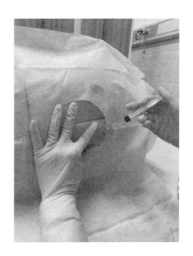

图 12-40　局部麻醉

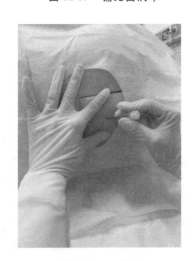

图 12-41　穿刺

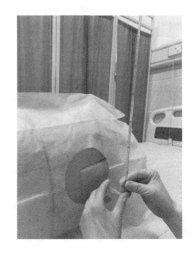

图 12-42　测压

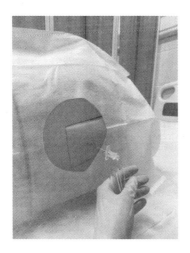

图 12-43　收集脑脊液

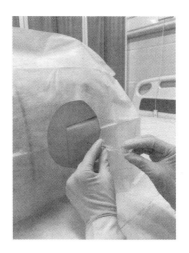

图 12-44　插入针芯

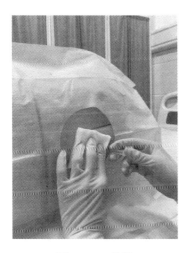

图 12-45　拔针

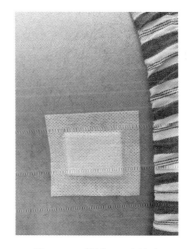

图 12-46　覆盖、固定纱布

四、注意事项

（1）严格遵守无菌操作规程，严格掌握适应证与禁忌证。

（2）穿刺过程中应密切观察病人的呼吸、脉搏、面色等，若出现异常情况，应立即停止操作，并做相应处理。

（3）穿刺时，针头刺入皮下组织后进针要缓慢。注意控制力量，以免损伤马尾神经、血管。

（4）鞘内给药时，应先放出等量脑脊液，然后再注入等量的药液。

> **思考题**
>
> 1. 血性脑脊液可见于哪些疾病？
> 2. 行腰椎穿刺术的病人可能出现哪些并发症？
> 3. 穿刺时，针尖有突破感后为什么要慢慢抽出针芯？

扫码看
答案

【考核】

题目：病人，男，15岁。头痛、发热4天。查体：克尼格征（＋）。初步诊断为急性脑膜炎，请你为病人行腰椎穿刺（包括测压、脑脊液标本收集）

准备工作 （15分）	着装整洁，佩戴口罩、帽子，规范洗手，语言文明，态度和蔼	5分
	核对病人床号、姓名、性别、年龄、临床初步诊断及实验室检查结果；确认符合穿刺适应证、排除禁忌证	5分
	医患充分沟通；向病人说明穿刺目的及注意事项，签署知情同意书	5分

Note

续表

操作步骤 (65分)	体位	嘱病人侧卧于硬板床上,背部与床面垂直,头向前胸部屈曲,两手抱膝紧贴腹部,使躯干尽可能弯曲呈弓形	5分
	定位穿刺点	确定穿刺点(两侧髂嵴最高点连线与后正中线的交会处),并在穿刺点皮肤上做标记	5分
	准备用物	完整准备所需物品,检查穿刺包是否在有效期内且灭菌完全	5分
	常规消毒	以穿刺点为中心,自内向外消毒局部皮肤 2~3 遍,直径约 15 cm,不留白,每次消毒范围均应小于上一次	5分
	铺无菌洞巾	规范打开无菌腰椎穿刺包,戴无菌手套,铺无菌洞巾	5分
	局部麻醉	核对麻醉药品(2%利多卡因)无误,自皮肤至椎间韧带做逐层浸润麻醉(边进针边回抽)	5分
	穿刺	左手固定穿刺部位的皮肤,右手持穿刺针,在麻醉处以垂直背部、针尖稍斜向头部的方向缓缓刺入;穿刺全过程中要询问并观察病人反应	5分
	抽出针芯	当穿刺针头穿过韧带与硬脑膜时,穿刺针尖抵抗感突然消失,此时将穿刺针芯慢慢抽出,可见脑脊液流出	5分
	测压	接上测压管测量脑脊液压力	5分
	留取标本	撤去测压管,收集脑脊液 2~5 mL 送检	5分
	拔针	将穿刺针针芯插入后,拔出穿刺针	5分
	加压固定	稍用力按压穿刺点 1~2 min,碘伏消毒穿刺点后覆盖无菌纱布,以胶布固定(可由助手协助完成)	5分
	术后处理	嘱病人去枕平卧 4~6 h,测血压并观察病情有无变化;整理用物,填写检验单并送检,做好穿刺记录	5分
相关问题 (任选 1~2 题) (10分)		腰椎穿刺术的适应证有哪些	10分
		腰椎穿刺术的禁忌证有哪些	
		腰椎穿刺针成人和儿童进针深度分别是多少	
职业素质(10分)		注意无菌观念,动作轻柔,操作熟练,关爱病人	5分
		结束后能告知病人注意事项,注重医患沟通	5分
总分			100分

(任红叶)

第四节　骨髓穿刺术

一、操作目的

骨髓穿刺术(bone marrow aspiration)是采集骨髓液的一种常用诊断技术。临床上经骨髓穿刺术取出的骨髓液常用于血细胞形态学检查,也可用于造血干细胞培养、细胞遗传学分析及病原生物学检查等,通过骨髓细胞形态学、组织化学、免疫表型、基因分型及染色体检查可确诊各种不同类型的疾病,对某些寄生虫病及某些细菌性疾病也有很大帮助,常用于协助临床诊断、观察疗效和判断预后等。

二、骨髓穿刺术的适应证和禁忌证

(一)适应证

(1)外周血细胞成分和形态异常者,如各种贫血、白血病、白细胞减少症、粒细胞缺乏症、血小板减少症、脾功能亢进、骨髓瘤、淋巴瘤以及类白血病反应等。

（2）出现原因不明的发热，肝脾及（或）淋巴结肿大。

（3）骨质破坏、骨痛、肾功能异常、紫癜、黄疸、红细胞沉降率明显增高（尤其年龄较大者）、血浆蛋白异常、免疫球蛋白异常等。

（4）化疗后疗效的观察。

（5）骨髓活检、造血干细胞培养、染色体核型分析、微生物及寄生虫检查等。

（二）禁忌证

（1）由于凝血因子缺乏（如血友病）而有严重出血者。

（2）穿刺部位皮肤有感染者，未纠正前不宜穿刺。

（3）晚期妊娠者、麻醉药物过敏者、不能合作或有精神疾病者。

（4）体质衰弱、病情危重难以耐受穿刺术者。

三、操作步骤

骨髓穿刺术操作步骤如表 12-4 所示。

表 12-4　骨髓穿刺术操作步骤

操作流程	操作步骤
术前准备	**1.医生准备** （1）了解、熟悉病人病情，核对病人床号、姓名、性别、年龄、临床初步诊断及实验室检查结果等信息，确认符合穿刺适应证、排除禁忌证（图 12-47） （2）戴帽子、口罩（规范佩戴，头发、鼻孔不外露） （3）规范洗手（七步洗手法） **2.病人准备** （1）医患充分沟通：向病人及家属交代检查的必要性，说明穿刺目的、大致过程、可能出现的并发症等，缓解其紧张情绪，签署知情同意书 （2）术前测血小板和出凝血时间，有严重凝血功能障碍者需输血浆或相应凝血因子纠正后再实施穿刺 （3）测血压、脉搏；过敏体质者，需行利多卡因皮试，阴性者方可实施 **3.手术用品准备** （1）消毒用品：皮肤消毒剂（如 1% 碘伏），无菌棉球或棉签，换药碗或弯盘，泡镊桶，卵圆钳或镊子等 （2）麻醉及急救用品：2% 利多卡因，0.1% 肾上腺素，5 mL 无菌注射器等 （3）一次性使用骨髓穿刺包（图 12-48），内有骨髓穿刺针（图 12-49）、无菌手套、无菌纱布、无菌洞巾、5 mL 注射器、50 mL 注射器、载玻片、推片、无菌试管等 （4）其他必需物品：器械车、标记笔、镊子、止血钳、胶布、污物桶、锐器盒等
选择穿刺点并定位（图 12-50）	**1.选择穿刺部位** （1）髂前上棘：常取髂前上棘后上方 1~2 cm 处作为穿刺点，此处骨面较平，容易固定，操作方便安全，危险性小 （2）髂后上棘：取位于骶椎两侧、臀部上方骨性突出的部位作为穿刺点 （3）胸骨：胸骨柄、胸骨体相当于第 1、2 肋间隙的部位。此处骨髓含量丰富，当其他部位穿刺失败时，可做胸骨穿刺，但此处骨质较薄，其后有心房及大血管，危险性大，较少选用 （4）腰椎棘突：位于腰椎棘突突出处，极少选用 2.确定穿刺点后用标记笔在穿刺点处皮肤做标记
选择体位	根据穿刺部位，嘱病人取仰卧位（髂前上棘、胸骨穿刺）或侧卧位（髂后上棘穿刺）或坐位（腰椎棘突穿刺）

续表

操作流程	操作步骤
消毒、铺巾	(1)常规皮肤消毒(图 12-51):以穿刺点为中心,自内向外消毒局部皮肤 2～3 遍,直径约 15 cm,不留白,每次消毒范围均应小于上一次,最后消毒范围要大于无菌洞巾直径 (2)检查穿刺包是否在有效期内且灭菌完全,规范打开无菌穿刺包,戴无菌手套,铺无菌洞巾 (3)清点穿刺包内物品,检查穿刺针是否合适、通畅等。一般成人用 16 号或 18 号穿刺针,儿童用 20 号穿刺针
局部麻醉	(1)助手协助检查并打开 2％利多卡因安瓿,术者以 5 mL 注射器抽取 2％利多卡因 2～3 mL (2)在穿刺部位先斜行进针做一皮丘,然后垂直进针做逐层浸润麻醉,骨膜处应以穿刺点为轴心,取左右前后 3～4 个点进行推注,充分麻醉以减少穿刺时的疼痛。注意边进针边回抽有无鲜血,以免误入血管 (3)表皮和骨膜推注量应多,皮下脂肪组织不推注或少推注 (4)拔出针头,取无菌纱布覆盖穿刺点稍用力按压以充分浸润
固定穿刺针长度 (图 12-52)	将骨髓穿刺针固定器固定在适当长度上,髂骨穿刺约为 1.5 cm,胸骨穿刺约为 1 cm
穿刺	(1)左手固定穿刺部位的皮肤,右手持针,在麻醉处垂直骨面(若胸骨穿刺则应与骨面成 30°～40°角)缓慢钻刺入骨质(图 12-53) (2)针尖抵抗感突然消失,且穿刺针已固定在骨内时,表示已进入骨髓腔 (3)拔出针芯,放在无菌盘内,接上干燥注射器适用力抽吸骨髓液 0.1～0.2 mL(图 12-54)(若未能抽出骨髓液,可能是针腔被皮肤、皮下组织或骨片填塞,也可能是进针太深或太浅,针尖未在骨髓腔内。此时应重新插入针芯,稍加旋转或再退出少许或再钻入少许,拔出针芯,若见针芯上带有血迹,再行抽吸可获得骨髓液)。穿刺过程中注意观察并询问病人反应
涂片、送检	(1)迅速将注射器内骨髓液滴在载玻片上,助手配合迅速制备骨髓涂片 5～6 张,立即送检细胞形态学及细胞化学染色检查等 (2)如果需要做骨髓液细菌培养,应在留取骨髓液涂片标本后,再抽取 1～2 mL 用于细菌培养
拔针	(1)重新插入针芯,左手取无菌纱布置于穿刺处,右手拔出穿刺针(图 12-55) (2)稍用力按压穿刺点 1～3 min(具体时间视出血情况而定),碘伏消毒穿刺点后覆盖无菌纱布,用胶布固定(图 12-56)
术后处理	(1)嘱病人术后注意事项。测量脉搏、血压,观察穿刺处有无出血 (2)根据临床需要填写检验单,标本及时送检 (3)清洁器械及操作场所 (4)做好穿刺记录

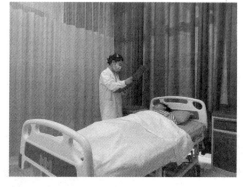

图 12-47　核对病人信息

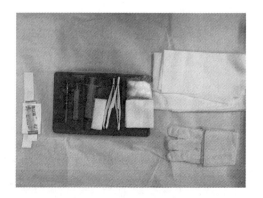

图 12-48　一次性使用骨髓穿刺包

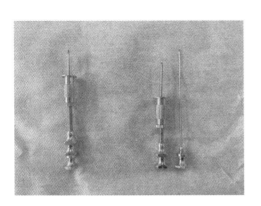

图 12-49 骨髓穿刺针

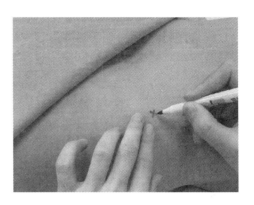

图 12-50 定位穿刺点

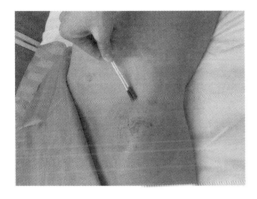

图 12-51 常规皮肤消毒

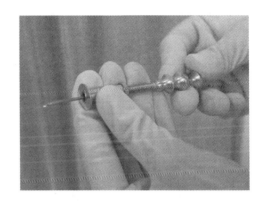

图 12-52 固定穿刺针长度

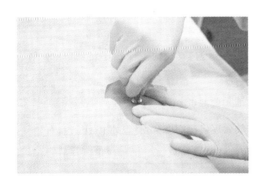

图 12-53 穿刺

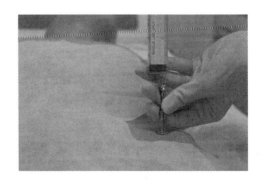

图 12-54 抽取骨髓液

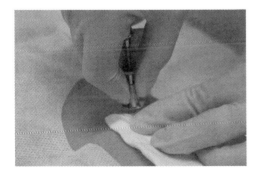

图 12-55 拔针

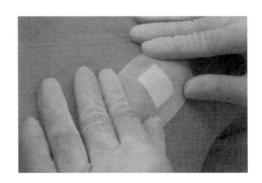

图 12-56 覆盖、固定纱布

四、注意事项

（1）严格执行无菌操作，防止骨髓感染。

（2）骨髓穿刺针和注射器必须干燥，以免发生溶血。

(3)穿刺针进入骨质后避免摆动过大,以免折断。

(4)胸骨穿刺时,不可用力过猛,以防穿透内侧骨板。

(5)若穿刺时感到骨质坚硬,穿不进髓腔时,应做骨骼 X 线检查,以排除大理石骨病。不可强行操作,以防断针。

(6)做骨髓细胞形态学检查时,抽取的骨髓液不可过多,以免影响骨髓增生程度的判断、细胞计数和分类结果。

(7)送检骨髓液涂片时,应同时附送 2～3 张血涂片,以做对照。

(8)由于骨髓液中含有大量的幼稚细胞,极易发生凝固。因此,穿刺抽取骨髓液后须立即涂片。

扫码看
答案

思考题

1.临床上容易发生干抽的疾病有哪些?可选择什么样的检查方法?

2.抽取骨髓液后为何要立即涂片?

【考核】

题目:病人,女,55 岁。血常规检查显示全血细胞明显减少,为进一步明确诊断,请你为病人行骨髓穿刺术并涂片			
准备工作 (15 分)		着装整洁,佩戴口罩、帽子,规范洗手,语言文明,态度和蔼	5 分
		核对病人床号、姓名、性别、年龄、临床初步诊断及实验室检查结果;确认符合穿刺适应证、排除禁忌证	5 分
		医患充分沟通;向病人说明穿刺目的及注意事项,签署知情同意书	5 分
操作步骤 (65 分)	体位	嘱病人取仰卧位	5 分
	定位穿刺点	寻找髂前上棘穿刺点(髂前上棘后上方 1～2 cm 处),并在穿刺点皮肤上做标记	5 分
	准备用物	完整准备所需物品,检查穿刺包是否在有效期内且灭菌完全	5 分
	常规消毒	以穿刺点为中心,自内向外消毒局部皮肤 2～3 遍,直径约 15 cm,不留白,每次消毒范围均应小于上一次	5 分
	铺无菌洞巾	规范打开无菌骨髓穿刺包,戴无菌手套,铺无菌洞巾	5 分
	局部麻醉	核对麻醉药品(2%利多卡因)无误,自皮肤做逐层浸润麻醉,骨膜处上、下、左、右多点麻醉;边进针边回抽	5 分
	固定 穿刺针长度	将骨髓穿刺针固定器固定在距离针尖约 1.5 cm 处	5 分
	穿刺	左手固定穿刺部位皮肤,右手持针与骨面垂直,左右旋转缓慢进入骨质,穿刺针固定在骨内	5 分
	抽吸骨髓	拔出针芯,放在无菌盘内,接上干燥注射器适当用力抽吸骨髓液 0.1～0.2 mL;过程中注意观察并询问病人反应	5 分
	涂片、送检	迅速将注射器内骨髓液滴在载玻片上,助手配合迅速制备骨髓涂片 5～6 张,立即送检	5 分
	拔针	重新插入针芯后方可拔出穿刺针	5 分
		稍用力按压穿刺点 1～3 min(具体时间视出血情况而定),碘伏消毒穿刺点后覆盖无菌纱布,用胶布固定(可由助手协助完成)	5 分
	术后处理	告知病人术后注意事项。测量脉搏、血压,观察穿刺处有无出血;整理用物,填写检验单并送检,做好穿刺记录	5 分

续表

相关问题(任选1~2题) (10分)	骨髓穿刺术的适应证有哪些	10分
	骨髓穿刺术的禁忌证有哪些	
	骨髓穿刺点有哪些	
职业素质(10分)	注意无菌观念,动作轻柔,操作熟练,关爱病人	5分
	结束后能告知病人注意事项,注重医患沟通	5分
总分		100分

(焉兆玥)

第五节 心包穿刺术

一、操作目的

心包穿刺术(pericardiocentesis)是临床诊断和治疗心包疾病的方法之一,主要用于对心包积液性质的判断与协助病因的诊断,还可以通过穿刺抽液减轻病人心脏压塞的症状。对于化脓性心包炎等心包积液,可以通过穿刺排脓、冲洗和注药达到一定的治疗效果。

二、心包穿刺术的适应证和禁忌证

(一)适应证

(1)明确心包积液的性质及病因,如生化测定、细菌培养、涂片寻找细菌和病理细胞等以协助诊断。

(2)大量心包积液有心脏压塞症状时,可通过抽取心包积液降低心包腔内压以解除压迫症状,是急性心脏压塞的急救措施。

(3)需做心包介入治疗者,如注射抗生素等药物或注射气体做X线造影诊断。

(二)禁忌证

(1)以心脏扩大为主而积液量少者。

(2)胸廓严重畸形者。

(3)慢性缩窄性心包炎者。

(4)主动脉夹层伴心包积血者(穿刺可使夹层血肿扩大)。

(5)麻醉药物过敏、体质衰弱、病情危重难以耐受穿刺术者。

(6)不能合作或有精神疾病者。

(7)凝血功能障碍、穿刺部位或附近有感染者,未纠正前不宜穿刺。

三、操作步骤

心包穿刺术操作步骤如表12-5所示。

表12-5 心包穿刺术操作步骤

操作流程	操作步骤
术前准备	1.医生准备 (1)了解、熟悉病人病情,核对病人床号、姓名、性别、年龄、临床初步诊断、心脏超声检查及实验室检查结果等信息,确认符合穿刺适应证、排除禁忌证 (2)戴帽子、口罩(规范佩戴,头发、鼻孔不外露) (3)规范洗手(七步洗手法)

续表

操作流程	操作步骤
术前准备	2.病人准备 (1)术前须进行心电图、心脏超声、正侧位 X 线检查,查血小板和出凝血时间,测血压、脉搏,必要时在心脏超声引导下进行穿刺抽液更为准确、安全 (2)医患充分沟通:向病人及家属交代检查的必要性,说明穿刺目的、大致过程、可能出现的并发症等,缓解其紧张情绪,签署知情同意书。嘱病人术中切勿咳嗽、深呼吸、讲话或转动身体 (3)对于精神紧张者,必要时于术前 30 min 给予地西泮(安定)10 mg 或可待因 30 mg 等用以镇静止痛。剧烈咳嗽者可给予止咳剂(如氨酚待因) 3.手术用品准备 (1)消毒用品:皮肤消毒剂(如 1% 碘伏),无菌棉球或棉签,换药碗或弯盘,泡镊桶,卵圆钳或镊子等 (2)麻醉及急救用品:2% 利多卡因,0.1% 肾上腺素,5 mL 无菌注射器等 (3)无菌心包穿刺包,内有 12 号或 16 号针尾带有乳胶管的心包穿刺针、无菌手套、无菌纱布、无菌洞巾、50 mL 注射器、无菌试管等 (4)其他必需物品:器械车、标记笔、镊子、止血钳、胶布、污物桶、锐器盒等
选择体位	(1)嘱病人取坐位或半坐卧位(穿刺时体位尽量与超声定位时体位一致) (2)必要时可取一清洁面巾盖住病人面部或给病人使用眼罩
选择穿刺点并定位	(1)仔细叩诊心浊音界,选取穿刺点 ①心前区(心尖部内侧)穿刺点(图 12-57):左侧第 5 肋间隙、心浊音界内 1~2 cm 处,此处穿刺难度较小、最常用 ②胸骨下穿刺点(图 12-58):剑突与左肋弓缘夹角处 (2)目前,多在术前进行心脏超声检查,可决定穿刺点、进针方向和进针距离 (3)确定穿刺点后用标记笔在穿刺点处皮肤做标记
消毒、铺巾	(1)常规皮肤消毒:以穿刺点为中心,自内向外消毒局部皮肤 2~3 遍,直径约 15 cm,不留白,每次消毒范围均应小于上一次,最后消毒范围要大于无菌洞巾直径 (2)检查穿刺包是否在有效期内且灭菌完全,规范打开无菌穿刺包,戴无菌手套,铺无菌洞巾 (3)清点穿刺包内物品,检查穿刺针针尖是否锐利、有无带钩,管腔是否通畅、是否有漏气情况等
局部麻醉	(1)助手协助检查并打开 2% 利多卡因安瓿,术者以 5 mL 注射器抽取 2% 利多卡因 2~3 mL (2)在穿刺部位先斜行进针做一皮丘,然后垂直进针自皮肤至心包壁层做逐层浸润麻醉,注意边进针边回抽有无鲜血,以免误入血管 (3)回抽出心包积液时证明已进入心包腔,记下进针长度(作为心包穿刺时进针深度的参考)并拔出注射器针头,麻醉完毕
穿刺	(1)将穿刺针尾部的乳胶管的开关关闭或另取一止血钳夹闭,保证闭合紧密不漏气 (2)左手固定穿刺部位的皮肤,右手持穿刺针,在麻醉处缓缓刺入 ①在心前区穿刺点进针时,应使针沿第 6 肋上缘向内向后偏向脊柱方向进针(成人进针深度为 2~3 cm) ②在胸骨下穿刺点进针时,应使针与腹壁成 30°~40° 角,自下向上、向后并稍左刺入心包腔后下部(成人进针深度为 3~5 cm) (3)当达到预估深度、针尖抵抗感突然消失时,说明到达心包壁层;如针尖感到心脏搏动,应退针少许以免划伤心脏 (4)术者确认穿刺针进入心包腔后,助手立即用止血钳协助固定穿刺针,术者连接 50 mL 注射器后,松开止血钳或打开乳胶管的开关,缓慢抽吸心包积液。过程中要观察病人反应,出现问题及时处理 (5)注射器抽满后,先关闭乳胶管的开关或夹紧止血钳,然后卸下注射器将液体注入无菌试管,排空后可再连接乳胶管。如此循环操作,逐管抽取,并留样送检

续表

操作流程	操作步骤
拔针	(1)抽液结束后夹闭乳胶管,左手取无菌纱布置于针孔处,右手拔出穿刺针 (2)稍用力压迫穿刺点片刻(1～3 min),碘伏消毒穿刺点后覆盖无菌纱布,用胶布固定
术后处理	(1)嘱病人术后静卧,24 h内严密观察脉搏、呼吸及血压情况 (2)根据临床需要填写检验单,标本及时送检 (3)清洁器械及操作场所 (4)做好穿刺记录

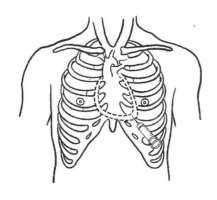

图 12-57　心前区穿刺点

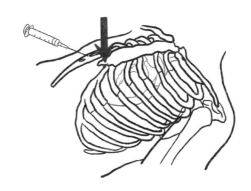

图 12-58　胸骨下穿刺点

四、注意事项

(1)严格掌握适应证。心包穿刺术有一定危险性,应由有经验的临床医生操作或指导,并应在心电监护下进行穿刺。

(2)严格执行无菌操作,以防感染。

(3)麻醉要完善,防止病人因疼痛引起神经源性休克。

(4)第一次抽液不宜超过 200 mL,重复抽液可逐渐增至 500 mL;抽液速度要慢,如过快、过多,会使大量血液回心而导致肺水肿。

(5)如抽出鲜血,应立即停止抽吸,并严密观察有无心脏压塞症状出现。

(6)术中、术后均需严密观察呼吸、血压、脉搏等的变化。

> **思考题**
> 1.术前须进行超声检查的原因有哪些?
> 2.局部麻醉时,如果有心包积液回抽到针筒,是否可以继续麻醉?

扫码看
答案

【考核】

题目:病人,男,52 岁,胸闷、呼吸困难 2 h,床旁超声提示心包腔中等量积液,请为病人行心包穿刺术

准备工作 (15分)	着装整洁,佩戴口罩、帽子,规范洗手,语言文明,态度和蔼	5分
	熟悉病人病情,核对病人床号、姓名、性别、年龄、临床初步诊断、心脏超声检查及实验室检查结果等信息,确认符合穿刺适应证、排除禁忌证	5分
	医患充分沟通;向病人说明穿刺目的及注意事项,签署知情同意书	5分

续表

操作步骤 (65分)	体位	嘱病人取坐位或半坐卧位(穿刺时体位尽量与超声定位时体位一致)	5分
	定位穿刺点	叩诊心浊音界或超声定位确定穿刺点(心前区或胸骨下),并在穿刺点皮肤上做标记	5分
	准备用物	完整准备所需物品,检查穿刺包是否在有效期内且灭菌完全	5分
	常规消毒	以穿刺点为中心,自内向外消毒局部皮肤2~3遍,直径约15 cm,不留白,每次消毒范围均应小于上一次	5分
	铺无菌洞巾	规范打开无菌穿刺包,戴无菌手套,铺无菌洞巾	5分
	局部麻醉	核对麻醉药品(2%利多卡因)无误,自皮肤至心包壁层做逐层浸润麻醉(边进针边回抽)	5分
	穿刺	夹闭乳胶管,左手固定穿刺部位皮肤,右手持穿刺针经麻醉处刺入,针尖抵抗感消失说明进入心包壁层	5分
	固定穿刺针	确认穿刺针进入心包腔后,助手立即用止血钳协助固定穿刺针	5分
	抽吸积液	连接50 mL注射器,开放乳胶管,缓慢抽吸心包积液;过程中要观察病人反应,出现问题及时处理	5分
	留取标本	注射器抽满后,先关闭乳胶管开关或夹紧止血钳,然后卸下注射器将液体注入无菌试管准备送检	5分
	拔针	夹闭乳胶管,左手取无菌纱布置于针孔处,右手拔出穿刺针	5分
	加压固定	稍用力按压1~3 min,碘伏消毒穿刺点后覆盖无菌纱布,用胶布固定(可由助手协助完成)	5分
	术后处理	嘱病人术后静卧,24 h内严密观察脉搏、呼吸及血压情况;整理用物,填写检验单并送检,做好穿刺记录	5分
相关问题 (任选1~2题) (10分)		心包穿刺术的适应证有哪些	10分
		心包穿刺术的禁忌证有哪些	
		心包穿刺点有哪些	
职业素质(10分)		注意无菌观念,动作轻柔,操作熟练,关爱病人	5分
		结束后能告知病人注意事项,注重医患沟通	5分
总分			100分

(韩燕珍)

第六节　动脉穿刺术

一、操作目的

建立动脉通道,便于进行各项诊断和治疗。

二、动脉穿刺术的适应证和禁忌证

(一)适应证

(1)严重休克急救时须经动脉增加有效血容量者。

（2）反复动脉采血检测者。

（3）经动脉穿刺施行选择性血管造影，或注射抗肿瘤药，行区域性化疗如肝动脉注药者。

（4）麻醉或手术期或危重病人，估计血压波动比较大等需持续监测动脉血压者，或手术时间很长、特殊体位、需用血管扩张药或血管收缩药治疗者。

（5）呼吸心跳停止后病人。

（二）禁忌证

（1）慢性严重心、肺或肾脏疾病者，晚期肿瘤、血栓形成、周围皮肤炎症者。

（2）严重出血倾向者。

（3）不能合作或有精神疾病者。

（4）桡动脉穿刺前应进行艾伦试验，阳性病人不宜选用同侧桡动脉穿刺。

三、操作过程

（一）穿刺径路

动脉穿刺径路如表 12-6 所示。

表 12-6 动脉穿刺径路

部位	体表定点、体位
桡动脉	病人腕部伸直掌心向上，手自然放松，穿刺点位于腕横纹上 2 cm 桡骨茎突内侧的动脉搏动处
足背动脉	踝关节前方走行于拇长伸肌腱和趾长伸肌腱之间，位置表浅，其搏动易于触摸
股动脉	病人仰卧，下肢伸直稍外展（外旋外展），穿刺点位于腹股沟韧带中点下方 1～2 cm 的动脉搏动处

（二）操作步骤

动脉穿刺术操作步骤如表 12-7 所示。

表 12-7 动脉穿刺术操作步骤

操作流程	操作步骤
术前准备	1.医生准备 （1）了解、熟悉病人病情，核对病人床号、姓名、性别、年龄、临床初步诊断及实验室检查结果等信息，确认符合穿刺适应证、排除禁忌证 （2）戴帽子、口罩（规范佩戴，头发、鼻孔不外露） （3）规范洗手（七步洗手法） 2.病人准备 向病人或家属交代检查的必要性，说明穿刺目的、大致过程、可能出现的并发症等，缓解其紧张情绪，签署知情同意书 3.手术用品准备 （1）消毒用品：皮肤消毒剂（如 1% 碘伏），无菌棉球或棉签，换药碗或弯盘，泡镊桶，卵圆钳或镊子等 （2）穿刺用品：无菌手套、无菌纱布、无菌洞巾、5 mL 无菌注射器、0.4% 枸橼酸钠生理盐水或肝素生理盐水、枸橼酸钠试管、橡皮塞、治疗盘、器械车、镊子、胶布、污物桶、锐器盒等 （3）用 0.4% 枸橼酸钠生理盐水或肝素生理盐水冲洗 5 mL 注射器备用
选择体位	（1）股动脉穿刺：嘱病人仰卧，协助病人取穿刺侧下肢外旋外展位 （2）桡动脉穿刺：一般取左手桡动脉穿刺，嘱病人仰卧，将左手和左前臂固定，手腕下垫以小布卷

续表

操作流程	操作步骤
选择穿刺点	穿刺点应选择动脉搏动最明显、最浅表处 (1)股动脉穿刺:触诊定位腹股沟韧带中点下方1~2 cm的股动脉搏动明显处为穿刺点 (2)桡动脉穿刺:触诊定位腕横纹上2 cm桡骨茎突内侧的动脉搏动明显处为穿刺点(图12-59)
常规皮肤消毒	以穿刺点为中心,自内向外消毒局部皮肤2~3遍,直径约15 cm,不留白,每次消毒范围均应小于上一次,最后消毒范围要大于无菌洞巾直径
戴无菌手套、铺无菌洞巾	戴无菌手套或左手手指消毒(用碘伏棉球消毒左手示指、中指末端指节);铺无菌洞巾
穿刺 (图12-60)	(1)左手示指、中指再次触诊确认穿刺点,两指固定穿刺部位皮肤 (2)右手持冲洗后的注射器,在左手示指、中指指间垂直或与皮肤成40°角刺入,见鲜红色血液直升入注射器即为穿刺正确
拔针、留取标本	(1)抽取需用量的动脉血后,左手持无菌敷料置于针孔处,右手快速拔出注射器,助手协助立即将针尖插入橡皮塞中 (2)稍用力按压穿刺点5~10 min,碘伏消毒后覆盖无菌纱布,用胶布固定
术后处理	(1)告知病人术后注意事项,如有问题及时告诉医生或护士 (2)根据临床需要填写检验单,标本及时送检 (3)清洁器械及操作场所 (4)做好穿刺记录

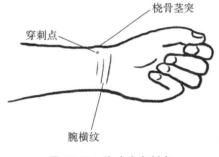

图 12-59　桡动脉穿刺点

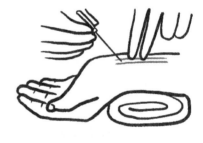

图 12-60　桡动脉穿刺

四、注意事项

(1)严格执行无菌操作,以防感染。

(2)一次穿刺失败后,切勿反复穿刺,以防损伤血管。

(3)穿刺后妥善压迫止血,防止局部血栓形成。

(4)经皮放置动脉插管病人,可能出现出血、血肿、血栓、栓塞。一般置管时间以3~5天为宜,不可超过7天,以防细菌污染。如置管期间病人有不明原因的发热,应考虑有导管污染,此时应立即拔除导管,做导管头端及病人血液的细菌培养,同时应用抗生素。

思考题

1.动脉穿刺的常见并发症有哪些?如何预防局部血肿?

2.穿刺时抽出的血液为暗红色应如何处理?

3.动脉穿刺注射器为什么要用0.4%枸橼酸钠生理盐水或肝素生理盐水冲洗?

4.动脉穿刺行血气分析时,为什么抽血结束要立即把针尖扎到橡皮塞内进行封闭?

【考核】

题目:病人,女,56 岁。咳嗽、咳痰 31 年,加重伴发热、呼吸困难 4 天,诊断为慢性阻塞性肺疾病,为进一步明确诊断需做血气分析,请你为该病人行动脉穿刺采血

准备工作 (15 分)		着装整洁,佩戴口罩、帽子,规范洗手,语言文明,态度和蔼	5 分
		核对病人床号、姓名、性别、年龄、临床初步诊断及实验室检查结果;确认符合穿刺适应证、排除禁忌证	5 分
		医患充分沟通;向病人说明穿刺目的及注意事项,签署知情同意书	5 分
操作步骤 (65 分)	体位 (二选一)	股动脉穿刺:嘱病人仰卧,协助病人取穿刺侧下肢外旋外展位	5 分
		桡动脉穿刺:嘱病人仰卧,将左手和左前臂固定,手腕下垫以小布卷	
	触诊定位穿刺点 (二选一)	股动脉穿刺点:腹股沟韧带中点下方 1～2 cm 的股动脉搏动明显处	5 分
		桡动脉穿刺点:腕横纹上 2 cm 的桡骨茎突内侧的动脉搏动明显处	
	准备用物	完整准备所需物品;检查无菌物品是否在有效期内、是否灭菌完全	5 分
	冲洗注射器	用 0.4% 枸橼酸钠生理盐水或肝素生理盐水冲洗注射器备用	5 分
	常规皮肤消毒	以穿刺点为中心,自内向外消毒局部皮肤 2～3 遍,直径约 15 cm,不留白,每次消毒范围均应小于上一次	5 分
	戴无菌手套、铺无菌洞巾	戴无菌手套或左手手指消毒(用碘伏棉球消毒左手示指、中指末端指节);铺无菌洞巾	5 分
	穿刺	取冲洗后注射器,并将注射器中的空气排净	5 分
		左手示指、中指再次触诊确认穿刺点,并固定穿刺部位皮肤	5 分
		右手持冲洗后的注射器,在左手示指、中指指间垂直或与皮肤成 40° 角刺入,见鲜红色血液直升入注射器即为穿刺正确	5 分
	拔针留取标本	抽取需要量动脉血(血气分析需血量为 0.5～1 mL)后,左手持无菌敷料置于针孔处,右手快速拔出注射器	5 分
		助手协助立即将针尖插入橡皮塞中,标本立即送检	5 分
		稍用力按压穿刺点 5～10 min,碘伏消毒后覆盖无菌纱布,用胶布固定(可由助手协助完成)	5 分
	术后处理	告知病人术后注意事项,整理用物,做好穿刺记录	5 分
相关问题 (任选 1～2 题) (10 分)		动脉穿刺术的适应证有哪些	10 分
		动脉穿刺术的禁忌证有哪些	
		进行血气分析时常用动脉穿刺部位	
职业素质(10 分)		注意无菌观念,动作轻柔,操作熟练,关爱病人	5 分
		结束后能告知病人注意事项,注重医患沟通	5 分
总分			100 分

(刘新洁)

第七节　静脉穿刺术

一、操作目的

静脉穿刺术包括静脉采血、静脉输液、静脉留置输液、静脉输血、经外周静脉的中心静脉置管等,其主要操作目的为建立静脉通道,便于进行各项诊断和治疗。本节内容以静脉采血为例。

二、静脉穿刺术(静脉采血)的适应证和禁忌证

(一)适应证

需采集、留取静脉血液标本者。

(二)禁忌证

除皮肤感染及出凝血功能障碍者需注意外,无明显绝对禁忌证。

三、操作步骤

静脉穿刺术(肘正中静脉采血)操作步骤如表 12-8 所示。

表 12-8　静脉穿刺术(肘正中静脉采血)操作步骤

操作流程	操作步骤
术前准备	1.医生准备 (1)了解病人病情,核对病人信息,确认符合穿刺适应证、排除禁忌证 (2)戴帽子、口罩(规范佩戴,头发、鼻孔不外露) (3)规范洗手(七步洗手法) 2.病人准备 (1)向病人或家属交代检查的必要性,说明穿刺目的、大致过程、可能出现的并发症等,缓解其紧张情绪,取得合作,必要时签署知情同意书 (2)如检查生化项目,抽血前需空腹 3.手术用品准备 (1)消毒用品:皮肤消毒剂(如 1%碘伏)、无菌棉签等 (2)穿刺用品:治疗盘、压脉带、一次性治疗巾、采血标签、真空采血管、采血针(图 12-61)、持针器(注射器)、无菌手套、胶布、污物桶、锐器盒等
选择体位	(1)协助病人取舒适体位,一般为坐位或仰卧位 (2)触诊确认穿刺点(图 12-62),评估穿刺部位皮肤、血管状况
采血前准备	(1)检查无菌物品是否在有效期内、灭菌完全 (2)检查真空采血管颜色、类型、质量、有效期等,粘贴采血标签 (3)铺一次性治疗巾 (4)在采血部位近心端用压脉带绕扎肢体(穿刺点上至少 6 cm)
常规皮肤消毒	以穿刺点为中心,自内向外消毒局部皮肤 2～3 遍,直径大于 5 cm,不留白,每次消毒范围均应小于上一次
戴无菌手套	戴无菌手套或左手手指消毒(用碘伏棉球消毒示指、中指末端指节)

操作流程	操作步骤
穿刺 （图 12-63）	（1）左手示指、中指再次触诊确认穿刺点，左手固定穿刺部位皮肤 （2）嘱病人握拳 （3）右手持采血针（或注射器）以 30°～45°角缓慢刺入肘正中静脉，采血针内见暗红色血液即为穿刺正确
采集血液标本 （图 12-64）	（1）见回血后，一手固定采血针针头，一手将采血针另一端连接真空采血管（或用注射器抽取需用量血液后注入真空采血管内） （2）采血管真空耗尽，血流停止。一手固定针头，一手取下真空采血管，上下颠倒 6～8 次混匀 （3）如需采集多管血液标本，可取下采集完毕的真空采血管后，更换下一个真空采血管，直到采集完全部所需标本
拔针	（1）及时松开压脉带 （2）左手置无菌棉签于穿刺部位，右手迅速拔针 （3）按压穿刺点 5～10 min，覆盖无菌纱布，用胶布固定
术后处理	（1）告知病人采血后注意事项 （2）根据临床需要填写检验单，标本及时送检 （3）清洁器械及操作场所

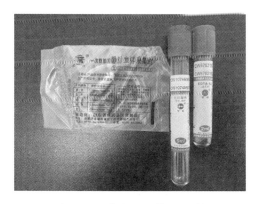

图 12-61 真空采血管、采血针

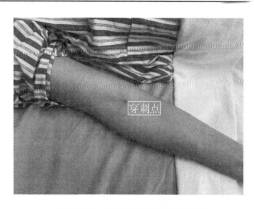

图 12-62 肘正中静脉穿刺点

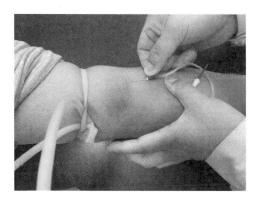

图 12-63 穿刺

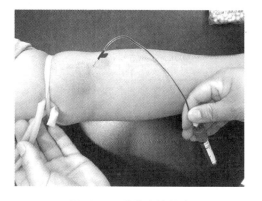

图 12-64 采集血液标本

四、注意事项

（1）严格执行无菌操作，以防感染。

（2）尽量避免反复穿刺，一般穿刺 3 次不成功应停止穿刺。

扫码看
答案

(3)穿刺后应妥善压迫止血。

(4)严禁在输液、输血的针头处抽取血液标本,最好在肢体对侧采集。

思考题

1.穿刺时抽出的血液为鲜红色如何处理?

2.常见的静脉血液标本有哪些?

3.采集的静脉血培养标本如何处理?

4.深静脉穿刺的适应证有哪些?

【考核】

题目:病人,女,20岁。子宫肌瘤准备手术,术前行相关检查。请你为该病人行肘正中静脉穿刺采血

准备工作 (15分)		着装整洁,佩戴口罩、帽子,规范洗手,语言文明,态度和蔼	5分
		了解病人病情,核对病人信息,确认符合穿刺适应证、排除禁忌证	5分
		医患充分沟通:向病人说明穿刺目的及注意事项,取得病人配合	5分
操作步骤 (65分)	准备用物	完整准备所需物品;检查无菌物品是否在有效期内,灭菌完全	5分
		检查真空采血管颜色、类型、质量、有效期等,粘贴采血标签	5分
	选择体位	协助病人取舒适体位,一般为坐位或仰卧位	5分
		触诊确认穿刺点,评估穿刺部位皮肤、血管状况	5分
	采血前准备	铺一次性治疗巾;在采血部位近心端用压脉带绕扎肢体(穿刺点上至少6 cm)	5分
	常规皮肤消毒	以穿刺点为中心,自内向外消毒局部皮肤2~3遍,直径大于5 cm,不留白,每次消毒范围均应小于上一次	5分
	戴无菌手套	戴无菌手套或左手手指消毒(用碘伏棉球消毒左手示指、中指末端指节)	5分
	穿刺	左手示指、中指再次触诊确认穿刺点,左手固定穿刺部位皮肤;嘱病人握拳	5分
		右手持采血针(或注射器)以30°~45°角缓慢刺入肘正中静脉,采血针内见暗红色血液即为穿刺正确	5分
	留取标本	见回血后,一手固定采血针针头,一手将采血针另一端连接真空采血管(或用注射器抽取需用量血液后注入真空采血管内)	5分
		采血管真空耗尽,血流停止。一手固定针头,一手取下真空采血管,上下颠倒6~8次混匀。如需采集多管血液标本,可取下采集完毕的真空采血管后,更换下一个真空采血管,直到采集完全部所需标本	5分
	拔针	及时松开压脉带;左手置无菌棉签于穿刺部位,右手迅速拔针;按压穿刺点5~10 min,覆盖无菌纱布,用胶布固定	5分
	采血后处理	告知病人采血后注意事项,整理用物,标本及时送检	5分
相关问题 (任选1~2题) (10分)		静脉穿刺术的适应证有哪些	10分
		静脉穿刺术的禁忌证有哪些	
		穿刺时抽出的血液为鲜红色如何处理	
职业素质(10分)		注意无菌观念,动作轻柔,操作熟练,关爱病人	5分
		结束后能告知病人注意事项,注重医患沟通	5分
总分			100分

(刘新洁)

Note

第八节 成人心肺复苏术

一、操作目的

通过人工胸外心脏按压、开放气道、人工呼吸三个环节的支持,为病人的心、脑和其他重要脏器持续供血、供氧,从而为进一步抢救生命创造条件。

二、适应证

各种原因出现的心搏骤停,包括心室颤动、无脉性室性心动过速、无脉性电活动等。

三、禁忌证

(1)胸壁开放性损伤、肋骨骨折、胸廓畸形或心脏压塞等。

(2)凡已明确心、肺、脑等重要器官功能衰竭无法逆转者,或遵病人本人意愿,可考虑不进行心肺复苏术。

四、实验用物

弯盘(内放一次性呼吸面膜或清洁纱布2块)、长木板(或床尾板)等。

五、操作步骤

成人心肺复苏术操作步骤如表12-9所示。

表 12-9 成人心肺复苏术操作步骤

操作流程	操作步骤
评估周围环境	确定是否具备保证施救双方安全和进行现场急救的环境条件(图12-65)
判断意识	双手轻拍病人双肩并大声呼叫(轻拍重唤),判断有无反应(图12-66)
启动紧急医疗服务系统(EMSs)	如果判断病人无意识,立即呼叫120急救系统或医务人员(图12-67)
判断生命体征(图12-68)	观察病人胸廓有无起伏、有无呼吸或濒死叹息样呼吸;触诊颈动脉(气管两侧1.5~2 cm,胸锁乳突肌前缘凹陷处,甲状软骨旁胸锁乳突肌沟内)有无搏动,时间为5~10 s(默数1001、1002、1003、1004、1005)。如果呼吸、心跳停止,立即行心肺复苏
摆放病人体位	判断病人呼吸、脉搏消失后,摆放病人体位(去枕平卧于长木板或地上),解开衣物(松解衣领、腰带),暴露胸部,捋顺肢体(院内可将病人去枕置于硬板床上)
胸外心脏按压(circulation,C)(图12-69)	(1)按压部位:病人两乳头连线中点的胸骨上,或胸骨中下1/3交界处 (2)按压频率:至少100次/分;应最大限度减少中断次数和时间,无论单人操作还是多人操作,按压中断时间不能超过5 s (3)按压方法:双手掌根重叠相扣置于按压部位,两手手指翘起不可接触胸壁,肘关节伸直,借助身体重力垂直向下按压至少5 cm(不超过6 cm),按压同时观察病人面色,然后立即放松,保证胸廓完全回弹;按压时间与放松时间大致相同,放松时掌根不离开胸壁
开放气道(airway,A)(图12-70)	(1)清除病人口鼻分泌物或义齿等异物,保持呼吸道通畅 (2)抬头举颏法:一手抬起病人下颌骨使其头部后仰,另一手压迫病人前额保持其头部后仰位置,使病人下颌到耳垂连线与地面垂直(图12-71)。如果病人有颈椎损伤,应采用双手托颌法(图12-72)开放气道

续表

操作流程	操作步骤
建立有效人工呼吸 (breathing,B)	(1)口对口人工呼吸(图 12-73):术者一手置于病人颈部后方并向上抬起,另一手以拇指和示指捏紧病人鼻孔并保持头部后仰;双唇紧贴全部包住病人口部(可垫清洁纱布),并向病人口内吹气,气量为 500～600 mL,时间应持续 1 s 以上,直至病人胸廓向上抬起。此时,术者松开捏鼻的手,并使病人的口张开,观察胸部恢复情况,是否有气体从病人口中排出。然后重复上述动作进行第 2 次人工呼吸 (2)应用简易呼吸器:一手以"CE"手法固定,一手挤压简易呼吸器,每次送气 500～600 mL,频率 10～12 次/分 (3)胸外心脏按压与人工呼吸频率比为 30:2
复苏有效表现	(1)连续 5 个循环后,检查病人的呼吸、心跳 心肺复苏有效表现:面色、口唇由苍白、发绀转变为红润,恢复可以探知的脉搏搏动、自主呼吸,瞳孔由大变小、对光反射存在,眼球能活动,手脚抽动,呻吟 (2)如果没有恢复,重复上述流程继续抢救,直至急救人员到达现场

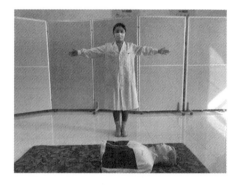

图 12-65　评估周围环境

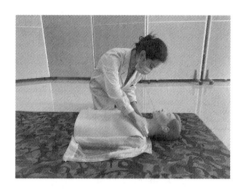

图 12-66　判断意识

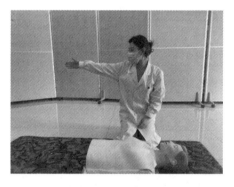

图 12-67　启动 EMSs

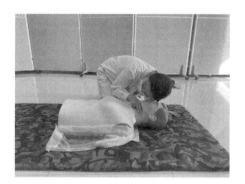

图 12-68　判断生命体征

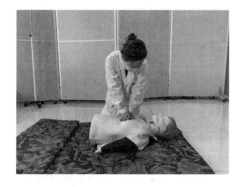

图 12-69　胸外心脏按压

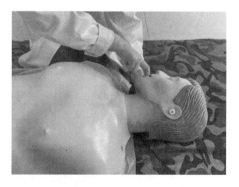

图 12-70　开放气道

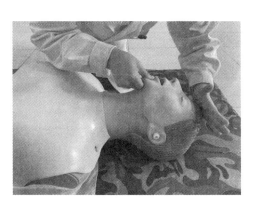

图 12-71 仰头抬颏法

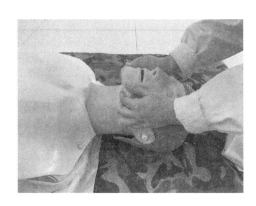

图 12-72 双手托颌法

六、注意事项

（1）尽快开始心肺复苏（cardiopulmonary resuscitation,CPR）。对未经培训的普通目击者,鼓励其在急救人员电话指导下仅做胸外心脏按压,即用力按、快速按、在胸部中心按压,直至病人被专业急救人员接管。对训练有素的急救人员,胸外心脏按压和通气应同时进行。

（2）突出强调高质量的胸外心脏按压,保证按压的频率和深度,最大限度地减少中断,避免过度通气,保证胸廓完全回弹（提高抢救成功率的主要因素）。

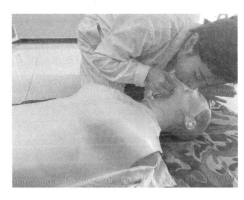

图 12-73 口对口人工呼吸

（3）胸外心脏按压不宜过重、过猛,以免造成肋骨骨折。勿压胸骨剑突,以免引起胃液反流、肝脾破裂。勿用突然式冲击动作。儿童和婴儿的按压幅度至少为胸部前后径的 1/3（儿童约为 5 cm,婴儿约为 4 cm）。

（4）口部严重外伤或不能将口张开者,可采用口对鼻呼吸。

（5）进行心肺复苏应越早越好,黄金复苏时间为 4~6 min。

> **思考题**
>
> 1. 成人心肺复苏以胸外心脏按压开始的优势有哪些?
> 2. 胸外心脏按压的并发症有哪些?

扫码看
答案

【考核】

题目:病人,男,37 岁。长时间跑步时突然倒地不起,请你为病人行心肺复苏抢救(至少做 5 个循环)			
准备工作(15 分)		着装整洁、动作迅速;准备一次性呼吸面膜或清洁纱布	15 分
操作步骤(65 分)	评估周围环境	确定是否具备保证施救双方安全和现场急救的环境条件	5 分
	判断意识	双手轻拍病人双肩并大声呼叫(轻拍重唤)	5 分
	启动 EMSs	判断病人无意识,立即呼叫 120 急救系统或医务人员	5 分
	判断生命体征	同时观察呼吸及触颈动脉搏动,时间为 5~10 s(默数 1001、1002、1003、1004、1005) ①呼吸:观察病人胸廓有无起伏、是否无呼吸或濒死叹息样呼吸 ②触诊颈动脉搏动:触摸部位为气管两侧 1.5~2 cm,胸锁乳突肌前缘凹陷处	5 分
	摆放体位	判断病人呼吸、脉搏消失后,摆放病人体位(去枕平卧于长木板或地上),解开衣物(松解衣领、腰带),暴露胸部;捋顺肢体(院内可将病人去枕置于硬板床上)	5 分

Note

续表

操作步骤 (65分)	胸外心脏按压 (30次为 1个循环)	按压部位:病人两乳头连线中点的胸骨上,或胸骨中下1/3交界处	5分
		按压频率:至少100次/分;按压中断时间不超过5 s	5分
		术者紧靠病人右侧,双手掌根重叠,手指不触及胸壁,手臂与胸骨垂直,两肘伸直,借助身体重力垂直向下按压至少5 cm(不超过6 cm),按压同时观察病人面色;然后立刻放松,使胸廓完全回弹,但掌根不离开胸壁;按压时间与放松时间大致相同	5分
	开放气道	清除病人口鼻分泌物或义齿等异物,保持呼吸道通畅	5分
		抬头举颏法:一手抬起病人下颏骨使其头部后仰,另一手压迫病人前额保持其头部后仰位置,使病人下颌到耳垂连线与地面垂直(还可选用双手托颌法)	5分
	建立有效 人工呼吸 (口对口 人工呼吸)	术者捏紧病人鼻孔,双唇紧贴包住病人口部(可垫清洁纱布),深而快地用力向病人口内吹气,气量为500~600 mL,时间持续1 s以上,直至病人胸廓向上抬起(胸部起伏),提示吹气有效	2.5分
		松开口鼻,使胸廓自行回缩将气体排出后,重复吹气1次;胸外心脏按压与人工呼吸频率比为30:2	2.5分
	复查生命体征	连续5个循环后,检查病人呼吸、心跳 心肺复苏有效表现:面色、口唇由苍白、发绀转变为红润,恢复可以探知的脉搏搏动、自主呼吸,瞳孔由大变小、对光反射存在,眼球能活动,手脚抽动,呻吟 口述复苏成功	5分
	术后处理	密切观察病情变化,整理用物,做好抢救记录	5分
相关问题(任选1~2题) (10分)		心肺复苏术的适应证有哪些	10分
		心肺复苏术的禁忌证有哪些	
		胸外心脏按压的并发症有哪些	
职业素质(10分)		动作迅速,急救意识强。定位准确,操作熟练,抢救有效	10分
		着装整洁,语言文明,举止大方,具备爱伤观念	
总分			100分

(郭彦新)

第九节　电　除　颤

一、操作目的

用较强的脉冲电流消除室颤和(或)其他异常心脏电活动,以恢复窦性心律的方法,称为电除颤(electric defibrillation)或电复律(electrical cardioversion)。

二、适应证

(1)心室颤动和心室扑动。

(2)室性、室上性心动过速。

(3)心房颤动和心房扑动。

(4)心搏骤停的抢救。

三、禁忌证

（1）洋地黄类药物中毒者。

（2）心脏明显增大，伴高度或完全性房室传导阻滞的心房颤动。

（3）反复发作而药物不能维持疗效或伴病态窦房结综合征的异位快速心律失常者。

四、实验用物

治疗盘（内放血压计、手电筒、听诊器），弯盘（内放一次性呼吸面膜或清洁纱布 2 块），除颤仪，球囊面罩等。

五、操作步骤

电除颤操作步骤如表 12-10 所示。

表 12-10　电除颤操作步骤

操作流程	操作步骤
评估病人	检查心电图或建立心电监护，确认为可除颤心律
选择体位	病人去枕平卧于硬板床，暴露胸部；嘱家属签署知情同意书
准备除颤仪 （图 12-74）	正确开启除颤仪 （1）选择模式：①室颤：非同步除颤模式。②其他心律失常，同步除颤模式 （2）选择能量（成人除颤）并充电：①单相波选择 360 J；②双相波选择 200 J
涂导电糊 （图 12-75）	去除身体导电物质，在电极板上涂导电糊或在电击部位垫以生理盐水纱布
放置电极板 （图 12-76）	（1）前电极（STERNAL，正极电击板）放置在心底部，即病人右锁骨中线第 2、3 肋间隙，避开内置起搏器位置 （2）侧电极（APEX，负极电击板）中心放置在心尖部，即病人左下胸乳头内侧（电极中心线在左腋中线位置），两电极板放置位置应至少相距 10 cm
确认无人与病人及病床接触	嘱周围人员离开床沿，勿与病人身体及病床接触，并环顾四周确认
放电	稍加压使电极板贴紧病人胸壁后，同时按压两个电极板的放电按钮放电
观察结果	放电后立即观察心电监护明确病人心律是否转为窦性心律
术后处理	操作结束后向病人家属告知抢救结果以及下一步处理意见，做好抢救记录

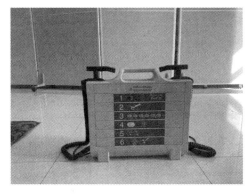

图 12-74　除颤仪

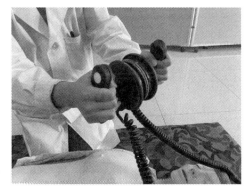

图 12-75　涂导电糊

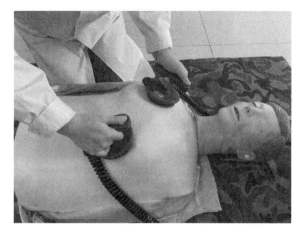

图 12-76　放置电极板

六、注意事项

(1)若心电监护显示为细颤,应坚持心脏按压或用药,先用 1‰肾上腺素 1 mL 静推,3～5 min 后可重复一次,使细颤转变为粗颤后,可明显增加除颤成功率。

(2)安放电极板时必须紧贴胸壁,两电极板必须分开放置。导电糊不能涂到两电极板之间的胸壁上。体内植入起搏器的病人,电极应放在距起搏器至少 10 cm 处。

(3)连续 3 次电击未能除颤,即停止再次电击除颤。

> **思考题**
> 1.电除颤的并发症有哪些?
> 2.安放电极板时为什么必须紧贴胸壁?

【考核】

题目:病人,男,77 岁,有冠心病心绞痛病史 15 年,夜间突发心前区疼痛 4 h 入院,入院后突发意识丧失,伴全身抽搐,心电图示心室颤动。请你为病人行电除颤

准备工作(15 分)		着装整洁、动作迅速	5 分
		准备除颤仪(保持完好备用)、导电糊或生理盐水纱布	10 分
操作步骤 (65 分)	评估病情	检查病人心电图或建立心电监护,确认为可除颤心律	5 分
		嘱家属签署知情同意书	5 分
	选择体位	病人去枕平卧于硬板床,暴露胸部	5 分
	准备除颤仪	正确开启除颤仪,选择模式: ①室颤:非同步除颤模式 ②其他心律失常:同步除颤模式	5 分
		选择能量(成人除颤): 单相波选择 360 J;双相波选择 200 J	5 分
		除颤仪充电	5 分
	涂导电糊	去除身体导电物质,在电极板上涂导电糊或在电击部位垫以生理盐水纱布	5 分
	放置电极板	前电极(sternal)放置在心底部,即病人右锁骨中线第 2、3 肋间隙,避开内置起搏器位置	5 分
		侧电极(apex)中心放置在心尖部,即病人左下胸乳头内侧(电极中心线在左腋中线位置),两电极板放置位置应至少相距 10 cm	5 分

续表

操作步骤 （65分）	确认无人与病人 及病床接触	嘱周围人员离开床沿，勿与病人身体及病床接触，并环顾四周确认	5分
	放电	稍加压使电极板贴紧病人胸壁后，同时按压两个电极板的放电按钮放电	5分
	观察结果	放电后立即观察心电监护明确病人心律是否转为窦性心律。如已转复，确认抢救成功，告知病人家属抢救结果以及下一步处理意见	5分
	术后处理	密切观察病情变化，整理用物，做好抢救记录	5分
相关问题（任选1~2题） （10分）		电除颤的适应证有哪些	10分
		电除颤的禁忌证有哪些	
		电除颤的并发症有哪些	
职业素质（10分）		动作迅速，急救意识强。定位准确，操作熟练，抢救有效	10分
		着装整洁，语言文明，举止大方，具备爱伤观念	
总分			100分

（郭彦新）

第十三章 病历书写

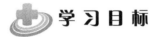

学习目标

目的要求

1. 掌握病历书写的格式及内容。

2. 熟悉病历书写的基本要求、病历的分类与组成。

3. 了解病历的意义。

4. 具备病历书写的技能：能够根据病史、体格检查及辅助检查资料，写出格式正确、文字通畅、表达清晰的完整病历。

5. 具备对待医学信息与临床诊断的责任感和严谨求实、认真细致的科学态度。

实验内容

1. 住院病历的书写：入院记录、病程记录、同意书、住院病案首页等。

2. 门(急)诊病历的书写：首页、病历记录、急诊留观记录、抢救记录等。

病历书写是医务人员通过问诊、体格检查、辅助检查、诊断、治疗、护理等医疗活动获得相关资料，并进行归纳、分析和整理形成医疗活动记录的行为。病历既是医院管理、医疗质量和业务水平的反映，也是临床教学、科研和信息管理的基本资料，同时也是医疗服务质量评价、医疗保险赔付的主要参考依据。书写规范、完整的病历是每位医生必须掌握的基本技能。

第一节 病历书写的基本规则和要求

一、内容真实，书写及时

病历必须客观、真实地反映病情和诊疗经过，不能臆想和虚构，内容的真实源于认真仔细的问诊、全面细致的体格检查、辩证而客观的分析及正确科学的判断。

(1)病历书写内容应客观、真实、准确、完整、重点突出、层次分明。

(2)书写病历应注意按各种文件完成时间的要求及时记录，门诊病历及时书写，急诊病历在接诊同时或处置完成后及时书写；住院病历、入院记录应于次日上级医生查房前完成，最迟应于病人入院后24 h内完成；危急病人的病历应及时完成，因抢救危急病人未能及时书写病历的，应在抢救结束后6 h内据实补记，并注明抢救完成时间和补记时间，详细记录病人初始生命状态和抢救过程，以及向病人及其亲属告知的重要事项等有关资料。

(3)各项记录应注明年、月、日，急诊、抢救等记录应注明至时、分，采用24 h制和国际记录方式。如2003年7月6日下午3点8分，可写成2003-07-06,15:08(月、日、时、分为个位数时，应在数字前加0)。

二、格式规范，项目完整

病历具有特定的格式，住院病历格式分为传统病历和表格病历两种，二者记录的格式和项目基本上是一致的。前者系统而完整，经多年实践证明无论是对资料储存还是人才培训都是十分有用的；后者简便、省时、便于计算机管理，有利于病历的规范化（格式附后）。

（1）各种表格栏内必须按项认真填写，无内容者画"/"或"—"。每张记录用纸均须完整填写眉栏（病人姓名、住院号、科别、床号）及页码。

（2）度量衡单位一律采用中华人民共和国法定计量单位。书写内容要完整，项目应填全，不可遗漏。

（3）各种检查报告单应分门别类按日期顺序整理好归入病历。

三、表述准确，用词恰当

要运用规范的汉语和汉字书写病历，要使用通用的医学词汇和术语，力求精练、准确，语句通顺，标点正确。

（1）规范使用汉字。简化字、异体字以《新华字典》为准，不得自行杜撰。消灭错别字。两位以上的数字一律用阿拉伯数字书写，一位数字一律用汉字数字。

（2）病历书写应当使用中文和医学术语。通用的外文缩写和无正式中文译名的症状、体征、疾病名称、药物名称可以使用外文。病人自述的既往所患疾病名称和手术名称应加引号。

（3）疾病诊断、手术、各种治疗操作的名称和编码应符合国际疾病分类 ICD-11 和手术分类 ICD-9-CM-3 的要求。

四、字迹工整，签名清晰

病历书写字迹要清晰、工整，便于他人阅读，不可潦草。凡做记录或上级医生修改后，必须注明日期和时间，并由相应医务人员签署全名，以示负责。

（1）病历应当使用蓝黑墨水笔或碳素墨水笔书写，需复写的资料可用蓝色或黑色圆珠笔书写。

（2）各项记录书写结束时应在右下角签全名，字迹应清楚易认。

（3）某些医疗活动需要的"知情同意书"应有病人或其法定代理人签名。

五、审阅严格，修改规范

下级医生书写的病历应由有执业资格的上级医生进行严格审阅、修改并签名。修改不等于涂改，应按照修改标准进行，我国已对病历书写做出严格规范与要求，严禁涂改病历资料。

（1）实习医务人员、试用期医务人员（毕业后第一年）书写的病历，应当经过在本医疗机构合法执业的医务人员审阅、修改并签名，审查修改应保持原记录清楚可辨，并注明修改时间。修改病历应在 72 h 内完成。上级医生审核签名应在署名医生的左侧，并以斜线相隔。

（2）进修医务人员应当由接收进修的医疗机构根据其胜任本专业工作的实际情况认定后书写病历。

（3）在书写过程中，若出现错字、错句，应在错字、错句上用双横线标示，不得采用刀刮、胶粘、涂黑、剪贴等方法抹去原来的字迹。

六、法律意识，尊重权利

在病历书写中应注意体现病人的知情权和选择权。医务人员应当将治疗方案、治疗目的、检查和治疗中可能发生的不良后果以及对可能出现的风险和预处理方案如实告知病人或其法定代理人，并在病历中详细记载下来由病人或其法定代理人签字确认，以保护病人的知情权。在病历中应就诊疗过程中应用的新的治疗方法、输血、麻醉、手术等多种治疗手段，治疗中可能发生的不良后果，以及与病人或法定代理人充分协商的结果等进行记录，病人对诊疗方法自主决定并签字确认，充分体现病人自主选择权。在充分尊重病人权利，贯彻"以人为本"的人文理念的同时，医务人员也应收集相关的资料，以保护医患双方的合法权利。以下按照相关规定做具体说明。

（1）对按照有关规定须取得病人书面同意方可进行的医疗活动（如特殊检查、特殊治疗、手术、实验性临床医疗等），应当由病人本人签署同意书。病人不具备完全民事行为能力时，应当由其法定代理人签字；病人因病无法签字时，应当由其近亲属签字，没有近亲属的，由其关系人签字；为抢救病人，在法定代理人或近亲属、关系人无法及时签字的情况下，可由医疗机构负责人或者被授权的负责人签字。

（2）因实施保护性医疗措施不宜向病人说明疾病情况的，应当将有关情况通知病人近亲属，由病人近亲属签署同意书，并及时记录。病人无近亲属的或者病人近亲属无法签署同意书的，由病人的法定代理人或者关系人签署同意书。

（3）医疗美容应由病人本人或监护人签字同意。

第二节 住院病历

一、入院记录

（一）定义

住院病历是指病人入院后，由主治医生通过问诊、查体、辅助检查获得有关资料，并对这些资料归纳分析书写而成的记录，可分为入院记录、再次或多次入院记录、24 h 内入出院记录、24 h 内入院死亡记录。入院记录、再次或多次入院记录应当于病人入院 24 h 内完成，24 h 内入出院记录应当于病人出院后 24 h 内完成，24 h 内入院死亡记录应当于病人死亡后 24 h 内完成。

（二）入院记录的内容和格式

1. 一般项目（general data） 包括姓名、性别、年龄、婚姻状况、出生地（写明省、市、县）、民族、职业、工作单位、住址、病史叙述者（应注明与病人的关系）、入院日期（急危重症病人应注明时、分）、记录日期。需逐项填写，不可空缺。

2. 主诉（chief complaint） 病人就诊最主要的原因，包括症状、体征及持续时间。主诉多于一项则按发生的先后次序列出，并记录每个症状的持续时间。主诉要简明精练，一般为 1~2 句，20 个字左右。在一些特殊情况下，疾病已明确诊断，住院目的是为进行某项特殊治疗（手术、化疗）者可用病名，如"白血病入院定期化疗"。一些无症状（体征）的实验室检查异常也可直接描述，如"发现血糖升高 1 个月"。

3. 现病史（history of present illness） 现病史是住院病历书写的重点内容，应结合问诊内容，经整理分析后，围绕主诉进行描写，主要内容如下。

（1）发病情况：患病时间、地点、起病缓急、前驱症状、可能的病因和诱因。

（2）主要症状的特点及其发展变化情况：按发生的先后顺序描述主要症状出现的部位、性质、持续时间、程度以及加重或缓解的因素。

（3）伴随症状：记录伴随症状，描述各伴随症状与主要症状之间的相互关系。

（4）发病以来诊疗经过及结果：记录病人发病后到入院前，在院内外接受检查与治疗的详细经过及效果，对病人提供的药名、诊断和手术名称需加引号以示区别。

（5）一般情况：记录病人发病后的食欲、大小便、精神、体力、睡眠、体重等情况。

4. 既往史（past history） 病人过去的健康和疾病情况，包括预防接种及传染病史，药物及其他过敏史，手术、外伤史及输血史，过去健康状况及疾病的系统回顾。

系统回顾（systematic review）内容如下。

（1）呼吸系统：咳嗽、咳痰、呼吸困难、咯血、发热、盗汗、与肺结核病人密切接触史等。

（2）循环系统：心悸、气促、咯血、发绀、心前区痛、晕厥、水肿及高血压、动脉硬化、心脏疾病、风湿热病史等。

(3)消化系统:腹胀、腹痛、嗳气、反酸、呕血、便血、黄疸、腹泻、便秘史等。

(4)泌尿系统:尿频、尿急、尿痛、排尿不畅或淋沥,尿色,清浊度,水肿,肾毒性药物应用史,铅、汞化学毒物接触或中毒史以及下疳、淋病、梅毒等性传播疾病史。

(5)造血系统:头晕、乏力,皮肤或黏膜淤点、紫癜、血肿,反复鼻出血,牙龈出血,骨骼痛,化学药品、工业毒物、放射性物质接触史等。

(6)内分泌系统及代谢:畏寒、怕热、多汗、食欲异常、烦渴、多饮、多尿、头痛、视力障碍、肌肉震颤,性格、体重、皮肤、毛发和第二性征改变史等。

(7)神经精神系统:头痛、失眠或意识障碍、晕厥、痉挛、瘫痪、视力障碍、感觉及运动异常、性格改变、记忆力和智能减退等。

(8)肌肉骨骼系统:关节肿痛、运动障碍、肢体麻木、痉挛、萎缩、瘫痪史等。

5. 个人史(personal history) 记录病人出生地及长期居留地、生活习惯,有无嗜好(烟、酒、常用药品、麻醉毒品)及其用量和年限,有无工业毒物、粉尘、放射性物质接触史,有无冶游史等内容。

6. 婚姻史(marital history) 记录病人婚姻状态、结婚年龄、配偶健康状况、子女状况、性生活情况等。

7. 月经史及生育史

(1)月经史(menstrual history):女性病人月经史记录初潮年龄、末次月经时间(或绝经年龄),并记录月经量、颜色,有无血块、痛经、白带等情况。

(2)生育史(childbearing history):主要记录生育情况。记录格式:足月分娩数-早产数-流产或人流数-存活数,并记录计划生育措施。

8. 家族史(family history) 记录家庭成员的健康情况;家族中有无类似疾病,如成员已死亡,应记录死亡原因及年龄;家族中有无结核、肝炎、性传播疾病等传染性疾病;有无家族性遗传性疾病,如糖尿病、血友病等。

9. 体格检查

1)生命体征 体温(℃)、脉搏(次/分)、呼吸(次/分)、血压(mmHg/kPa)、体重(kg)。

2)一般情况 发育(正常、异常),营养(良好、中等、不良、肥胖),神志(清楚、淡漠、模糊、昏睡、谵妄、昏迷等),体位(自主、被动、强迫),面容(急、慢性病容或特殊面容等),表情(忧虑、烦躁、痛苦等),检查是否合作等。

3)皮肤、黏膜 颜色(正常、潮红、苍白、发绀、黄染、色素沉着),温度,湿度,弹性,有无水肿、皮疹、紫癜、皮下结节、肿块、蜘蛛痣、肝掌、溃疡和瘢痕,毛发的生长及分布情况等。

4)淋巴结 全身或局部淋巴结有无肿大(部位、大小、数目、硬度、活动度或粘连情况,局部皮肤有无红肿、压痛、瘘管、瘢痕等)。

5)头部及其器官

(1)头颅:大小、形状,有无肿块、压痛、瘢痕,头发(量、色泽、分布)等。

(2)眼:眉毛(脱落、稀疏),睫毛(有无倒睫),眼睑(有无水肿、下垂、闭合障碍),眼球(凸出、凹陷、运动、斜视、震颤),结膜(充血、水肿、苍白、出血、滤泡),巩膜(黄染),角膜(云翳、白斑、软化、溃疡、瘢痕、色素环),瞳孔(大小、形态、对称或不对称、对光反射及集合反射)等。

(3)耳:有无畸形、分泌物、乳突压痛、听力情况等。

(4)鼻:有无畸形、鼻翼扇动,有无分泌物、出血、阻塞,有无鼻中隔偏曲或穿孔以及鼻窦压痛等。

(5)口腔:气味,有无张口呼吸,唇(畸形、颜色、疱疹、皲裂、溃疡、色素沉着),牙齿(龋齿、缺齿、义齿、残根等),牙龈(色泽、肿胀、溃疡、溢脓、出血、铅线),舌(形态、舌质、舌苔、溃疡、运动、震颤、偏斜),口腔黏膜(出血点、溃疡、色素沉着),咽(色泽、分泌物、反射、悬雍垂位置),扁桃体(大小、充血、分泌物、假膜),喉(发音清晰、嘶哑、喘鸣、失声)等。

6)颈部 是否对称,有无强直,有无颈静脉怒张,肝-颈静脉回流征,颈动脉异常搏动,气管位置,甲状腺(大小、硬度、有无结节、压痛、震颤、血管杂音)等。

7)胸部

(1)胸廓:是否对称,有无畸形,有无局部隆起或塌陷、压痛,呼吸(频率、节律、深度),乳房(大小,有无红肿、压痛、肿块和分泌物),胸壁有无静脉曲张、皮下气肿等。

(2)肺:①视诊:呼吸运动(两侧对比),呼吸类型,有无肋间隙增宽或变窄。②触诊:胸廓扩张度,语音震颤(两侧对比),有无胸膜摩擦感、皮下捻发感等。③叩诊:叩诊音(清音、过清音、浊音、实音、鼓音及其部位),肺下界及肺下界移动度。④听诊:呼吸音(性质、强弱,有无异常呼吸音及其部位),有无干、湿啰音和胸膜摩擦音,语音传导(增强、减弱、消失)等。

(3)心脏:①视诊:心前区是否隆起,心尖搏动或心脏搏动的位置、范围和强度。②触诊:心尖搏动的性质及位置,有无震颤(部位、时期)和心包摩擦感。③叩诊:心脏左、右浊音界,可用左、右第2、3、4、5肋间距前正中线的距离(cm)表示。须注明左锁骨中线距前正中线的距离(cm)。④听诊:心率,心律,心音强度、性质有无变化,有无心音分裂、额外心音、杂音(部位、性质、时期、强度、传导方向以及与运动、体位和呼吸的关系;收缩期杂音强度用六级分级法,如描述3级收缩期杂音,应写作"3/6级收缩期杂音";舒张期杂音也可分为轻、中、重三度)和心包摩擦音等。⑤桡动脉:脉率、节律(规则、不规则、脉搏短绌),有无奇脉和交替脉等,搏动强度,动脉壁弹性,紧张度。⑥周围血管征:有无毛细血管搏动、射击音、水冲脉和动脉异常搏动。

8)腹部　腹围(腹水或腹部包块等疾病时测量)。①视诊:腹外形(对称、平坦、膨隆、凹陷),呼吸运动状况,有无胃肠蠕动波,有无皮疹、色素沉着、条纹、瘢痕,有无静脉曲张(血流方向),疝和局部隆起(器官或包块)的部位、大小、轮廓,腹部体毛。②触诊:腹壁紧张度,有无压痛、反跳痛、液波震颤、肿块(部位、大小、形态、硬度、压痛、移动度、表面情况、搏动)。

肝脏:大小(右叶以右锁骨中线肋下缘,左叶以前正中线剑突下至肝下缘的距离(cm)表示),质地(Ⅰ度,软;Ⅱ度,韧;Ⅲ度,硬),表面情况(光滑度),有无结节、压痛和搏动等。

胆囊:大小,形态,有无压痛、墨菲征(Murphy sign)。

脾脏:大小,质地,表面及边缘情况,移动度,有无压痛、摩擦感,脾脏明显肿大时以二线测量法表示。

肾脏:大小,形状,硬度,移动度,有无压痛。

膀胱:膨胀,肾及输尿管压痛点。①叩诊:肝上界在第几肋间,肝浊音界(缩小、消失),有无肝区叩击痛,有无移动性浊音、高度鼓音、肾区叩击痛等。②听诊:肠鸣音(正常、增强、减弱、消失、金属音),有无振水音和血管杂音等。

9)脊柱　活动度,有无畸形(侧凸、前凸、后凸)、压痛和叩击痛等。

10)四肢　有无畸形、杵状指(趾)、静脉曲张、骨折及关节红肿、疼痛、压痛、积液、脱臼、强直,有无水肿、肌肉萎缩、肌张力变化或肢体瘫痪等,记录肌力。检查神经反射:生理反射,如浅反射(角膜反射、腹壁反射、提睾反射、跖反射、肛门反射)、深反射(肱二头肌反射、肱三头肌反射、桡骨膜反射、膝反射、跟腱反射)。病理反射,如巴宾斯基征(Babinski sign)、奥本海姆征(Oppenheim sign)、戈登征(Gordon sign)、查多克征(Chaddock sign)、霍夫曼征(Hoffmann sign)。脑膜刺激征,如颈强直、克尼格征(Kernig sign)、布鲁津斯基征(Brudzinski sign)。必要时做运动功能检查、感觉功能检查及神经系统其他特殊检查等。

11)专科情况　外科、妇科、眼科等专科特殊情况由专科医生记录。

10. 辅助检查　病人入院前所做的与本次疾病相关的主要实验室检查和器械检查及其结果,应分类并按检查时间顺序记录检查结果,在其他医疗机构所做的检查,应当写明该医疗机构名称。

11. 病历摘要　简明扼要、高度概述病史要点,体格检查、实验室及器械检查的重要阳性和具有重要鉴别意义的阴性结果,字数以不超过300字为宜。

12. 初步诊断　医生根据病人入院时的情况,综合分析做出的诊断,如初步诊断有多项时,应当主次分明,对待查病例应列出可能性较大的诊断。

13. 医生签名或盖章　在初步诊断的右下角签全名,字迹应清楚易认。上级医生审核签名应在署名医生的左侧,并以斜线相隔。

入院病历示例

入院病历

姓名：李某　　　　　　出生地：山东省淄博市
性别：男　　　　　　　职业：退休工人
年龄：68 岁　　　　　　入院时间：2020-06-09 10:00
民族：汉族　　　　　　记录时间：2020-06-09 14:00

主诉：间断头晕 6 余年，加重 3 天。

现病史：病人 6 年前无明显诱因出现头晕，间断发作，发作时多次自测血压波动于(170~179)/(90~100) mmHg，规律服用"尼莫地平片"，血压控制欠佳，3 天前病人生气后出现上述症状加重，无发热、寒战、畏寒，无恶心、呕吐，无视物旋转、耳鸣、复视，无胸闷、胸痛，无心慌、心悸等，于社区医院就诊，测血压 190/98 mmHg。立即完善相关检查：血钾 3.9 mmol/L，葡萄糖 9.82 mg/dL，尿素氮 16.5 mg/dL，总胆固醇 225 mg/dL，高密度脂蛋白 50 mg/dL，给予"尼莫地平片"降压后症状未缓解，为行进一步诊治于我院就诊，收入病房。

既往史："高血压"病史 20 年，无糖尿病、冠心病等慢性疾病，无药物、食物过敏史，无手术、输血、外伤史，预防接种史随当地。

系统回顾：

呼吸系统：无咳嗽、咳痰、呼吸困难、咯血、发热、盗汗等。

循环系统：无心悸、气促、咯血、发绀、心前区痛、晕厥等。

消化系统：无腹胀、腹痛、嗳气、反酸、呕血、便血、黄疸和腹泻等。

泌尿系统：无尿频、尿急、尿痛、排尿不畅等。

造血系统：无乏力，无皮肤或黏膜淤点、紫癜、血肿，无反复鼻出血、牙龈出血史等。

内分泌系统及代谢：无畏寒、怕热、多汗、食欲异常、烦渴、多饮、多尿等。

神经精神系统：无痉挛、瘫痪、视力障碍、感觉及运动异常、性格改变等。

肌肉骨骼系统：无关节肿痛、运动障碍、肢体麻木、痉挛、萎缩、瘫痪史等。

个人史：出生于山东，无外地久居史，有 10 年吸烟史，1 包/天，无饮酒史，喜油腻食物。

婚育史：27 岁结婚，育有一女，孩子及配偶均体健。

家族史：父母体健，无相关遗传病史。

体格检查

T 36.6 ℃　　　P 88 次/分　　　R 18/分　　　BP 150/115 mmHg

一般情况：神志清，精神可，发育正常，营养中等，自主体位，查体合作。

皮肤、黏膜：全身皮肤及黏膜无黄染及苍白，无皮疹淤点及淤斑。

淋巴结：全身各浅表淋巴结未扪及肿大。

头部及其器官：头颅五官无畸形，无肿块及压痛，结膜无苍白，巩膜无黄染，双侧瞳孔等大等圆，对光反射灵敏，耳郭无畸形，外耳道无分泌物溢出，双侧乳突区无压痛，鼻无畸形，无鼻塞，鼻腔内无分泌物流出，鼻中隔无偏曲，各副鼻窦区无压痛。口唇无发绀，口腔黏膜呈粉红色，无缺齿、残根，咽部无充血，双侧扁桃体无肿大。

颈部：颈软，双侧颈静脉无怒张，气管居中。

胸部：双侧胸廓对称，肋间隙无增宽及变窄，双侧胸廓扩张度一致，叩诊呈清音，双肺呼吸音粗，未闻及干湿啰音。心前区无隆起、无异常搏动，心尖搏动于第 5 肋间隙左锁骨中线内约 0.5 cm 处，心界叩诊向左下扩大，心率 88 次/分，律齐，心音稍低钝，各瓣膜听诊区未闻及病理性杂音。

腹部：腹平坦，腹部无压痛，肝、脾肋下未触及，肝、肾区无叩击痛，移动性浊音(－)，肠鸣音 5 次/分。

肛门及外生殖器未查，脊柱无后突、侧突畸形，双上下肢体深、浅感觉无减退，各关节功能被动活动尚可，无水肿，各生理反射存在，病理征未引出。

Note

辅助检查

2020-06-06 社区医院:

    血钾 3.9 mmol/L,葡萄糖 9.82 mg/dL,尿素氮 16.5 mg/dL,总胆固醇 225 mg/dL,高密度脂蛋白 50 mg/dL。

病历摘要

    病人李某,男,68 岁,因间断头晕 6 余年,加重 3 天入院,查体:BP 150/115 mmHg,心界叩诊向左下扩大,心率 88 次/分,律齐,心音稍低钝,各瓣膜听诊区未闻及病理性杂音。

    初步诊断:1.高血压 3 级(极高危)

              2.高脂血症

              3.头晕待查?

医生:上级医生/下级医生(签名)

二、首次病程记录

(一)概念

    首次病程记录系指病人入院后由经治医生或值班医生书写的第一次病程记录。应当在病人入院后 8 h 内完成,注明书写时间。

(二)内容

    1.病历特点   在对病史、体格检查和辅助检查进行全面分析、归纳和整理后写出本病例特征,包括阳性发现和具有鉴别诊断意义的阴性症状和体征等。

    2.拟诊讨论   根据病例特点,提出初步诊断和诊断依据;对诊断不明的写出鉴别诊断并进行分析。

    3.诊疗计划   提出具体的检查及治疗措施安排。

(三)记录模板

首次病程记录

    ×年×月×日   ×时×分

    病人因(主诉内容)于×日×时×分入院。

    病例特点:

    1.老年/中年男性/女性病人,急性/慢性病程。

    2.临床表现:病人无明显诱因或在什么诱因下突发症状(症状部位、性质、程度、持续时间、缓解因素、加重因素、与体位的关系、发作时间)、病情的发展与演变(加重或减轻、频次的增多或减少)、伴随症状(与主诉症状相伴随的或相鉴别的)、诊治经过(有无就诊,使用过的药物、剂量、疗程和疗效)、病程中的一般情况(发病以来饮食、睡眠、精神、大便、小便、体力、体重等变化情况)。

    3.既往史:慢性病史、传染病史,手术、外伤、输血史,食物及药物过敏史。

    4.体格检查:生命体征,神志,病容,颈软,双肺呼吸音清,未闻及干湿啰音,心率(次/分),律齐/不齐,心音正常/不正常,心脏各瓣膜听诊区未闻及/闻及杂音,腹平软与否,肝脾肋下触及与否,腹部有无压痛、反跳痛,双下肢有无水肿。阳性或重点专科查体。

    5.辅助检查:×××

    初步诊断:×××

    诊断依据:a.年龄、性别、起病缓急;b.临床/主诉症状;c.对诊断有意义的既往史;d.主要阳性体征和阴性体征;e.实验室检查(主要阳性结果)。

    鉴别诊断:×××

    诊疗计划:1.外/内科常规护理、监护、注意饮食。2.完善相关检查:把对诊断和鉴别诊断有重要意义的写在前面。3.具体用药方案。4.并发症的治疗。5.请上级医生指导治疗(有选择性书写)。

首次病程记录示例

首次病程记录

2020-06-09 12:00

病人李某,男,68 岁,间断头晕 6 余年,加重 3 天于 2020-06-09 10:00 收入院。

病例特点:

1. 老年男性病人,慢性病程,既往高血压病史 20 年,血压波动于(170~179)/(90~100) mmHg,规律服用"尼莫地平片"控制血压,血压控制欠佳。

2. 临床表现:6 年前无明显诱因出现间断头晕,头晕发作时多次自测血压波动于 170~179/90~100 mmHg,规律服用"尼莫地平片"控制血压,血压控制欠佳,3 天前病人生气后出现上述症状加重,到社区医院就诊,测血压 190/98 mmHg,给予"尼莫地平片"降压后症状未缓解。

3. 体格检查:T 36.6 ℃,P 88 次/分,R 18/分,BP 150/115 mmHg,神志清楚,颈软,双肺呼吸音粗,未闻及干湿啰音,心率 88 次/分,律齐,心音正常,心脏各瓣膜听诊区未闻及杂音,心界叩诊向左下扩大,腹平软,肝脾肋下未触及,腹部无压痛、反跳痛,双下肢无水肿。

4. 辅助检查:2020-06-06 社区医院检查,血钾 3.9 mmol/L,葡萄糖 9.82 mg/dL,尿素氮 16.5 mg/dL,总胆固醇 225 mg/dL,高密度脂蛋白 50 mg/dL。

　　初步诊断:1. 高血压 3 级(极高危)

　　　　　　2. 高脂血症

　　　　　　3. 头晕待查?

　　诊断依据:1. 老年男性,此次因间断头晕入院,既往有高血压史

　　　　　　2. 入院查体 BP 150/115 mmHg

　　　　　　3. 社区医院:总胆固醇 225 mg/dL,高密度脂蛋白 50 mg/dL

　　鉴别诊断:1. 脑梗死

　　　　　　2. 脑出血

　　　　　　3. 耳石症

　　诊疗计划:1. 内科常规护理、监测血压、低盐低脂饮食,向家属交代病情。2. 完善相关检查:血常规、血生化、肝肾功能电解质、心电图、颅脑 MRI 等。3. 暂给予降压、调脂、改善脑循环、止晕等治疗,根据检查结果等及时调整。

第三节　门(急)诊病历

一、门诊初诊、复诊病历书写要求

(1)门诊病历封面应设有姓名、性别、出生日期、民族、婚姻状况、职业、住址、工作单位、药物过敏史、身份证号及门诊病案号等栏目并认真填写完整;每次就诊均应填写就诊日期(年、月、日)和就诊科别。急危重症病人应注明就诊时间(年、月、日、时、分),时刻按 24 h 计。

门(急)诊病历首页格式示例

　　门(急)诊病案号:

　　姓名:　　　　　性别:　　　　　出生日期:

　　婚姻状况:　　　民族:　　　　　职业:

　　工作单位:　　　　　　　　　　　身份证号:

　　住址:

　　药物过敏史:

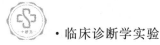

(2)使用通用门诊病历时,就诊医院应在紧接上一次门诊记录下空白处盖"××××年××月×× 日××医院××科门诊"蓝色章,章内空白处由接诊医生填写。

(3)儿科病人、意识障碍病人、创伤病人及精神病病人就诊须写明陪伴者姓名及与病人的关系,必要 时写明陪伴者工作单位、住址和联系电话。

(4)病人在其他医院所做的检查,应注明该医院名称及检查日期。

(5)急危重症病人必须记录病人体温、脉搏、呼吸、血压、意识状态、诊断和抢救措施等。对收入急诊 观察室的病人,应书写观察病历。抢救无效的死亡病例,要记录抢救经过,参加抢救人员姓名、职称或职 务,死亡日期及时间,死亡诊断等。

(6)初步诊断、诊断医生签名写于右下方。如需上级医生审核签名,则签在署名医生左侧并划斜线 相隔,如×××/×××。医生应签全名,字迹应清楚易认,处理措施写在左半侧。

(7)法定传染病,应注明疫情报告情况。

(8)门诊病人住院须填写住院证。

(9)门诊病历、住院证可用圆珠笔书写,字迹应清晰易认。

二、门诊初诊、复诊病历书写内容

1.初诊病历内容

(1)主诉:主要症状及持续时间。

(2)病史:现病史要重点突出(包括本次患病的起病日期、主要症状、他院诊治情况及疗效),并简要 叙述与本次疾病有关的过去史、个人史及家族史。

(3)体格检查:一般情况,重点记录阳性体征及有助于鉴别诊断的阴性体征。

(4)实验室检查、特殊检查或会诊记录。

(5)初步诊断:如暂不能明确,可在病名后用"?"表示,并尽可能注明复诊医生应注意的事项。

(6)处理措施:①处方及治疗方法记录应分行列出,药品应记录药名、剂量、总量、用法。②进一步检 查措施或建议。③休息方式及期限。④医生签全名。

门诊病历示例

2020-07-08 15:00 消化内科

主诉:反复上腹部隐痛5年,加重2个月。

病史:病人5年前无明显诱因出现餐前上腹部隐痛,多为间断性,餐后可稍有缓解,饮食不规律 时隐痛加重,腹痛与体位无关系,近2个月上述症状发作较前频繁,无规律性,疼痛次数增多、程度加 重,进食后不缓解,偶伴反酸、嗳气、纳差,无发热、黄疸、呕血、黑便等,未行诊治,发病以来饮食、睡 眠、精神不佳,大小便正常,体重未减轻。既往体健,无药物、食物过敏史,无肝病病史,无嗜酒、吸 烟史。

体格检查:T 36.5 ℃,P 67 次/分,R 17 次/分,BP 115/88 mmHg,神志清,精神可,巩膜无黄染, 锁骨上淋巴结未触及,心率67次/分,心律齐,未闻及病理性杂音,腹平软,肝脾肋下未扪及,上腹正 中轻压痛,墨菲征阴性,未触及包块,无移动性浊音,肠鸣音正常,双下肢无水肿。

辅助检查结果:暂无。

初步诊断:1.腹痛待查

2.消化性溃疡?

3.慢性胃炎?

处理措施:1.大便隐血检查。2.腹部B超检查。3.必要时行胃镜检查。4.奥美拉唑20 mg,1 天1次,7天。5.规律饮食。

医生签名:×××

---

2. 复诊病历内容

（1）上次诊治后的病情变化和治疗反应，不可用"病情同前"字样。

（2）体格检查：着重记录原来阳性体征的变化和新的阳性体征。

（3）需补充的实验室或器械检查项目。

（4）3次不能确诊的病人，接诊医生应请上级医生会诊，上级医生应写明会诊意见、会诊日期和时间并签名。

（5）诊断：对上次已确诊的病人，如诊断无变更，可不再写诊断。

（6）处理措施书写要求同初诊病历。

（7）持通用门诊病历变更就诊医院、就诊科别或与前次不同病种的复诊病人，应视作初诊病人并按初诊病历要求书写病历。

（8）医生签全名。

（李若男）

第十四章　临床思维训练

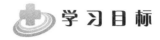 学习目标

目的要求

1. 掌握临床诊断的基本原则和常用临床诊断思维方法。

2. 熟悉疾病诊断的步骤,临床诊断的种类、内容和格式。

3. 了解诊断思维中应注意的问题。

4. 建立正确的临床思维方法;能够对临床资料进行综合分析,做出初步诊断。

5. 具有人文关怀意识,能够进行有效的医患沟通;重视医学伦理问题,尊重和保护病人隐私;具备自主学习能力,树立终身学习、不断追求卓越的观念。

实验内容

开展 PBL 教学和临床见习:以病例为主线,以问题为导向,以小组为平台,以讨论为模式,开展病史采集,确定体格检查重点项目,设计必要的实验室及其他辅助检查项目,综合分析资料,做出初步诊断。

临床思维目前没有统一标准,主要指医生在临床工作中,以解决病人的诉求和达到治愈为目标,通过病人提供的病史,体格检查、实验室或辅助检查等资料,结合病人心理、社会、环境等方面,使用归纳、演绎、类比等推理逻辑思维,形成对病人疾病诊断(可修正)、治疗、康复及预防等方面的个体方案,实现整个医疗活动。临床思维过程还需要体现人文关怀,注重医患沟通等。

第一节　临床思维方法

临床思维方法是医生认识疾病、诊断疾病和治疗疾病等临床活动过程中所采用的一种推理方法。在临床推理中存在分析性推理和非分析性推理两种方式,两种方式在临床思维过程中具有互补性和交互性。

一、临床思维的两大要素及应注意的问题

(一)临床思维的两大要素

1. 临床实践　通过各种临床活动,如病史采集、体格检查、必要的实验室和其他检查以及诊疗性操作等实践,细心观察病情,从中发现问题,分析问题,解决问题。

2. 医学思维　医生围绕生命、疾病、健康的多个系统知识,进行有目的的联系和理性认识的思维活动。对获得的临床资料进行比较、推理、判断,在此基础上建立疾病的诊断。如暂时诊断不清也可对所获信息进行整理,对疾病属性范围做出相对正确的判断。这一过程是其他医疗设备不能替代的,所以临床医生在病史采集和体格检查中获得的资料越真实、越详细,医生的基本知识、基本理论、基本技能越扎

Note

实,各方面的知识越广博,经验越丰富,所做出的诊断的准确性越高。

(二)诊断思维中应注意的问题

1. 现象与本质 现象是指疾病表现在外的现象,即临床表现,本质则指疾病的病理改变。在诊断分析过程中,要求现象能反映本质,现象与本质统一。

2. 主要表现和次要表现 疾病的临床表现复杂,临床资料也较多,要分清哪些资料是反映疾病本质的,反映疾病本质的是主要表现,所以临床诊断成立主要依靠主要表现,次要表现可为确立临床诊断提供旁证。

3. 局部与整体 局部与整体是互相影响的,局部病变可引起全身改变,所以当发现局部变化,一定要注意其对整体的影响。

4. 典型与不典型 临床多数疾病的表现容易识别,所谓的典型与不典型是相对而言的。造成临床表现不典型的因素有:①年老体弱病人;②疾病晚期病人;③治疗的干扰;④其他疾病的干扰;⑤小于3岁的儿童;⑥器官移位者;⑦医生的认知水平等。

二、临床思维的基本方法

1. 推理 推理是医生从获取临床资料到最终形成诊断整个过程中的中间思维过程。推理包括前提和结论两个部分。推理能帮助医生分析诊断依据之间的关系,正确认识分析疾病、提高医生的思维能力。

(1)演绎推理:演绎推理是从一般到个别的推理方法。这种推理方法是从有一般或普遍性(共性)的原理出发,推论出对个别事物(个性)的认识,得出新结论的思维方法。如一个疾病的共性是绝对的,而病人个体不一样,因此表现出来的特点是相对的、有条件的。那么就要通过获取真实的临床资料,用演绎推理法得出正确的结论。

假设演绎推理是指在观察和分析已获得的临床资料基础上提出问题以后,通过推理和想象提出解释问题的假设,依据假设进行演绎推理,再通过实验检验演绎推理的结论。如果检验结果与提出的假设相符,就证明假设是正确的,反之,则说明假设是错误的。

(2)归纳推理:从收集的个别性或特殊的临床资料(个性)推导出一般性或普遍性结论(共性)的推理方法。医生每天接触的病人都是独立的个体,临床表现也是具体的、个别的。医生通过归纳推理法,得到病人疾病的诊断依据,从而提出初步的临床诊断,即由个性上升到共性,由个别上升到一般。

(3)类比推理:也是医生临床实践活动的重要方法之一。类比推理是根据两个或两个以上疾病在临床表现上有某些相同或相似点,和不同的临床表现及病理表现,由此而推出其诊断的推理方法。

2. 横向列举 根据疾病的临床表现,考虑所有可能的诊断,再进一步根据其他临床特征包括实验室检查结果,查找诊断依据或选择实验检查或其他检查,将诊断的范围逐渐缩小,明确诊断的方向,最终得到最大可能的诊断、次可能的诊断,以及更次的可能诊断。

这是更带有普遍意义的思维方式。由于接诊医生的背景知识、临床经验、对疾病的认识程度不同,做出的诊断的确切程度也就不同。

3. 模式识别 临床医生可通过长期临床实践反复验证的某些"典型描述"、特定的"症状组合",快速建立初步诊断。例如"无痛性进行性梗阻性黄疸伴胆囊肿大"提示胰头癌。这种思维活动对有经验的医生来说,是常采用的诊断方法。在模式识别的基础上再结合其他临床思维方法可提高诊断效率与准确性。

4. 其他方法 对具体病例的诊断也可运用以下的临床思维程序。

(1)从解剖的角度,结构有何异常?

(2)从生理的角度,功能有何改变?

(3)从病理生理的角度,确定病理变化和发病机制的可能性。

(4)考虑可能的几个致病原因。

(5)考虑病情的轻重,不能忽略严重情况。

（6）提出1~2个特殊的假设。

（7）检验该假设,权衡支持与不支持的症状体征。

（8）找出特殊的症状体征组合,进行鉴别诊断。

（9）缩小诊断范围,考虑最大可能的诊断。

（10）提出进一步检查及处理方案。

对于初学者来说,这一临床思维过程经过多次反复练习,可以达到熟能生巧、得心应手、运用自如的状态。

三、诊断思维的基本原则

在疾病诊断过程中,必须掌握的诊断思维的基本原则如下。

1. 首先考虑常见病、多发病　在考虑选择第一诊断时首先考虑常见病、多发病。各疾病的发病率受多种因素的影响,疾病谱随不同年代、不同地区而变化,有所不同。如果几种诊断同时具有可能性,要依据概率分布的基本原理,数学、逻辑学原理进行选择。首先考虑常见病、多发病的诊断,可以大大降低诊断失误的概率。

2. 首先考虑器质性疾病　当存在器质性疾病与功能性疾病鉴别有困难时,首先考虑诊断器质性疾病,以防延误治疗。例如表现为腹痛的结肠癌病人,能考虑并早期诊断就可以手术根治,如当作功能性肠病治疗则会错失良机。器质性疾病有时可能存在一些功能性疾病的症状,甚至与功能性疾病并存,此时还是应重点考虑器质性疾病的诊断。诊断功能性疾病必须确定以及肯定排除器质性疾病。

3. 首先考虑可治性疾病　当诊断有两种可能,一种是可以治疗的而且效果好的,另一种是目前尚无有效治疗且预后差的,基于医学伦理学的原则,这时在诊断上应首先考虑前者并开始治疗。例如一位咯血病人,胸片显示右上肺阴影,诊断并不明确时,应首先考虑肺结核的诊断,这有利于及时处理。当然,对不可治的或预后不良的疾病也不能忽略。这样可以最大限度地减少诊断的周折,减轻病人的痛苦和负担。

4. 应结合当地的情况　考虑当地流行和发生的传染病与地方病。

5. 尽可能以一个疾病解释多种临床表现　诊断时尽可能选择单一诊断,以一个疾病解释多种临床表现,而不是用多个诊断分别解释各个不同的症状。若病人的临床表现确实不能用一个疾病解释时,再考虑有其他疾病的可能性。

6. 实事求是原则　医生必须实事求是地对待客观现象,不能只根据自己的知识范围和局限的临床经验任意取舍。不应将不理解的临床现象牵强附会地纳入自己的理解框架中,以达到诊断的目的,而不实事求是。

7. 以病人为整体的原则　疾病的症状不仅受病因、病理生理等生物学方面的因素影响,还受性别、年龄、生活环境、职业、文化程度、心理状态等方面的影响。在诊断时应充分考虑心理、社会的因素,要避免"只看病不看人"的现象。应该以病人为整体,要有整体观,在整体中关注重点的、关键的局部临床现象。这对急危重症病例的诊断更为重要,这样病人才能得到及时恰当的诊疗。

第二节　诊断疾病的步骤

临床医生诊断疾病的步骤包括:①搜集临床资料;②分析、综合、评价资料;③提出初步诊断;④验证或修正诊断。

一、搜集临床资料

依据病史采集和体格检查获得的信息,与初步的辅助检查结果,形成初步诊断。如果收集的病史资

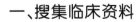

料和其他资料是不准确的,那么诊断就会是错误的。所以要想获得有效、准确的信息就必须有娴熟的问诊和体格检查技能。

1.病史采集 采集病史的方法主要是问诊,当然也包括查阅病人入院前的其他病历资料。病史的主体是症状,症状是疾病发生及发展的一种外在表现,对于形成诊断起重要作用,但症状不是疾病,医生应该在病史采集中结合医学知识和自己的临床经验,来认识和探索病人疾病的本质。病史采集要系统全面,资料要真实可靠,病史要反映出疾病的发生、发展及个体特征。

2.体格检查 一般在病史采集后,医生会在此基础上对病人进行全面、规范和正确的体格检查,发现的阳性体征和阴性表现,都可以成为诊断疾病的重要依据。在体格检查过程中应边查边思考,思考症状、体征与诊断的关系,总结、归纳、分析使临床资料更真实和完整,更具诊断价值。

3.实验室及辅助检查 在通过病史采集和体格检查获取的资料的基础上,考虑合适的实验室及辅助检查。选择合理且必要的辅助检查,会使临床诊断更准确可靠。在选择检查时应考虑:①检查的时机;②检查的目的;③检查的安全性;④检查的敏感性、准确性和特异性;⑤成本与效果分析等。检查及结果判读要及时。

二、分析、综合、评价资料

对病史采集、体格检查、实验室或辅助检查所获得的各种临床资料要进行综合分析和评价,这是不可忽视的一个环节。

1.明确主要临床问题 疾病表现是复杂多样的,病人受疾病、心理状态、社会因素及其自身性格特点、文化层次、口头表达等方面的影响,所表述的病史可能是琐碎的、凌乱的、表达不确切的、主次不分的,甚至是虚假的,还有可能出现隐瞒或遗漏等现象。所以需要医生对各种临床资料进行去粗取精、分析、综合和评价,从而找到一个或多个问题,进而确定主要问题,包括症状、体格检查结果、实验室检查结果的异常等。

2.准确表述临床问题 准确表述病人的临床问题,是鉴别诊断至关重要的切入点。要从临床资料中提取疾病的关键信息,例如膝关节疼痛诊断的关键信息:多(单)关节、间断(连续)发作、突然(逐步)开始、剧烈(轻微)疼痛。这些关键信息常常是配对的、相反的描述,起限制性诊断作用,与诊断推理密切相关。

3.辅助检查必须与临床资料相结合 医生在对已有问诊和查体资料分析的基础上,为了验证一种或几种诊断假设而选择实验室和辅助检查。有时受检查时机和技术因素等影响,出现的一两次阳性或阴性结果有可能不能证实或排除疾病的存在。所以,判读检查结果时必须考虑:①假阳性和假阴性问题;②准确性,误差大小;③稳定性,有无影响检查结果的因素;④真实性,检查结果与其他获得的临床资料是否相符,能否解释等。临床医生应结合病史资料、体格检查结果、实验室或辅助检查结果综合考虑,而不应简单地采用实验室或辅助检查结果诊断疾病。医生应对疾病的主要临床表现、疾病的演变、治疗效果等有清晰明确的认识,为进行鉴别诊断,提出初步诊断打下基础。

三、提出初步诊断

在对各种临床资料进行分析、综合和评价以后,结合所掌握的医学知识和临床经验,将考虑可能性较大的疾病排列出来,作为诊断假设。用诊断假设解释病人的临床表现,选择可能性最大的、最能解释所有临床表现的疾病形成初步诊断。如暂时不能诊断,保留几种疾病予以进一步观察。

初步诊断可能带有主观臆断的成分,这是由于在认识疾病的过程中,医生只发现了某些自己认为特异的表现。而这些表现在诊断疾病中的作用常常受到限制,这是导致临床思维方法片面性、主观性的重要原因。因此,初步诊断只能为疾病进行必要的治疗提供依据,给验证或修正诊断奠定基础。

四、验证或修正诊断

临床诊断是医生对疾病的一种认识,属于主观范畴,但这个认识常常不是一次就能完成的,它的正确与否还需通过临床实践活动不断检验。初步诊断正确与否,也需要在临床实践活动中验证。由于疾病的复杂性和人的认识能力的有限性,一个正确的诊断往往需要经过感性认识上升到理性认识,再从理性认识到医疗实践活动的多次反复才能产生。所以这就需要临床医生根据病情的变化不断地验证或修正原有的诊断,在继续发展的疾病面前多次验证、补充、修改,如此循环往复,直到得出正确的诊断。因此,给出初步诊断之后给予必要的治疗,并进行客观细致的临床观察,以及某些检查项目的复查和选择必要的特殊检查等,这将为验证诊断或修正诊断提供可靠依据。临床上经常需要严密观察病情,随时发现问题,提出问题,进一步查阅文献资料解决问题,或是进行讨论等,这在疑难病例的诊断和修正诊断过程中发挥重要作用。

如果主要诊断及其他有意义的诊断都不能明确诊断,那么应该继续进行其他鉴别诊断的检查并确定优先考虑的顺序。有时正确的诊断并不符合这个疾病最初的表现,所以对新发现的情况或数据资料重复排查不同鉴别诊断是一件非常重要的事。

诊断疾病必须按照一定的步骤进行,这个程序不能遗漏,不能跨越,不能颠倒。在诊断疾病过程中,这种思维程序应该成为医生自觉的临床实践活动和临床思维方法。

第三节　临床诊断的内容

一、诊断的内容与格式

诊断是医生制订治疗方案的依据,所以必须是全面概括且重点突出的综合诊断。诊断内容如下。

1. 病因诊断　根据典型表现,明确提出致病原因,如肺炎链球菌肺炎、结核性脑膜炎、流行性脑脊髓膜炎等。病因诊断对疾病的发展、转归、治疗和预防都有指导意义,因而是最重要的,也是最理想的临床诊断内容。

2. 病理解剖诊断　对病变部位、性质、细微结构变化的诊断,如主动脉瓣狭窄、急性肾小球肾炎、肝硬化、骨髓异常增生综合征等。其中有的需要结合组织学检查,有的由临床表现联系病理学知识而提出。

3. 病理生理诊断　病理生理诊断是对病变脏器的功能诊断,表明疾病引起的机体功能变化,如心功能不全、肝肾功能障碍等。它不仅是机体和脏器功能判断所必需的,也可作为预后判断和劳动力鉴定的参考指标。

4. 疾病的分型与分期　很多疾病有不同的临床分型与分期,其治疗及预后意义各不相同,诊断中也应该明确。如冠心病可分为急性冠脉综合征和慢性冠脉综合征;传染性肝炎可分甲、乙、丙、丁、戊、己、庚等多种类型;急性肾损伤有 1 期、2 期、3 期之分。对疾病进行分型、分期对治疗选择具有指导作用。

5. 并发症的诊断　并发症是指原发疾病的发展或是在原发疾病的基础上产生和导致脏器的进一步损害,它们在发病机制上有密切关系。如慢性肺部疾病并发肺性脑病、风湿性心瓣膜病并发亚急性感染性心内膜炎等。

6. 伴发疾病诊断　伴发疾病是指与主要诊断的疾病同时存在,但不相关的疾病,对机体和主要疾病可能产生影响,如肠蛔虫症、龋齿等。

7. 症状或体征原因待诊　诊断某些疾病时一时难以明确诊断,临床上常常用主要症状或体征的原因待诊作为临时诊断,如发热原因待诊、腹泻原因待诊、黄疸原因待诊、血尿原因待诊等。对于待诊病例应根据现有临床资料进行分析和评价,提出可能性较大的诊断,并按可能性大小排列,反映诊断的倾向性,一一进行排查。如发热原因待诊:①伤寒;②恶性组织细胞病待排除。黄疸原因待诊:①药物性肝内胆汁淤积性黄疸;②毛细胆管性肝炎待排除。对"待诊"病人提出诊断的倾向性有利于合理安排进一步检查和治疗,并应尽可能在规定时间内明确诊断。临床综合诊断传统上应写在病历记录末页的右下方。诊断之后要有医生签名以示负责。

临床综合诊断内容和格式举例

诊断举例一：

　　1. 风湿性心瓣膜病（病因诊断）

　　　　主动脉瓣关闭不全（病理形态诊断）

　　　　左心功能不全，心功能Ⅲ级（病理生理诊断）

　　2. 亚急性感染性心内膜炎（并发症）

　　3. 肠蛔虫症（伴发疾病）

诊断举例二：

　　慢性支气管炎急性发作期

　　慢性阻塞性肺气肿

　　慢性肺源性心脏病

　　　　室性期前收缩

　　　　呼吸衰竭Ⅰ型

　　龋齿

二、诊断书写要求

要将所有诊断按重要性详细列出，包括过去重要现在未治愈或相关的疾病。

(1)疾病诊断名称的书写要符合国际疾病分类的基本原则。已经明确诊断的要写规范的诊断名称，已明确的临床病理分型要写具体的病理情况；未明确诊断的应写待查及在待查下面写出临床上首先考虑的可能诊断。

病人疾病名目很多，诊断书写要按照世界卫生组织编写的最新版《国际疾病分类》标准执行。国际疾病分类是一个多轴心分类系统，主要有临床表现轴心、病因轴心、部位轴心、病理轴心，每一个疾病的诊断都是由一个或数个表示分类轴心的医学术语构成。例如，脑积水，包含了部位轴心和临床表现轴心；病毒性脑膜炎，包含了病因轴心、部位轴心和临床表现轴心。临床表现轴心包括临床表现和疾病发生的急慢性的描述以及对疾病的分级、分期。诊断书写必须规范，而且要全面，特别是限定词和修饰词不能省略，疾病的部位要写具体，不能笼统。

(2)如初步诊断有多项时，要主次分明。主要诊断是指与病人主诉或治疗需要最为相关的医学诊断。很多病人还有其他的诊断。书写诊断的顺序可按传统习惯排列先后顺序，一般是急性的、主要的、原发的、本专科的疾病写在前面；慢性的、次要的、继发的、他科的疾病写在后面（见综合诊断内容和格式举例）。

(3)病案首页选择好第一诊断。世界卫生组织和我国卫生行政主管部门规定，当就诊者存在着一种以上的疾病和情况时，需选择对就诊者健康危害最大的、花费医疗资源最多的、住院时间最长的疾病作为病案首页的主要诊断；将导致死亡的疾病作为第一诊断。

(4)勿遗漏不常见的疾病和其他疾病的诊断。

第四节　病　例　分　析

【病例分析一】

1. 病史采集　张某某，女孩，2岁。发热1天，大便稀水样8～9次。于2021年11月18日入院。

医生接诊病人可以考虑：临床上常见的急性发热伴腹泻疾病。如：①急性肠道感染性腹泻：病毒、细

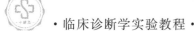

菌、寄生虫感染。②非感染性腹泻:气候、饮食、过敏等。③肠道外感染性腹泻:上呼吸道感染、中耳炎、肺炎等。病史采集过程如表 14-1 所示。

表 14-1　病史采集 1

医生问诊	患儿母亲回答
家长您好,宝宝怎么不舒服啦	宝宝发热、拉肚子
发热几天了,测体温了吗	发热 1 天了,我测了 2 次,基本都是 38.5 ℃
拉肚子几天了? 每天几次? 什么样子的,量多不多,臭不臭	就今天拉了 8～9 次,黄绿色的,就跟水一样,量挺多的,没有腥臭味
宝宝有那种刚拉完还想拉的感觉吗(有无里急后重感)	没有,都是过一段时间再拉的
宝宝除了发热、拉肚子,还有没有其他的表现吗? 比如咳嗽	有点咳嗽、流鼻涕
宝宝有呕吐吗? 呕吐了几次? 呕吐物是什么样的? 宝宝吐的时候是什么样子(是不是喷出来的样子)	发热的时候就有吐,吐了 2 次,吐的是吃的奶和食物,不是喷出来的
您回想一下宝宝是先吐再拉肚子,还是拉肚子后再吐	宝宝是吐过之后,才开始拉肚子的
宝宝今天的精神状态相比平时有变化吗? 食欲好吗? 小便量怎么样	精神变差了,也不好好吃饭,不肯喝水,小便比平时少
哭的时候眼泪有减少吗	哭的时候感觉眼泪也变少了

医生根据获取的现病史资料,考虑既往史、个人史和家族史中要重点询问的内容,如表 14-2 所示。

表 14-2　病史采集 2

医生问诊	患儿母亲回答
宝宝平时身体怎么样? 有没有经常生病	还可以,平时就是有点小感冒,以前也拉过肚子,不过就 1 次
宝宝近一段时间有没有皮肤或耳道流脓的现象	没有
宝宝最近有没有表现出不愿意排尿(尿痛)或是排尿频繁	没有
宝宝平时喝牛奶、吃鸡蛋或是海鲜有没有过敏的现象	没有
宝宝有没有对什么药物过敏	没有
宝宝的预防针都按时打了吗? 接种过轮状病毒疫苗吗	宝宝的预防针都按时打了,你说的这个没有打
宝宝当时因为什么原因没有打轮状病毒疫苗呢	当时好像是感冒发热,就没有打
您有几个孩子? 多大了? 他们有拉肚子吗	两个,还有一个儿子,五岁了,没有拉肚子
宝宝这两天拉肚子,尽量鼓励她多喝水,另外注意观察她的精神状态、呼吸情况、大小便情况	好的,医生

询问既往史、个人史、家族史的目的是获取患儿的易感因素,是否有可能的病因或诱因,询问疫苗接种史和特定的疫苗接种史可以排除某些疾病。

2. 体格检查　根据病史资料,确定体格检查重点部位和内容,注意阳性体征(表 14-3)。

表 14-3　体格检查结果

检查项目	检查结果
查体	T 38.5 ℃,P 102 次/分,R 26 次/分,Wt 11 kg
一般情况	神志清楚,精神稍萎靡

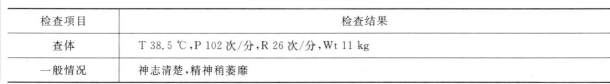

检查项目	检查结果
皮肤、黏膜	皮肤、黏膜干燥,皮肤弹性轻度降低,皮肤无感染灶
头部	前囟已闭,眼窝凹陷,哭时眼泪减少
口腔	口腔黏膜干燥,咽部不充血,扁桃体无肿大
心肺听诊	心率 102 次/分,律齐,无心音低钝,肺部呼吸音粗,无干湿啰音
腹部	腹部稍膨隆,肝肋下 1 cm,质软,脾肋下未触及,肠鸣音亢进
神经系统	生理反射正常,病理反射未引出

根据以上资料,考虑需要做的实验室检查和(或)辅助检查,注意医患沟通,向患儿家属说明检查目的。

3. 实验室检查和辅助检查 实验室检查和辅助检查结果如表 14-4 所示。

表 14-4 实验室检查和辅助检查结果

检查项目	检查结果
血常规	白细胞总数(WBC)9.5×10^9/L,红细胞(RBC)4×10^{12}/L,血红蛋白(Hb)120 g/L,血小板(PLT)200×10^9/L
粪常规	黄绿色,稍黏,白细胞 0～3 个/HPF,红细胞 0～2 个/HPF
粪便培养	正常菌群生长
ELISA 法检测粪便中病毒抗原	轮状病毒抗原阳性
尿常规	色黄,清,镜检未发现白细胞、红细胞,酮体(＋),尿胆原(＋)
心电图	正常
血电解质	Na^+ 138 mmol/L,K^+ 3.7 mmol/L,Cl^- 92 mmol/L,Ca^{2+} 2.4 mmol/L,Mg^{2+} 0.9 mmol/L

4. 初步诊断、诊断依据和鉴别诊断 综合分析病史、体格检查、实验室检查和辅助检查结果,建立初步诊断,明确诊断依据,进行鉴别诊断。

病例摘要:女孩,2 岁。发热、腹泻 1 天。

患儿 1 天前无明显诱因出现发热,体温 38.5 ℃,发热伴有轻微咳嗽,流鼻涕,呕吐 2 次,为胃内容物,非喷射性,呕吐后出现腹泻,8～9 次,为黄绿色,稀水样便,量多,无腥臭味,无里急后重感。自发病以来精神差,食欲下降,小便减少,哭时眼泪减少,体重下降,按计划接种疫苗(轮状病毒疫苗除外),无过敏史,无家族史。

体格检查:T 38.5 ℃,P 102 次/分,R 26 次/分,Wt 11 kg。神志清楚,精神稍萎靡;皮肤、黏膜干燥,皮肤弹性轻度降低,皮肤无感染灶;前囟已闭,眼窝凹陷,哭时眼泪减少;口腔黏膜干燥,咽部不充血,扁桃体无肿大;心率 102 次/分,律齐,无心音低钝,肺部呼吸音粗,无干湿啰音;腹部稍膨隆,肝肋下 1 cm,质软,脾肋下未触及,肠鸣音亢进。

实验室检查:①血常规:白细胞总数(WBC)9.5×10^9/L,红细胞(RBC)4×10^{12}/L,血红蛋白(Hb)120 g/L,血小板(PLT)200×10^9/L。②粪常规:黄绿色,稍黏,白细胞 0～3 个/HPF,红细胞 0～2 个/HPF。③粪便培养(－)。④ELISA 法检测粪便中病毒抗原:轮状病毒抗原阳性。⑤尿常规:酮体(＋),尿胆原(＋)。⑥血电解质:Na^+ 138 mmol/L,K^+ 3.7 mmol/L,Cl^- 92 mmol/L,Ca^{2+} 2.4 mmol/L,Mg^{2+} 0.9 mmol/L。

初步诊断:轮状病毒性肠炎
中度等渗性脱水

诊断依据:1.发热伴轻微咳嗽、流涕、呕吐

2.腹泻8~9次,黄绿色稀水样便,量多,无腥臭味

3.查体:中度脱水貌,精神稍萎靡,尿量减少,哭时泪少,皮肤、黏膜干燥,皮肤弹性稍下降

4.粪常规:黄绿色,稍黏,白细胞0~3个/HPF,红细胞0~2个/HPF

5.粪便培养正常

6.ELISA法检测粪便中病毒抗原:轮状病毒抗原阳性

7.血电解质:血Na$^+$正常(目前等渗性脱水),其他电解质正常(目前无电解质紊乱)

鉴别诊断:1.产毒性大肠杆菌肠炎:多发生于较大儿童,多发生于夏季,患儿也会出现发热、呕吐、稀水样便,有腥臭味,粪便培养可鉴别。

2.侵袭性大肠杆菌肠炎:多发生于较大儿童,多发生于夏季,患儿也会出现发热,会有黏液脓血便,粪常规和粪便培养可鉴别。

3.细菌性痢疾:多发生于儿童、青壮年,多发生在夏、秋季,患儿可表现为高热、腹痛、黏液脓血便、有里急后重感,粪常规和粪便培养可鉴别。

4.金黄色葡萄球菌肠炎:多继发于服用大量抗生素后,也会表现为发热、呕吐。粪便呈暗绿色,量多,带黏液,少数为血便,粪便镜检和粪便培养可鉴别。

5.非感性腹泻(饮食或气候造成):腹泻症状一般较轻,常有食欲不振,偶有呕吐,无明显脱水症状,调整饮食即可。

治疗原则:略。

【病例分析二】

1.病史采集 刘某,男孩,8个月。发热3~5天,出疹1天。于2021年4月13日入院。

医生接诊病人可以考虑:临床上常见的发热出疹性疾病。如:①麻疹、猩红热、风疹等。②肠道病毒感染:川崎病等。病史采集过程如表14-5所示。

表14-5 病史采集1

医生问诊	患儿母亲回答
家长您好,宝宝怎么不舒服啦	宝宝发热了,你看还出疹子了
发热几天了,测体温吗?	发热3~5天了,我测了几次,都在39~40 ℃。我给他吃了退烧药,温度就能降下来,但没几个小时又升上去了
吃的什么退烧药?怎么吃的	我忘了,药名挺长的,叫"对……什么",太着急了,实在想不起来了
好的,没有关系,不着急。那宝宝的疹子最先出现在哪里?痒不痒	昨天测完体温,体温降下来,但我突然发现宝宝脸上还有身上有好多红色的小疹子,今天发现更多了,宝宝没有抓,应该是不痒
宝宝是不是热退后出的疹子,出疹子后有再发热吗	没有
除了发热、出疹子,宝宝还有其他不舒服的吗?比如咳嗽、流鼻涕、呕吐、腹泻等	其他都还好
宝宝在发热的时候精神怎么样	精神挺好
宝宝吃饭、大小便情况怎么样	都挺好

医生根据以上资料,考虑既往史、个人史和家族史中要重点询问的内容,如表 14-6 所示。

表 14-6 病史采集 2

医生问诊	患儿母亲回答
宝宝平时身体怎么样?以前出过疹子吗	还可以,平时就是有点小感冒,这是第一次出疹子
宝宝平时喝牛奶还是吃母乳?添加辅食了吗	宝宝吃母乳,添加辅食了
有吃过蛋黄、虾泥吗?过敏吗	蛋黄、虾泥都吃过,没有过敏
有对什么药物过敏的吗	目前没有发现
宝宝的预防针都按时打了吗	宝宝的预防针都按时打了
宝宝有没有哥哥或姐姐?他们有出疹子吗	宝宝还有一个姐姐,两岁了,他姐姐小的时候出过,目前没有
宝宝这几天有抱出去过吗?有和其他的小朋友接触过吗	没有

询问既往史、个人史、家族史的目的是获取患儿可能的病因或诱因,询问疫苗接种史可帮助排除某些疾病。

2. 体格检查 根据病史资料,确定体格检查重点部位和内容,注意阳性体征(表 14-7)。

表 14-7 体格检查结果

检查项目	检查结果
查体	T 39.2 ℃,P 120 次/分,R 40 次/分,Wt 8 kg
一般情况	神志清楚,精神可
皮肤、黏膜	面部、颈部、胸部、腹部可见淡红色斑丘疹,压之褪色,疹间皮肤正常
头部	前囟 1 cm×1 cm,平坦
浅表淋巴结	颈部淋巴结肿大,约黄豆大小,质软,活动可,无触痛
口腔	咽部无充血,扁桃体无肿大,舌无充血,无草莓舌
心肺听诊	心率 120 次/分,律齐,肺(一)
腹部	腹(一)

根据以上资料,考虑需要做的实验室检查和(或)辅助检查,注意医患沟通,向患儿家属说明检查的目的。

3. 实验室检查和辅助检查 实验室检查和辅助检查结果如表 14-8 所示。

表 14-8 实验室检查和辅助检查结果

检查项目	检查结果
血常规	白细胞总数(WBC)11×10^9/L,淋巴细胞比例 75%,可见异型淋巴细胞 5%
尿常规	正常
病原学检查	血清人疱疹病毒 6 型 IgM(HHV-6 IgM)阳性

4. 初步诊断、诊断依据、鉴别诊断 综合分析病史、体格检查、实验室检查和辅助检查结果,建立初步诊断,明确诊断依据,进行鉴别诊断。

病例摘要:男孩,8 个月。发热 3~5 天,出疹 1 天。

患儿 3~5 天前无明显诱因出现发热,体温波动在 39~40 ℃,家长给予退热药(具体不详)热退后复升,无咳嗽、流鼻涕、呕吐、腹泻等,1 天前面部、身上出现斑丘疹,今日增多,无其他不适。自发病以来精神可,饮食可,二便正常。按计划接种疫苗,无过敏史,无家族史。

体格检查:T 39.2 ℃,P 120 次/分,R 40 次/分,Wt 8 kg。神志清楚,精神可;面部、颈部、胸部、腹部可见淡红色斑丘疹,压之褪色,疹间皮肤正常;颈部淋巴结肿大,约黄豆大小,质软,活动可,无触痛;咽部无充血,扁桃体无肿大,舌无充血,无草莓舌;心率 120 次/分,律齐。肺(一),腹(一)。

实验室检查:①血常规:白细胞总数(WBC)$11 \times 10^9/L$,淋巴细胞比例 75%,可见异型淋巴细胞 5%。②尿常规正常。③病原学检查:血清人疱疹病毒 6 型 IgM(HHV-6 IgM)阳性。

初步诊断:幼儿急疹

诊断依据:1. 突发高热 3~5 天,体温 39~40 ℃,热退疹出。发热期间精神、饮食、二便都可

2. 查体:皮疹为红色斑丘疹分布在面部、颈部和躯干部,没有瘙痒,疹间皮肤正常。颈部淋巴结肿大

3. 血常规:白细胞总数(WBC)$11 \times 10^9/L$,淋巴细胞比例 75%,可见异型淋巴细胞 5%

4. 血清人疱疹病毒 6 型 IgM(HHV-6 IgM)阳性

鉴别诊断:1. 麻疹:出疹前有发热、呼吸道卡他症状及麻疹黏膜斑,精神差;出疹期高热疹出,在耳后发际部先出疹,再到面部、颈部、躯干、四肢、手足心,精神更差;疹后期疹子按出现的顺序消退,有色素沉着和糠麸样脱屑。任何一个期的特点都可以区别。

2. 猩红热:猩红热是溶血性链球菌感染,可表现为高热、咽峡炎、草莓舌、口周苍白圈及扁桃体炎、皮肤弥漫性充血,在此基础上出现针尖大小密集的皮疹,发热 1~2 天出疹,高热疹出。

3. 风疹:风疹病毒感染,发热半天到一天出疹,枕后淋巴结、耳后及颈部淋巴结会肿大。

4. 肠道病毒感染:一般有发热、咽痛、流鼻涕、腹泻等症状,以及颈部、枕后淋巴结肿大,发热时或热退后出现散在的斑丘疹。

5. 药物疹:皮疹瘙痒,有用药史,无发热。

治疗原则:略。

【病例分析三】

1. 病史采集　李某某,男性,52 岁。胸口反复疼痛 4 月余。于 2022 年 3 月 6 日入院。

医生接诊病人可以考虑:临床上常见的反复发作性的胸口疼痛的疾病。如:①心血管系统疾病:心绞痛、心包炎等。②呼吸系统疾病:肺炎、胸膜炎等。③消化系统疾病:胃食管反流病、溃疡病、胆结石等。④其他肋间神经病等。病史采集过程如表 14-9 所示。

表 14-9　病史采集 1

医生问诊	病人回答
您好!您哪里不舒服	这几个月老是胸口疼
大概有多长时间了	4 个多月吧,反反复复的
您能说说是怎么个疼法吗	就是一种压迫性的感觉,感觉憋得喘不上气
像这样疼一次多长时间	5~6 min
除了胸口疼,其他地方疼吗	有时胸口疼的同时左胳膊(左上臂)的内侧也疼
在什么情况下胸口疼会发作或加重	当我情绪激动或干活累的时候

续表

医生问诊	病人回答
在什么情况下胸口疼痛能减轻	休息一会儿或是含服硝酸甘油后
呼吸或是吃东西时胸口疼痛会改变吗	不会
您除了胸口疼,还有其他的不舒服吗?比如发热、咳嗽、咳痰、呕吐、反酸、烧心等症状	没有
您近期的精神状态、饮食、二便、睡眠情况怎么样?体重有变化吗	都挺好的,体重没有变化

医生根据所获取的现病史资料,考虑既往史、个人史和家族史中要重点询问的内容,如表 14-10 所示。

表 14-10 病史采集 2

医生问诊	病人回答
您以前有高血压吗	有 10 年高血压史,血压一般都在 160/100 mmHg 左右,工作忙也没有进行正规的治疗
您有高血脂吗	我的血脂也高,也有十几年了
您有糖尿病吗	有糖尿病八九年了,一直是饮食控制加降糖药控制,但也是控制得不太好
您以前有过如食管、胃、胆囊方面的疾病吗	没有
您以前有过肺结核、乙型肝炎吗	没有
您有过胸部外伤吗	没有
您近期有做过手术吗	没有
您抽烟、喝酒吗	抽烟,抽了 20 多年了,每天 1 包。平时不喝酒,就是逢年过节的时候喝点儿
您的父母、爱人、孩子身体状况如何	都挺好的

询问既往史、个人史、家族史的目的是获取有无动脉粥样硬化及冠心病的易患因素,并帮助排除呼吸系统、消化系统、外伤及其他原因造成的胸口疼痛。

2. 体格检查 根据采集到的病史资料,确定体格检查重点部位和内容,注意阳性体征(表 14-11)。

表 14-11 体格检查结果

检查项目	检查结果
查体	T 36.5 ℃,P 80 次/分,R 20 次/分,BP 160/100 mmHg
一般情况	神志清楚,精神可
体位	自主体位
皮肤、黏膜	无发绀,无苍白
肺脏	胸廓对称,气管居中,无语音震颤,呼吸音正常,无干湿啰音
心脏	心率 80 次/分,律齐,A_2 亢进,心尖呈抬举样搏动
腹部	平坦无包块,无压痛、反跳痛,墨菲征阴性,肝脾肋下未触及

231

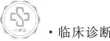

根据以上资料,考虑需要做的实验室检查和(或)辅助检查,注意医患沟通,向病人说明检查目的。

3. 实验室检查和辅助检查 实验室检查和辅助检查结果如表 14-12 所示。

表 14-12 实验室检查和辅助检查结果

检查项目	检查结果
血常规	白细胞总数(WBC)5×10⁹/L,红细胞(RBC)4.5×10¹²/L,血红蛋白(Hb)126 g/L,血小板(PLT)180×10⁹/L(正常)
尿常规	尿糖(+)
血脂	胆固醇 5.8 mmol/L,甘油三酯 1.8 mmol/L
血糖	空腹血糖 7.6 mmol/L,餐后 2 h 血糖 17.5 mmol/L
心电图	窦性心律,左前分支传导阻滞
心电图运动负荷试验	平板运动试验阳性
胸片	未见明显异常
超声心动图	提示左心室舒张功能下降
冠状动脉造影	提示左前降支中段 75%狭窄

4. 初步诊断、诊断依据、鉴别诊断 综合分析病史、体格检查、实验室检查和辅助检查结果,建立初步诊断,明确诊断依据,进行鉴别诊断。

> 病例摘要:男,52 岁。反复胸痛 4 月余。
>
> 病人 4 个月前出现胸痛,每在情绪激动或劳累后出现,呈压迫性疼痛,有时放射至左上臂内侧,持续 5～6 min,可在休息或含服硝酸甘油后缓解,无发热、咳嗽、咳痰;无呕吐、反酸、烧心等。自发病以来精神可,饮食可,二便正常,睡眠可。有高血压、高血脂、糖尿病病史。吸烟 20 年,每天 1 包,不酗酒。
>
> 体格检查:T 36.5 ℃,P 80 次/分,R 20 次/分,BP 160/100 mmHg。
>
> 一般情况:神志清楚,精神可;自主体位;无发绀,无苍白;胸廓对称,气管居中,无语音震颤,呼吸音正常,无干湿啰音;心率 80 次/分,律齐,A₂ 亢进,心尖呈抬举样搏动;腹部平坦无包块,无压痛、反跳痛,墨菲征阴性,肝脾肋下未触及。
>
> 实验室检查:血常规正常。尿糖(+)。血脂(高),胆固醇 5.8 mmol/L,甘油三酯 1.8 mmol/L。血糖(高),空腹血糖 7.6 mmol/L,餐后 2 h 血糖 17.5 mmol/L。心电图提示窦性心律,左前分支传导阻滞。心电图运动负荷试验阳性。二维超声心动图提示左心室舒张功能下降。冠状动脉造影提示左前降支中段 75%狭窄。
>
> 初步诊断:1. 冠心病
> 　　　　　　劳力性心绞痛
> 　　　　 2. 高血压(2 级)
> 　　　　 3. 糖尿病(2 型)
> 　　　　 4. 高脂血症
> 诊断依据:1. 反复发作性胸骨后压迫性疼痛,反射到左上臂内侧,持续 5～6 min,休息或含服硝酸甘油后缓解,情绪激动或劳累后发作或加重
> 　　　　 2. 病人有高血压、糖尿病、高血脂病史及吸烟史,此为冠心病的危险因素
> 　　　　 3. 体格检查:A₂ 亢进,心尖呈抬举样搏动
> 　　　　 4. 实验室检查和辅助检查:实验室检查提示高血脂、高血糖。辅助检查提示:①心电图运动负荷试验:平板运动试验阳性。②超声心动图:左心室舒张功能下降。③冠状动脉造影:左前降支中段 75%狭窄

鉴别诊断：1. 急性心肌梗死：疼痛更剧烈，持续时间较长，常伴有心律失常、心力衰竭和（或）休克，含服硝酸甘油后不能缓解。心电图中面向梗死部位的导联 ST 段抬高，有异常 Q 波。实验室检查：白细胞总数和红细胞沉降率增高，心肌坏死标志物增高。

2. 消化系统疾病：如食管炎，反流性食管炎可出现胸骨后疼痛，但其与进食有关，而且有反酸、嗳气、烧心等表现，并且持续时间长。

治疗原则：略。

通过以上病例分析，演示了临床医生从接诊病人到诊断的整个临床思维过程，"管中窥豹，可见一斑"，希望能给大家一些帮助。

（张　莉）

主要参考文献

ZHUYAOCANKAOWENXIAN

［1］ 万学红,卢雪峰.诊断学［M］.9 版.北京:人民卫生出版社,2018.

［2］ 姜保国,陈红.中国医学生临床技能操作指南［M］.3 版.北京:人民卫生出版社,2020.

［3］ 陆再英,钟南山.内科学［M］.7 版.北京:人民卫生出版社,2009.

［4］ 刘跃光,王玉孝,胡煜辉.系统解剖学［M］.武汉:华中科技大学出版社,2018.

［5］ 王鸿利.实验诊断学［M］.2 版.北京:人民卫生出版社,2010.

［6］ 吴新华,李绍波,杨林.临床技能学教程［M］.北京:人民卫生出版社,2020.

［7］ 沈守荣.临床技能学［M］.北京:人民卫生出版社,2011.

［8］ 康熙雄.临床基本技能操作［M］.北京:人民卫生出版社,2012.

［9］ 何方田.临床心电图详解与诊断［M］.杭州:浙江大学出版社,2010.

［10］ 卢喜烈,卢亦伟.心电图诊断解读［M］.2 版.北京:科学技术文献出版社,2012.